SUSANNA ABSE

Verlangen, leiden, hoffen, lieben

mosaik

SUSANNA ABSE

# verlangen, leiden, hoffen, lieben

13 Geschichten
aus der Praxis einer
Paartherapeutin

Aus dem Englischen
von Angelica Bahlke

**mosaik**

Die englische Originalausgabe erschien 2022 unter dem Titel
»Tell Me The Truth About Love« bei Ebury Press, London.

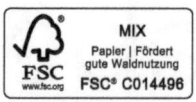

Penguin Random House Verlagsgruppe FSC® N001967

1. Auflage
Deutsche Erstausgabe März 2023
Copyright © 2022 der Originalausgabe: Susanna Abse
Copyright © 2023 der deutschsprachigen Ausgabe: Mosaik Verlag,
München, in der Penguin Random House Verlagsgruppe GmbH,
Neumarkter Str. 28, 81673 München
Umschlag: Sabine Kwauka
Umschlagmotiv: © mauritius images / MAKI STUDIO /
Alamy / Alamy Stock Photos
Redaktion: Ariane Novel
Satz: Satzwerk Huber, Germering
Druck und Bindung: GGP Media GmbH, Pößneck
Printed in Germany
GS · IH
ISBN 978-3-442-39407-4
www.mosaik-verlag.de

*Für Paul, meinen Begleiter auf der Suche nach der Wahrheit.*

Wir tun, wie uns getan wurde.

John Bowlby

# INHALT

# VORWORT

Die Paarbeziehung steht im Mittelpunkt dieses Buches, so wie sie auch im Mittelpunkt unseres Lebens steht. Wir werden mit dem Wunsch geboren, auf andere zuzugehen und mit ihnen in Beziehung zu treten, und jeder von uns, auch wenn er nicht mit beiden Elternteilen aufgewachsen ist, trägt eine tiefe innere Struktur in sich, die in der Vorstellung von einer intimen Bindung verankert ist. Allen technologischen Fortschritten zum Trotz wird es immer ein Spermium und ein Ei geben, eine Brustwarze und einen Mund – zwei Körper und zwei Seelen, die aufeinandertreffen. Wir Menschen können keine Kinder im Alleingang zeugen, und selbst wenn wir es könnten, bliebe der Drang nach »Geschlechtsverkehr« und zwischenmenschlichem Kontakt bestehen. Wir sind auf Liebe programmiert.

Dieses Bedürfnis nach Verbundenheit bildet den Kern vieler unserer Träume und Fantasien und ist ein Leitmotiv von Märchen, von denen Carl Gustav Jung glaubte, sie verrieten uns etwas über das grundlegende Wesen des Menschen. Aus diesem Grund habe ich das vorliegende Buch in der Form von psychoanalytischen Allegorien geschrieben, deren Titel sich an Märchen anlehnen. Auf diese Weise möchte ich die universellen Probleme und ewigen Dilemmata beleuchten, mit denen wir in Beziehungen zu kämpfen haben und die Paare einander näher- und, leider allzu oft, auseinanderbringen.

Wenn ein Paar in meine Praxis kommt, liegt dem oft eine Sehnsucht nach Verwandlung zugrunde – genauso wie den Märchen, in denen ein glückliches Ende erst möglich wird, wenn der Protagonist oder die Protagonistin große Hürden meistern und allen Widrigkeiten trotzen konnten. Natürlich kann eine Psychotherapie keinen Frosch in einen Prinzen verwandeln. Doch der Versuch liegt darin, die Patient*innen auf eine Reise mitzunehmen, auf der sie lernen zu verstehen, dass der Frosch und der Prinz zwei Seiten ein und derselben Person sind. Eine »Verwandlung« tritt womöglich dann ein, wenn Patient*innen diese Tatsache akzeptieren. Manche Patient*innen sind jedoch auf der Suche nach schnellen Lösungen – einem Zaubertrank – und erleben eine herbe Enttäuschung, wenn sie herausfinden, dass es sie nicht gibt.

Die Fallgeschichten in diesem Buch sind von über 35 Jahren Praxiserfahrung und Tausenden von Sitzungen mit Hunderten von Patient*innen, die leben und atmen, inspiriert und geprägt. Damit sich alle Patient*innen sicher sein können, dass das, was sie mir erzählen, vertraulich behandelt wird, habe ich nicht über bestimmte Personen geschrieben. Manche Leser*innen werden sich jetzt vielleicht fragen, wie diese Geschichten dann wahr sein können. Die Antwort lautet: Sie sind genauso »wahr«, wie Märchen »wahr« sind, die eine tiefere Wahrheit über die Natur des Menschseins erzählen wollen. Jedes Kapitel erzählt eine Geschichte, die exemplarisch für Probleme und Verhaltensmuster steht, die ich in verschiedenen Ausprägungen immer wieder beobachten konnte. Obwohl sie nicht von bestimmten Patient*innen handeln, offenbaren sie Wahrheiten über das menschliche Bedürfnis nach anderen, die Realität unserer Verletzlichkeit, die Unvermeidbarkeit von Abhängigkeit und unsere Angst davor.

Nimmt man Liebesbeziehungen unter die Lupe, ist es essenziell, sich zu fragen, was Wahrheit *ist*. Philosoph*innen beschreiben Wahrheit als etwas, das mit der Wirklichkeit übereinstimmt, doch die Wirklichkeit ist subjektiv: Meine Wirklichkeit wird eine andere sein als Ihre, und Ihre eine andere als meine. Ich betone das, weil diese Frage im Mittelpunkt jeder Paartherapie steht. Während der Therapie erkennen viele, dass sie nicht nur anderen gegenüber die Wahrheit verschwiegen, sondern auch sich selbst belogen haben – denn zu sich selbst ehrlich zu sein, bedeutet in der Regel, sich schmerzhaften Wahrheiten zu stellen, denen wir meist aus dem Weg gehen. Daher gibt es bei einem Paar zwei Aspekte der »Wahrheit«: Der erste beinhaltet, sich mit den eigenen Gefühlen auseinanderzusetzen und eigene Erfahrungen reflektiert zu haben. Der zweite, sich den Gefühlen der Partner*innen zu stellen und *ihre* Erfahrungen zu verstehen. Die Herausforderung besteht darin herauszufinden, ob diese beiden Wahrheiten nebeneinander existieren können, ohne dass die eine die andere zu vernichten droht.

Die meisten Paare brauchen etwas Zeit, um neugierig zu werden und sich dafür zu interessieren, dass ihre innere Wahrheit womöglich keine objektive Wirklichkeit darstellt, sondern – zumindest in Teilen – eine Spiegelung ihrer eigenen familiären Erfahrungen ist. Werden die Partner*innen dann doch neugierig, weniger defensiv und offener gegenüber ihren Gefühlen, können sie einander neu entdecken, und es entsteht eine andere Art der Wahrheit – eine Wahrheit, die geteilt wird und ein neues Narrativ entstehen lässt. Dabei handelt es sich nicht nur um ein intellektuelles oder kognitives Wissen, sondern vielmehr um einen emotionalen Prozess. Wie Jung schon sagte, könnten wir nicht so tun, als würden wir die Welt nur intellektuell verstehen. Genauso nähmen wir sie durch unsere *Gefühle* wahr. Das Urteil des Intellekts sei nur ein Teil der Wahrheit. Jung war ein weiser Mann. Als Psychotherapeutin habe ich erkannt, dass alle unsere Erfahrungen von unseren vorherigen Erfahrungen durchdrungen sind und geformt werden. Wir begegnen jedem neuen Ereignis oder jeder neuen Beziehung voller Vorurteile – und sind niemals frei von diesen Einflüssen. Obwohl wir uns vielleicht für unparteiisch halten, objektive Zeug*innen unserer Leben sind wir nicht. Die Vergangenheit lebt in der Gegenwart weiter.

In der Paartherapie geht es also darum, nach der Wahrheit zu suchen – aber nicht, sie zu besitzen! Es ist vielmehr ein Prozess, bei dem sich zwischen einem Paar etwas entfaltet, der zu Entdeckungen führt, die ihrerseits wiederum zum Verständnis und – manchmal – zur Verwandlung führen. Ich habe dieses Buch in der Hoffnung geschrieben, dass es den Leser*innen zu tieferen und ergiebigen Erkenntnissen über sich selbst und die eigenen Beziehungen verhilft. Bei der Paartherapie geht es vorrangig darum, etwas über sich und den Partner zu erfahren, das bisher von unseren Annahmen verdeckt geblieben war. Es geht darum, eine Reihe von »Wahrheiten« loszulassen und sich für ein gemeinschaftlicheres Verständnis voneinander zu öffnen – das ist die Wahrheit über die Liebe.

# TEIL EINS
## ZERBRECHLICHE BANDE

Niemals sind wir ungeschützter gegen
das Leiden, als wenn wir lieben.

Sigmund Freud, *Das Unbehagen in der Kultur*

Jeder Mensch ist zerbrechlich, auch wenn wir womöglich ein Leben lang vorgeben, es nicht zu sein. Wir kommen hilflos zur Welt, und diese Erfahrung bleibt in unserer Erinnerung. Sie hallt in unserem Leben nach und stört uns mitten in der Nacht, wenn unser erwachsenes Ich schläft.

Den einzig wahren Schutz vor unserer menschlichen Zerbrechlichkeit bieten uns andere Menschen. Menschen mit Händen, die uns hochheben. Menschen mit Armen, die uns halten. Menschen mit einem Verstand, der uns versteht. Ohne sie sind wir allein – und dafür ist kein Mensch gemacht. Andere Menschen sind für uns jedoch auch eine Bedrohung: Sie erinnern uns an eine Zeit, in der wir fallen gelassen wurden, in der die Arme uns nicht sanft hielten, sondern uns grob einengten, und sie versetzen uns in eine Zeit zurück, in der wir missverstanden wurden. Wenn es also um die Liebe geht, wappnen wir uns gegen diese Zerbrechlichkeit, weil wir Angst haben.

# Als Victoria und Rupert sich weigerten, das Puppenhaus zu verlassen

Manche Paare sind schockierend kindisch. Es wird geschimpft, gestritten und geheult – und sie hätten nichts lieber als ein Publikum, das sie auf die jeweils eigene Seite ziehen können. Ist der Freundeskreis diesbezüglich erschöpft, kommt ein Paartherapeut häufig gerade recht!

Ich kenne Kolleg*innen, die nur noch Einzelpatient*innen aufnehmen, sogar darauf bestehen, nie wieder mit Paaren zusammenzuarbeiten, weil diese Streitereien für sie zu aufreibend sind. Ich erinnere mich, wie ich vor vielen Jahren ein Seminar gab und ein angehender Therapeut sich sehr über den Fall aufregte, den ich zu Demonstrationszwecken in einem Video zeigte. Entnervt fragte er: »Warum um Himmels willen lassen Sie es nicht einfach gut sein, wenn sie nicht weiterkommen?« Das brachte ihm seitens der Studierenden eine kurze Runde Applaus und zustimmendes Nicken ein.

Wir mögen es zwar missbilligen, wenn sich Paare streiten oder sich kindisch benehmen, doch mir scheint, Paare werden auch deswegen zu Paaren, weil die intime Beziehung eine der wenigen Gelegenheiten bietet, bei denen es für Erwachsene vertretbar ist, in kindliche Verhaltensmuster zurückzufallen. Wann sonst können wir mit alberner Stimme sprechen? Jemanden »Käsekrümelchen« nennen oder so genannt werden? Wann sonst können wir jemanden im spielerischen Gerangel mit Wasser oder sogar mit Ketchup bewerfen? Wer würde uns etwas vorlesen? Oder etwas vorsingen? Uns im Arm halten und uns streicheln? Es ist vielleicht einer der großen Widersprüche des Lebens, dass es für Eltern normal ist, sich die Wärme eines Bettes zu teilen, wohingegen Kinder, der frühen Kindheit einmal entwachsen, darauf trainiert werden, allein zu schlafen. Als Paar können wir in die Welt des Spiels und des Berührens zurückkehren, die uns sonst im Erwachsenenleben verwehrt bleibt.

Nahezu alle intimen Liebesbeziehungen weisen kindliche Eigenschaften auf: Wir sprechen in Babysprache miteinander, wir kuscheln, streicheln und spielen. Auch der Sex selbst bietet Paaren die Möglichkeit, auf eine Weise zu streicheln, zu liebkosen, zu saugen, zu kitzeln und zu erkunden, wie es sonst im Leben eines Erwachsenen meist nicht möglich ist. Vor Kurzem beobachtete ich an einem Strand in Griechenland ein Paar, das sich gegenseitig Grashalme in die Nase steckte, um herauszufinden, wie lange sie das aushalten würden. Sie krümmten sich vor Lachen, und ich konnte sehen, wie verliebt sie ineinander waren und wie sehr sie durch dieses kindische Verhalten miteinander verbunden waren.

Nichtsdestotrotz muss ich gestehen: Es gibt Paare, deren infantiles Verhalten so regressiv und destruktiv ist, dass es selbst für einen alten Hasen wie mich kaum zu ertragen ist.

Victoria und Rupert waren eine solche Herausforderung. Beide waren Ende 30, schön, reich und intelligent, doch – ich wiederhole – eine echte Herausforderung. Jeder für sich konnte auf eine entwaffnende Art sehr charmant sein, doch zusammen waren sie ein Albtraum. Die vielen ruinierten Dinnerpartys, verpatzten Urlaube und tränenreichen Telefonate zu später Stunde hatten dazu geführt, dass die Freund*innen sie aus dem Adressbuch gestrichen hatten. Und so tauchten sie in meiner Praxis auf, bereit dafür, mich Ähnliches durchmachen zu lassen.

Da ich jedoch schon viele Stunden Paaren zugehört hatte, die sich ähnlich bekriegten, wusste ich, dass hier ein anderer Ansatz vonnöten war. Während unserer Sitzungen kam es zu Wutausbrüchen und vielen Tränen, und zwischen den Terminen erhielt ich hysterische Anrufe und E-Mails, in denen sie mir jeweils Textnachrichten und

E-Mails weiterleiteten, die sie einander geschrieben hatten. Manchmal wurde ich bei diesem schriftlichen Wortwechsel auch in cc gesetzt und um ein Urteil gebeten, als wäre ich die rechtsprechende Instanz. Beide waren stets davon überzeugt, im Recht zu sein, und wandten sich mit tränenerfüllten Augen an mich, damit ich ihre Sicht der Dinge bestätigte. Jedes Mal, wenn sie zu mir kamen, sprachen sie bereits seit mehreren Tagen nicht mehr miteinander. Und dann, jeden Donnerstag in meinem Büro, vertrugen sie sich schließlich wieder und verließen kichernd und grinsend den Raum – wie zwei Kinder, die etwas aushecken.

Es gibt Paare, die in einem Streit ihre Empörung zum Ausdruck bringen, wenn sie aus ihrer Sicht unfairen Beschuldigungen und Verzerrungen der Wahrheit seitens des Partners ausgesetzt sind. »Wenn ich das doch nur gefilmt hätte, dann würde es beweisen, dass ich recht habe. So ist es einfach nicht gewesen!«, schreien sie dann. Beide sehen das Geschehene durch die eigene Brille – eine Brille, die durch vergangene Erfahrungen geformt und verzerrt ist, zu denen oft auch Traumata, Vernachlässigung und Missbrauch gehören. Und das stiftet Verwirrung und macht es schwer, Gefühle von Fakten zu unterscheiden. Je wütender und aufgebrachter die Partner*innen werden, desto mehr Mutmaßungen über die Motive und Absichten des anderen stellen sie an.

Ich hoffte, mit Victoria und Rupert behutsam daran arbeiten zu können, aus diesem Teufelskreis auszubrechen und neugierig zu werden. Neugierig auf sich selbst und neugierig auf den anderen. Die Annahmen, die sie über ihren Partner trafen, in Kombination mit der Erregung, die sie erzeugten, um sich nicht traurig fühlen zu müssen, sorgten dafür, dass sie in dieser ewigen Spirale aus Wut, Verrat und leidenschaftlicher Versöhnung feststeckten. Und obwohl es manchmal so schien, als würden sie Freude darüber empfinden, konnte ich hinter all dem Lärm ihre Verzweiflung sehen, sich niemals verstanden oder beschützt zu fühlen. Eines war mir klar: Wenn sich etwas ändern sollte, mussten sie traurig werden. Sie mussten erkennen, dass ihre Beziehung kein Puppenhaus war, in dem man ohne Konsequenzen oder Schäden mit Möbeln um sich werfen und Puppen auf den Kopf stellen konnte. Ich wollte, dass sie fühlten, wie ernst und traurig die Situation ist. Ich wollte, dass sie über ihre Ängste sprachen. Kurz gesagt: Ich wollte, dass sie sich veränderten.

Ob es richtig von mir war, all dies zu wollen, ist höchst fragwürdig. Sollte eine Psychotherapeutin solch klare Ziele für ihre Patient*innen haben? Ist es nicht unsere Aufgabe, das zu ermöglichen, was unsere Patient*innen wollen, und nicht das, was wir uns für sie wünschen? Natürlich war mir das damals bewusst. Doch wie sollte ich mit diesem Frust umgehen, den die Arbeit mit Victoria und Rupert in mir auslöste? Wie sollte ich die endlos langen Sitzungen mit diesen kleinlichen Streitereien und stürmischen Versöhnungen ertragen? Und wann, wie mein entnervter Student so treffend gefragt hatte, war die Zeit gekommen, um es gut sein zu lassen?

Ich dachte an ein anderes Paar zurück, das ich viele Jahre zuvor bei mir in der Therapie hatte. Roly und Clive waren noch sehr jung, als sie zu mir kamen, gerade mal 23 und 24 Jahre alt. Auch ihre Beziehung war von leidenschaftlichen Höhen und Tiefen geprägt. Wiederholt machten sie Schluss und versöhnten sich dann wieder. Die kleinste Kleinigkeit führte zur gegenseitigen Drohung, die Beziehung zu beenden, und ich wusste nie, was ich in der darauffolgenden Woche zu erwarten hatte. Ich riet ihnen eindringlich, die Arbeit mit mir ernst zu nehmen, doch das schien ihnen unmöglich zu sein. Nach mehreren Wochen mit verpassten Sitzungen, unbezahlten Rechnungen und chaotischen Nachrichten schrieb ich in einer E-Mail, dass sie für eine Therapie noch nicht bereit seien und mich doch kontaktieren sollten, wenn sie das Gefühl hätten, sich darauf einlassen zu können.

Welch Ironie! Verbindlichkeit war natürlich genau das, womit Roly und Clive zu kämpfen hatten. Beide hatten zu viel Angst, um sich wirklich an den anderen zu binden, und beiden war es unmöglich, sich zu einer Therapie zu verpflichten.

War das vielleicht, so fragte ich mich, auch Victorias und Ruperts Problem? Sie waren um einiges älter als Roly und Clive, daher stand viel mehr auf dem Spiel. Allerdings verfügten sie auch über die finanziellen Mittel, um diese Spiele miteinander spielen zu können, und zwar auf immer dramatischere Weise.

Eines grauen Morgens im Februar schleppte ich mich mit einem fiesen Schnupfen zur Arbeit. Victoria und Rupert waren an jenem Tag meine letzten Patient*innen und ich, so erschöpft wie ich war, hoffte insgeheim, sie würden absagen, damit ich zu Hause in meinen Schlafanzug schlüpfen konnte. Ich war schon im Begriff, meinen Mantel zu holen, als es 15 Minuten zu spät an der Tür klingelte. Aufgeregt und hektisch kamen sie herein, zogen ihre zueinander passenden, sehr teuren Daunenjacken aus und warfen sich, ohne auch nur einmal Luft zu holen, in ihr neuestes Drama.

Offenbar hatten sie ein langes Skiwochenende in Zermatt verbracht. Am zweiten Tag hatte sich Victoria über Ruperts provokativen Kommentar geärgert, dass ihr Hintern in der Skihose wirklich groß aussehe, woraufhin sie sich sofort ein Auto gemietet hatte und fünf Stunden nach St. Moritz gefahren war, um dort mit Freund*innen Ski zu fahren. Normalsterbliche hätten an Ort und Stelle bleiben müssen, um die Sache zu klären, doch sie war impulsgesteuert und reich, daher musste sie das nicht. Sie konnte auf dramatischste Art ihren Standpunkt klarmachen, indem sie Rupert am Hang des Berges stehen ließ.

Diese Art des »Auslebens« von Gefühlen ist äußerst kontraproduktiv. Bei einer Therapie geht es darum, Dinge auf sich wirken zu lassen, Gefühle auszuhalten, Unbehagen zu akzeptieren und sich seinen Ängsten zu stellen. Victoria und Rupert schienen allerdings fest entschlossen, sich nicht auf diesen Prozess einzulassen.

Es gab jedoch eine Sache, die sie beide mehr wollten als alles andere. Wenn ich in den Sitzungen darüber sprach, wurden sie immer sehr still, während meine Worte in ihnen nachklangen und ihre unendliche Sehnsucht zum Ausdruck brachten, eine Familie zu gründen. Eine Familie zu sein. Etwas, das keiner von beiden in seiner Kindheit und Jugend gehabt hatte. Ich werde nicht im Detail auf ihre jeweiligen Leidensgeschichten eingehen, denn Sie, liebe Leser*innen, können sich sicherlich ungefähr vorstellen, wie sie als Kinder vernachlässigt wurden. Sehr viel Geld und sehr wenig Fürsorge. Sie wurden früh auf Internate geschickt und erhielten viele Geschenke, die den Mangel an echter Aufmerksamkeit und Liebe nicht wettmachen konnten. Jede Menge Urlaube und große Gesten, aber wenig Stabilität. Eine sehr schmerzhafte Vorstellung, wenn man sich das einen Moment lang vor Augen hält. Genau das taten oder konnten sie nicht tun.

In ihren Sitzungen kam es im Laufe der darauffolgenden Wochen wiederholt zu destruktiven Trennungen und Versöhnungen. Ich blieb standhaft, unterband ihre Streitereien und versuchte, ihnen dann zu vermitteln, wie traurig das alles doch war. Wie traurig, dass sie einander drei Tage lange vermisst hatten, anstatt wie geplant ins Theater zu gehen oder nach Paris, Rom oder Zermatt zu fahren. All die abgesagten Veranstaltungen und verpatzten Gelegenheiten. Ich sprach sie darauf an, wie sehr sie Zeit und Energie damit vergeudeten, und wie sehr sie ihre tiefsten Hoffnungen vereitelten. Und mit der Zeit – mit sehr viel Zeit – begannen sie aufzutauen und aufrichtig traurig zu sein. Nach einem Streit fanden sie nun auch früher wieder zueinander als zuvor.

Kinder lieben Puppenhäuser: Es ist der Ort, an dem die Fantasie regiert und das Kind alle Macht und Kontrolle haben kann.

Victoria und Rupert, die innerlich so verletzlich waren, taten gern so, als wären sie unverwüstlich, doch das waren sie natürlich nicht.

Es ist unvermeidbar, dass Paare sich streiten. Genauso unvermeidbar und gleichzeitig wichtig sind Meinungsverschiedenheiten. Und dass wir uns mit diesen Meinungsverschiedenheiten auseinandersetzen, ist, um wirklich zueinander finden zu können, vielleicht sogar wichtiger als gegenseitiges Einvernehmen. Du bist nicht ich. Ich bin nicht du. Und ja, das ist schwer und enttäuschend, aber auch interessant und manchmal aufregend. Und wenn wir nur »wir« sind, wer bin dann ich?

Will man als Paar glücklich genug sein, besteht der Trick nicht darin, nicht zu streiten, sondern darin zu lernen, sich gut zu versöhnen und die Beziehung zu kitten. Rupert und Victoria haben sich zu Beginn der Therapie zwar immer schnell wieder vertragen, doch sie haben dabei nie etwas repariert oder gelernt. Fieberhaft flickten sie, was geflickt werden musste, um ihren Schmerz nicht fühlen, nicht über ihn nachdenken und ihn sich bewusst machen zu müssen.

# Als Jack und Jill einen
# Hügel hinunterpurzelten

> Jack Sprat mochte kein Fett,
> seine Frau dagegen sehr.
> Und teilten sie ihr Essen,
> wurde der Teller immer leer.
>
> Englischer Kinderreim

Durch Ehen und langfristige Partnerschaften können wir uns weiterentwickeln und als Menschen wachsen. Die Fürsorge und – ja, auch – die Frustration, die wir in unseren Beziehungen erleben, lassen uns reifen. Wenn sich ein Paar in Therapie begibt, liegt das häufig daran, dass dieser Reifeprozess stockt oder erstarrt ist. Anstatt zu erkennen, dass die Beziehung dem Paar dabei helfen könnte, sich zu entfalten, steckt es in destruktiven Gefühls- und Verhaltensmustern fest. Eine Paartherapie kann diese Blockade lösen und das Paar auf einen kreativeren Weg durch den Zyklus des Lebens führen: Kinder bekommen, sie aufziehen und dann flügge werden lassen, sich beruflich weiterentwickeln, Freundschaften pflegen, im Ruhestand klarkommen und, natürlich, gemeinsam dem hohen Alter und dem Tod entgegenblicken. Bei einigen Paaren, deren Beziehung nicht gereift ist, entsteht dieser festgefahrene Zustand dadurch, dass jeder Konflikt vermieden wurde.

Ich erinnere mich an einen frühen Fall, vor etwa 30 Jahren, bei dem ich zum ersten Mal auf diese Problematik stieß. Es handelte sich um ein Künstlerpaar, das auf dem Land lebte – an einem ruhigen, abgelegenen Ort, allerdings nicht weit von London entfernt. Ich werde sie hier Jack und Jill nennen. Sie waren ein älteres Paar ohne Kinder und ohne Kinderwunsch. Als ich sie näher kennenlernte, meinte ich den Grund dafür zu kennen: Sie fühlten sich selbst noch wie Kinder, und zwar verloren – wie Hänsel und Gretel im Wald.

Zu dieser Zeit arbeitete ich als Therapeutin in Ausbildung in einem großen, öffentlichen Krankenhaus. Es war kein sonderlich freundlicher Ort, doch ich war sehr darauf bedacht, die vielen Regeln bezüglich der Therapiesitzungen einzuhalten. Und in dieser Klinik hieß das unter anderem, dass ich, wenn Patient*innen kamen, bei einer gleichgültigen Rezeptionistin anrufen musste, die das Paar dann in mein Behandlungszimmer im dritten Stock schickte.

Es war Dienstagnachmittag, und ich hatte den Morgen in Seminaren und später mit meinem Supervisor verbracht, der mir bei meinen Vorbereitungen auf ein neues Patientenpaar half. Ich schloss das Bürofenster, blickte auf meine Armbanduhr und sah, dass es 14 Uhr war, also rief ich beim Empfang an und fragte nach, ob sie schon da seien. Die Rezeptionistin teilte mir mit, dass das Paar angekommen sei und sich gerade auf dem Weg nach oben befände. Ich wusste nicht viel über Jack und Jill, doch ich wartete gespannt beim Aufzug, um sie zu empfangen und zu meinem Zimmer zu bringen. Eine Minute nach der anderen verging, und, während ich beobachtete, wie die Zeiger der Uhr sich allmählich auf 14:10 Uhr zubewegten, begann ich mich zu fragen, wo sie wohl geblieben waren.

Dann sah ich, wie sich ein älteres Pärchen langsam die Treppen hochschleppte und auf mich zukam. Ich war mir nicht sicher, ob es sich um Jack und Jill handelte, also standen wir uns leicht verlegen im Gang gegenüber, bis ich schließlich sagte: »Hallo, ich bin Susanna Abse. Sind Sie hier, um mich zu sehen?« Sie nickten und folgten mir in mein spärlich eingerichtetes Behandlungszimmer mit seinem klinischen Linoleumboden und seinen Metallfenstern.

Als ich an der Tür angekommen war, lagen die beiden einige Meter hinter mir. Ich war zugegebenermaßen zügig gegangen, doch sie waren langsam wie eine Schnecke. In meinem Büro dauerte es wieder eine Ewigkeit, bis sie ihre Taschen und Mäntel abgelegt und Platz genommen hatten.

Nachdem ich mich noch einmal richtig vorgestellt hatte, erklärte ich ihnen, dass wir bis 15:15 Uhr Zeit hätten und es sich um eine Beratung handle, um herauszufinden, ob eine Paartherapie das Richtige für sie sei. Und dann fragte ich sie, ob sie mir ein bisschen davon erzählen könnten, warum sie gekommen seien.

Es folgte ein langes Schweigen, und ich nutzte diese Gelegenheit, um sie genau zu betrachten. Jack war groß und sehr dünn, und mir kam der Gedanke, dass er vielleicht einmal sehr attraktiv gewesen war. Sein Haar war grau meliert und wirkte so, als hätte er seit Monaten keinen Kamm mehr benutzt.

Jill sah in ihrem ausgebeulten Tweedrock und der dicken dunklen Strumpfhose, die schon bessere Tage gesehen hatte, ebenfalls etwas ungepflegt aus. Sie trug eine auffällige orangefarbene Glasperlenkette, und ihr Haar, das zu einem losen Dutt hochgesteckt war, war scharlachrot gefärbt. Ich konnte den weißen Ansatz sehen, als sie sich vorbeugte, um ihre Tasche neben sich auf den blauen Linoleumboden zu stellen. Als sie sich wieder aufrichtete, blickte sie mich an und schenkte mir ein kleines, warmes Lächeln.

Beide blieben stumm, doch schließlich brach Jack, der Jill besorgt ansah, das Schweigen.

»Wir haben Probleme mit unseren Nachbarn.« Er stockte, und ich nickte ihm aufmunternd zu.

Wieder blickte er erst zu Jill, bevor er langsam zu erklären begann, dass ihre Nachbarn Einwände gegen ein neues Atelier hätten, das sie auf ihrem Grundstück gebaut hatten. Ich war überrascht, aber auch neugierig – das war definitiv ein ungewöhnliches Thema für den Beginn einer Therapie. Jack beschrieb das Atelier, das – obwohl weit entfernt von der nächstgelegenen Nachbarschaft – auf dem Hang eines Hügels gelegen sei und daher sehr sichtbar. Ihre Nachbarn beklagten sich darüber, der Bau habe ihnen die Aussicht ruiniert, und hätten sich sogar an die lokale Baubehörde gewandt. Diese informierte Jack und Jill darüber, dass sie vor Baubeginn eine Baugenehmigung hätten einholen müssen. Sie seien sehr besorgt, erzählte Jack weiter, da sie befürchteten, das Studio abreißen zu müssen. Ich konnte die Angst, die er ausstrahlte, spüren.

Jill runzelte die Stirn, sagte aber nichts. Also hakte ich etwas nach und fragte, ob diese Angelegenheit zwischen ihnen für Probleme sorge. Erneut folgte ein langes Schweigen, bevor wieder Jack die Gesprächsführung übernahm. »Möglich«, sagte er.

Ich drehte mich zu Jill. »Ich frage mich, ob Sie noch etwas dazu sagen wollen, Jill? Vielleicht sehen Sie die Dinge anders?« Damals ahnte ich noch nicht, dass ich mit dieser Frage den Kern ihres Problems traf. Konnte sie die Dinge anders sehen? Offenbar nicht.

Obwohl Jack und Jill noch zu zögern schienen, mit mir über ihre Probleme zu sprechen, erzählten sie mir doch etwas mehr von ihrem Leben. Sie hatten sich an ihrem ersten Tag an der Kunstschule kennengelernt, beide waren neu in London und ziemlich überwältigt von allem gewesen. Jack erzählte, dass ihn Jills ruhige Art angezogen habe. Sie habe so gelassen und aufgeräumt gewirkt – so »zen-mäßig«. Jill war sehr von seiner Größe beeindruckt. Er habe auf sie wie ein starker und stummer Typ gewirkt, diese Art habe sie an ihren Bruder erinnert. Angeregt berichteten sie mir davon, wie sie damals eine gemeinsame Arbeitsweise entwickelt hätten, die für ihre Kunst von zentraler Bedeutung geworden sei. Unzertrennlich seit dem 18. Lebensjahr, waren sie nun beide Ende 50. Sie erinnerten mich an das Künstlerpaar Gilbert und George – sie wirkten wie die heterosexuelle Version dieses

Paares, sie glichen einander wie ein künstlerisches Ei dem anderen. Ihre Arbeit war offensichtlich die treibende Kraft im Leben der beiden, und Jill sprach sehr ausführlich davon, was für ein wunderbarer Bildhauer Jack sei und wie sehr sie versuche, seiner Arbeitsmoral nachzueifern, obwohl ihr das manchmal sehr schwerfiel. Sie grinste und lachte, als sie das sagte, und auch er lachte laut. Allerdings verstand ich nicht genau, was daran lustig war. Im weiteren Verlauf der Sitzung fiel mir auf, dass beide sehr viel schmunzelten und lachten. War dies ihre Strategie, unangenehme Gefühle zu verschleiern?

Nachdem sie gegangen waren, schrieb ich in meinen Notizblock »Hänsel und Gretel im Wald?« – meine Kurzfassung für eine bestimmte Art von Paaren, die sich mit Konflikten und Meinungsverschiedenheiten besonders schwertun und alles daransetzen, die Harmonie in der Beziehung nicht zu gefährden. Eine Folge davon ist, dass alle Probleme und Konflikte mit den Menschen außerhalb dieser kleinen Paarwelt ausgetragen werden – mit Schwiegereltern, Geschwistern oder, wer weiß, der Nachbarschaft. Ich hatte das Gefühl, dass Jack und Jill versuchten, in einer Art kindlichen Zuflucht zu leben, versteckt auf dem Land und weit weg von den Einmischungen und Anforderungen der Außenwelt. Einzig ihre Nachbarn, die es – so ihre Befürchtung – auf sie abgesehen hatten, schienen ein Schandfleck zu sein.

»Hänsel-und-Gretel-im-Wald«-Paare versuchen, sich eine Beziehung zu schaffen, in der die Partner*innen – wie gute Mütter – die Bedürfnisse des anderen auf eine umfassende und fast schon unausgesprochene Weise erkennen und erfüllen. Dabei passen sich die Partner*innen einander so sehr an, dass die Illusion von einer Einheit entsteht, die sich wiederum wie eine glückselige Erfahrung anfühlen kann, im Arm gehalten und beschützt zu werden.

*Du und ich*
*empfinden so viel Liebe,*
*dass es*
*brennt wie ein Feuer,*
*in dem wir einen Lehmklumpen in den*
  *Ofen schieben,*
*der zu deiner*
*und zu meiner Figur geformt ist.*
*Dann nehmen wir sie beide*
*und brechen sie in Stücke.*
*Wir mischen sie mit Wasser*
*und formen wieder eine Figur von dir*
*und eine Figur von mir.*
*Ich bin in deinem Ton,*
*du bist in meinem Ton.*
*Im Leben teilen wir eine einzige Decke,*
*im Tod einen einzigen Sarg.*

– Guan Daosheng, *Verheiratete Liebe* (chinesischer Maler, Kalligraf und
  Dichter aus dem 13. Jahrhundert)

Dieses Gedicht beschreibt das wunderbare Gefühl des Einsseins, mit
dem die meisten Liebesgeschichten beginnen. Wenn wir uns verlieben und unser Herz in die Hände des anderen legen – was schließlich bei einer fremden Person sehr riskant ist –, vermittelt es uns das
Gefühl, vollkommen miteinander verschmolzen zu sein, die Illusion von Sicherheit. Unterbewusst glauben wir: »Wenn wir eins sind,
kannst du mich nicht verletzen. Wenn wir dasselbe sind, für immer
in liebevoller Umarmung umschlossen, wirst du mich nie verlassen.«

In den meisten Beziehungen durchlaufen erwachsene Partner*innen einen langsamen Prozess der Desillusionierung und Trennung.

Das Leben nimmt seinen weiteren Lauf, und die Flitterwochen enden. Plötzlich lebt man nicht mehr mit diesem idealen Menschen zusammen, sondern mit jemandem, der realer ist, mit eigenen Ansichten und anderen Bedürfnissen. Diese Desillusionierung kann das Ende einer Beziehung oder den Beginn einer neuen Phase einläuten. Meist fühlt sich das wie ein schmerzhafter Verlust an, und Paare können viele Jahre damit zubringen, sich durch diese Enttäuschung zu arbeiten – hin zu einer realistischeren Sicht auf das, was ihre Beziehung ihnen tatsächlich geben kann. Das Ergebnis ist sicherlich weniger romantisch, doch für viele Paare führt dies auch zu mehr Intimität, da ihre Beziehung ehrlicher ist, und Intimität oder Nähe werden immer dann gestärkt, wenn man sich verstanden fühlt.

Ich war mir nicht sicher, ob Jack und Jill das Angebot einer Paartherapie annehmen würden. Vielleicht wäre es zu viel für sie – es schien, als hätten sie sich ihr Leben bewusst so eingerichtet, ein Leben, das sie vor Unstimmigkeiten und den Widrigkeiten einer Beziehung schützte. Doch zu meiner Überraschung schrieben sie mir nach ein paar Tagen Bedenkzeit, sie würden gern einmal pro Woche zu mir kommen. Sie machten deutlich, dass dies für sie keine Kleinigkeit sein würde, denn die Anreise kostete sie fast zwei Stunden. Da ich mich noch in Ausbildung befand, empfand ich eine gewisse Beklemmung, ich war mir nicht sicher, ob ich schon ausreichend befähigt war, um ihnen überhaupt helfen zu können. Auch die Vorstellung, mit zwei Menschen zu arbeiten, die vom Alter her meine Eltern hätten sein können, machte mich etwas nervös.

Die darauffolgende Sitzung brachte bezüglich ihrer Beziehungsprobleme kein Licht ins Dunkel, stattdessen berichteten sie obsessiv von ihren Nachbarn und dem Gemeinderat. Sie sprachen ausführlich von ihrer Sorge, vielleicht das Atelier abreißen zu müssen, und was das für Jacks Vorbereitung einer prestigereichen Einzelausstellung bedeuten würde, die für das folgende Jahr geplant war.

Ich hörte ständig nur, wie wichtig seine erste Einzelausstellung sei –
und welch große Ehre. Nie zuvor habe ihm eine Galerie eine solche
Möglichkeit angeboten.

»Und wie ist das für Sie, Jill?«, fragte ich. »Ist diese Ausstellung
vielleicht eine echte Herausforderung für Jack, so ganz ohne Sie?«

»Das Problem ist der Brennofen«, sagte sie und überging meine
Frage. »Er kostete mehrere tausend Pfund, und es hat Wochen gedauert, bis er eingebaut war. Wir können es uns einfach nicht leisten,
das noch mal machen zu lassen. Dafür ist unser ganzes Geld drauf-
gegangen. Wenn die sagen, dass wir das Atelier abreißen müssen,
dann wird das …« Sie verstummte und legte ihre Stirn in Falten, wie
das zerknitterte Papiertaschentuch in ihrer Hand. Ich bekam langsam das Gefühl, dass beide schreckliche Angst davor hatten, über
intime Dinge zu sprechen. Stand diese Angst vor einem Abriss des
Ateliers womöglich metaphorisch für ihre Angst vor dem, was die
Therapie mit ihrer Beziehung machen könnte? Es war jedoch noch
viel zu früh, um diese Gedanken mit ihnen zu teilen. Sie würden
das weder hören wollen noch verstehen.

Als sie endlich gegangen waren, ging ich zu meinem Schreibtisch und nahm ein Päckchen Zigaretten aus meiner Schublade. Ich
hievte mich auf das Fensterbrett, kippte das Fenster, hockte mich
auf die steinerne Fensterbank und zündete mir eine Zigarette an.
Das wird ein langer Zug, sagte ich zu mir selbst.

Jeder von uns besitzt ein inneres Muster, das bestimmt, wie wir
auf andere reagieren. Als Babys und Kinder beobachten wir die Beziehungen um uns herum und nehmen sie in uns auf. Aus diesen
Beobachtungen entstehen innere Bilder, die wiederum unsere Erwartungen und Ängste bezüglich Intimität prägen. Diese Eindrü-
cke sind nicht starr – ich stelle sie mir eher wie einen Schleier vor,
der sich sanft über unsere Augen legt, die Wirklichkeit verzerrt,
Ecken und Kanten abrundet und uns Einblicke gewährt, auf das,

was sich dahinter befindet. So ist das meiner Meinung nach bei uns allen. Wenn wir allerdings das Familienleben in unserer Kindheit als fragil, destruktiv und beängstigend erfahren haben, können die inneren Bilder, die wir von zwischenmenschlichen Beziehungen in uns tragen, sehr verstörend sein und uns ängstlich und misstrauisch werden lassen. Menschen sind empfindlich und fragil, sie sind schnell gekränkt und schnell verletzt. Wir sind verletzlicher als die Tiere, die uns am nächsten stehen – Hunde –, denn sie scheinen sehr viel schneller zu heilen als Menschen.

Daran wurde ich erinnert, als Mazy während des Lockdowns zu uns kam. Eine etwa einjährige, stämmige Mischlingshündin, die geduldig in einem Tierheim in Bosnien ausgeharrt hatte, eine Straßenhündin, die ein neues Zuhause suchte. Nach einer dreitägigen Lastwagenfahrt, die sie eingesperrt in einer Kiste verbracht hatte, war sie zutraulich, aber roch sehr intensiv, als sie uns kennenlernte. Mazy nahm alles so, wie es kam, und wedelte stets fröhlich mit dem Schwanz. Doch sie sah uns nicht in die Augen und wäre genauso fröhlich mit dem nächstbesten Fremden mitgegangen, wenn dieser mit den besseren Leckerli gelockt hätte. Ließen wir aus Versehen die Leine los, würdigte sie uns keines Blickes und rannte davon, um nach der nächsten Fressmöglichkeit zu suchen. Es folgte eine Phase der Rebellion und der Verweigerung – es wirkte wie eine Form von egoistischer Anspruchshaltung, die sich dadurch äußerte, dass Leckerli geschnappt und Spielzeuge bewacht wurden. Dann, Anfang August, drei Monate nach ihrer Ankunft, schien Mazy sich zu entspannen und wurde gehorsamer. Und dann verliebten wir uns incinander. Sie guckte mir tief in die Augen, ich guckte zurück, und plötzlich war da dieses intensive Gefühl der Verbundenheit. Ich vertraute ihr, und sie vertraute mir. Das faszinierte mich. Mazy faszinierte mich! Ich dachte an all die Jahre, die ich mit manchen Patient*innen verbringe, und wie langwierig und mühsam es manchmal ist, ihr Vertrauen zu gewinnen. Hunde, so scheint es mir, sind weniger verletzlich als Menschen. Ihre Verletzungen können heilen, und das sogar schneller.

Jacks und Jills Verletzungen waren nicht geheilt. Welche Probleme es in ihrer Kindheit auch gegeben hatte, sie saßen nun mit ihnen am Steuer ihrer Beziehung. Etwas hatte ihnen Angst gemacht, als sie klein gewesen waren, und ihre Strategie, mit der Angst umzugehen, womöglich wieder verletzt zu werden, bestand darin, sich einen gemeinsamen, idealisierten Rückzugsort zu erschaffen, weitab von der Welt und den Gespenstern, die in ihren Kinderzimmern lebten.

In der darauffolgenden Woche wartete ich erneut auf die beiden in meinem Behandlungszimmer. Zehn Minuten zuvor hatte ich am Empfang angerufen und erfahren, dass sie sich auf dem Weg zu mir befanden. Doch wo blieben sie? Ich musste an unsere erste Sitzung zurückdenken und wie sie auch »verschwunden« waren. Ich nahm den Hörer in die Hand und fragte noch mal unten beim Empfang nach um zu überprüfen, ob sie nicht doch noch darauf warteten, nach oben gebeten zu werden. Aber nein, versicherte man mir, sie seien bereits nach oben gegangen.

Schließlich hörte ich ein leises Rascheln vor meiner Tür. Ich machte sie weit auf und sah Jack und Jill, die wie in einer Warteschlange an der Wand des Korridors standen. Ich bat sie herein, und sie gingen langsam zu den beiden Stühlen, auf deren Kante sie sich zögerlich niederließen.

»Anscheinend sind Sie sich heute nicht so sicher, ob Sie wirklich hier sein wollen«, bemerkte ich mit einem warmen Lächeln.

Jill starrte mich an, und ich spürte eine große Sehnsucht in ihrem Blick. Allerdings sagte sie nichts, genauso wenig wie Jack.

»Ich glaube, Sie beide fänden es gut, wenn ich Sie und Ihre Probleme verstehen könnte, ohne dass Sie irgendetwas erklären müssten.«

Jack nickte lächelnd.

»Ist das vielleicht auch zwischen Ihnen beiden so? Haben Sie das Bedürfnis, verstanden zu werden, ohne etwas aussprechen zu müssen?«

Jack nickte wieder, und Jill sagte stockend: »Ja, aber ... Jack scheint mich im Moment nicht zu verstehen.«

In der Hoffnung, sie würde noch mehr sagen, wartete ich etwas, doch das tat sie nicht.

»Was ist es denn, Jill, was er nicht versteht?«, hakte ich nach. Ich wusste, dass ich damit eine riskante Strategie verfolgte – eine Frage führt schnell zur nächsten, und ehe man es sich versieht, wird die Sitzung zu einem Kreuzverhör. Doch ich hatte das Gefühl, ihr etwas auf die Sprünge helfen zu müssen, um Fortschritte zu erzielen.

»Ich habe kein Einkommen mehr. Wir haben kein Geld mehr.«

Ich blickte zu Jack, doch sein Gesicht blieb ausdruckslos.

»Das muss wirklich sehr beängstigend für Sie sein.«

Daraufhin begann Jill zu erzählen, dass sie vor langer Zeit Geld geerbt habe, sehr viel Geld. Von diesem Erbe lebten sie, seitdem sie die Kunstschule verlassen hätten, doch der letzte Rest davon sei nun in den Bau des Ateliers geflossen. Jack brauche es, also hätten sie es gebaut, doch nun sei nichts mehr übrig. Sie zuckte hilflos mit den Schultern, und ich sah erneut zu Jack, der aus dem Fenster starrte.

Ich muss gestehen, dass mich eine Welle der Wut überkam. »Um Gottes willen, Jack, reiß dich zusammen!«, dachte ich. Dann überlegte ich, ob dieses Gefühl in mir womöglich auch etwas mit Jills unterdrückter Wut zu tun haben könnte.

»Jill, wünschen Sie sich von Jack, dass er sich mehr damit beschäftigt? Oder haben Sie manchmal das Gefühl, mit diesen Geldsorgen allein zu sein?«

Sie schien darüber nachzudenken und sagte schließlich entschlossen: »Ich will Jack nicht beunruhigen.«

Mich überkam ein Gefühl der Hoffnungslosigkeit. Dann riss ich mich zusammen und fragte: »Sind Sie besorgt, Jack? Über Ihre finanzielle Situation?«

Er schüttelte den Kopf und schürzte die Lippen, sagte jedoch nichts. Ich beschloss, etwas direkter zu werden.

»Was würde es für Sie bedeuten, Jack, wenn Ihnen das Geld ausginge?«

Er wirkte verblüfft, so als sei dies eine Frage, die er sich noch nie gestellt hätte. Ich konnte sehen, wie Jill ihn aufmerksam musterte. »Ich weiß nicht so recht. Ich denke, wir kämen klar.«

Für eine gewisse Zeit saßen wir schweigend da. Allmählich verlor ich die Hoffnung und befürchtete, sie würden nicht wiederkommen und mein Supervisor, dem ich den Fall darstellen musste, würde mich als Versagerin betrachten. Ich musste etwas tun! Aber was?

Ihr Schweigen schien nicht enden zu wollen. Irgendwann sagte ich: »Ich denke, Sie beide sagen mir auf Ihre jeweils eigene Art, wie schwer es für Sie ist, hier zu sein, und wie viel Angst es Ihnen macht, über Ihre Probleme als Paar zu reden. Mir ist heute aufgefallen, dass Sie sehr lange gebraucht haben, um hochzukommen. So als würden Sie sich beide auf gewisse Weise dagegen sträuben, diesen Prozess in Gang zu setzen. Und mir fällt auf, dass Sie beide sehr darauf bedacht sind, die Dinge zwischen Ihnen harmonisch zu halten.«

Mich erfasste eine Welle der Erleichterung, als Jack zu sprechen begann. »Jill scheint mir nicht … nahe sein zu wollen. Ich weiß nicht, warum, aber es ist etwas schade …«

»Ihnen nahe sein?«, wiederholte ich.

»Ja. So ist es. Mir nahe sein«, sagte Jack und blickte zu seinen Füßen hinunter.

»Meinen Sie vielleicht, dass Sie sich sexuell nicht mehr nahe sind?«

Beide nickten.

»Können Sie mir etwas mehr dazu sagen, wie dieser Teil Ihres Lebens im Laufe der Jahre ausgesehen hat?«, regte ich an.

Daraufhin erzählte Jack recht ausführlich, dass sie früher ein gutes Sexleben gehabt hätten. Beide waren noch unerfahren gewesen, als sie sich kennengelernt hatten, und dass man vor der Ehe noch keinen Sex gehabt hatte. Doch sie hatten miteinander geschlafen, und sich so auch von ihren Familien losgelöst. Doch dann hatte es aufgehört.

Sie schienen nicht zu wissen, warum es anders geworden war, und als ich fragte, wann sie das letzte Mal Sex gehabt hätten, war ich schockiert, als er sagte: »Vor 25 Jahren.«

»Ich denke, es ist weniger, Jack. Viel weniger«, warf Jill ein. Doch Jack sah sie weder an, noch erwiderte er etwas darauf. Er sah mich nur mit versteinerter Miene an.

Ich fühlte mich zu schlecht ausgerüstet, um gut zu reagieren. Was könnte ich diesem Paar, das fast 30 Jahre älter war als ich, schon Sinnvolles sagen?

Unsere Sitzungen verliefen viele Wochen lang auf genau diese Weise. Keiner der beiden sagte etwas, ohne von mir dazu aufgefordert zu werden, und meine Versuche, einen Dialog zwischen ihnen herbeizuführen, wurde mit Schweigen, Gelächter oder einem Themenwechsel quittiert. Es war meine erste heilsame Lektion darin, wie unnachgiebig und umfassend die Verteidigungsmechanismen eines Paares sein können. Sie arbeiteten perfekt zusammen, um mich nicht an sie heranzulassen. Und trotzdem kamen sie immer wieder, und ich hatte das Gefühl, dass irgendein Teil von ihnen auf eine Veränderung hoffte.

Jack und Jill wurden zu einem festen Bestandteil der wöchentlichen Gruppengespräche, an denen ich im Rahmen meiner Ausbildung teilnahm, um über unsere Fälle zu sprechen. Ich sprach sehr häufig von ihnen und bat um Hilfe. Meine jungen Kolleg*innen sahen mich dann verständnisvoll an, wenn ich schilderte, wie frustrierend die Sitzungen mit ihnen waren. Mein Supervisor ermutigte mich, nicht aufzugeben. Wenn ich diesen Frust aushalten und herausfinden würde, was hinter ihrer Angst vor Veränderung steckte, würde ich sie seiner Meinung nach über kurz oder lang zum Schmelzen bringen – wie warmes Wasser einen Eisklumpen – und sie dazu bringen, sich zu öffnen.

Mein Behandlungszimmer mag zwar nur aus vier weißen Wänden bestehen, doch jeder zu behandelnde Mensch bringt neben seinen Problemen auch die Farbenvielfalt seines inneren und äußeren Lebens mit. Sie reden über ihre Häuser, neue Sofas und die Freund*innen, die sie zum Mittagessen eingeladen haben. Sie besprechen Urlaube, streiten über die richtige Schule für die Kinder und lassen so ein Zuhause, ein Restaurant, einen Freund, eine Freundin oder sogar ein Gericht vor meinem inneren Auge entstehen. Ich folge meinen Patient*innen durch ihre Leben, und auf dieser Reise versuche ich, ihnen dabei zu helfen, all die Gefühle und Konflikte zu verstehen, die das Leben mit sich bringt. Bisweilen gibt es jedoch auch Patient*innen, die nichts mitbringen. Keine Bilder. Keine Ereignisse. Keine Freund*innen. Die Welt, die sie in mir entstehen lassen, ist leer und unbelebt. Diese Fälle machen mir am meisten Sorgen und sind am schwersten zu ertragen.

Jack und Jill waren genau solch ein Fall. Ich hatte keine Bilder, keine Szenen oder Interaktionen in meinem Kopf, die mir geholfen hätten, ihr Leben besser zu verstehen. Ich hatte nur ihre Leere, in der es trotz ihres Berufs überhaupt keine Farbe oder Kreativität zu geben schien. Probleme, die sie andeuteten, wie das fehlende Geld oder der fehlende Sex, wurden wieder unter den Tisch gekehrt, obwohl sie ganz offensichtlich wichtig waren. Nichts schien sich zu entwickeln oder zu lösen. Ich fühlte, wie ich abstumpfte, und war frustriert und enttäuscht, dass sich nichts zu verändern oder zu bewegen schien. Ich steckte fest. Sie steckten fest.

Obwohl ich bei mehreren Gelegenheiten nachgefragt hatte, hatten sie sehr wenig über ihr frühes Familienleben gesprochen. Und seltsamerweise war das, was sie mir erzählt hatten, so nichtssagend gewesen, dass ich es sofort wieder vergessen hatte. Daher horchte ich gespannt auf, als Jill – sechs Monate nach dem Beginn der Therapie – über ihre Schwester zu sprechen begann.

»Sie kommt nächste Woche zu uns«, sagte Jill strahlend. »Meine jüngere Schwester, Joan. Sie wird aus dem Krankenhaus entlassen.«

Ich wartete ab und hoffte, dass man mir ansah, dass ich gern mehr hören wollte. Ich war es leid, sie ständig ins Kreuzverhör nehmen zu müssen und eine Frage nach der anderen zu stellen.

»Sie ist schizophren. Ich dachte, ich hätte es erwähnt.« Ich war mir sicher, dass sie es nicht getan hatte. »Sie wird bei uns bleiben, also habe ich ein Zimmer für sie vorbereitet.« Sie hielt inne. »Das ist schwierig, weil so viele Sachen jetzt umgeräumt werden müssen. Ich habe Jack um Hilfe gebeten, aber du bist zu beschäftigt, richtig, Jack?«

Jack nickte. »Ich freue mich nicht darauf!«

»Dass Joan kommt?«, hakte ich nach. Wie gewöhnlich musste man ihm alles aus der Nase ziehen, doch nach und nach gab Jack zu, dass er befürchtete, Jill könne das zu sehr ermüden, was wiederum deren Arbeit beeinträchtigen würde.

»Joan kann sehr anstrengend sein, vor allem für Jill. Wie willst du alles schaffen, wenn du dich die ganze Zeit um sie kümmern musst? Wir müssen uns wirklich auf die Ausstellung konzentrieren«, sagte Jack, nun mit missmutigem Unterton.

»Sie hatte es schwer, Jack. Wir hatten Glück. Sie war so oft in ihrem Leben im Krankenhaus. Ich denke, es hat sie sehr getroffen, was damals mit meinen Eltern passiert ist«, sagte Jill an mich gerichtet.

»Was ist mit Ihren Eltern passiert?«, fragte ich neugierig. Ich hoffte, nun endlich etwas Wichtiges zu erfahren, und versuchte gleichzeitig, meine Neugier im Zaum zu halten. Wenn Jill sehen würde, wie interessiert ich war, würde sie sich wieder verschließen und verschwinden. Ich fühlte mich, als würde ich versuchen, ein scheues Reh anzulocken, damit es mir aus der Hand fraß.

»Also, das ist eine lange Geschichte«, kicherte sie unbeholfen. Und dann erzählte sie mir, ihre Mutter habe sehr oft unter einem »Nervenleiden« gelitten, was ihren Vater oft sehr wütend gemacht hatte. Es sei zu schrecklichen Auseinandersetzungen gekommen, bei denen er gewalttätig geworden sei und den Kindern gesagt habe, er müsse deren Mutter maßregeln.

Es schmerzte, ihren Schilderungen zuzuhören, und ich empfand Traurigkeit.

»Das muss Ihnen und Ihrer Schwester sehr viel Angst gemacht haben«, bemerkte ich. Doch Jill antwortete nicht. Während sie mehr über die Erkrankung ihrer Mutter erzählte, fragte ich mich, wie sehr sie sich von diesen traumatischen Ereignissen hatte abkoppeln müssen. Hatte sie deshalb die Fähigkeit verloren, bestimmte Gefühle zuzulassen?

»Das Problem war, dass sie nicht aus ihrer Haut konnte. Selbst wenn mein Vater ihr recht geduldig erklärte, dass sie nicht die ganze Nacht Türen auf- und zuschließen konnte, konnte sie es einfach nicht lassen. Und dann explodierte er und schlug sie.« Jill wirkte getroffen und fast etwas verwirrt, als sie das erzählte.

Während sie fortfuhr, wurde mir klar, dass ihre Mutter unter Zwangsstörungen gelitten haben musste. Jill beschrieb, wie sie manisch das ganze Haus geputzt hatte, obwohl sie Haushaltshilfen beschäftigt hatten. Ihre Mutter habe schreckliche Angst davor gehabt, dass Jill und ihre Schwester Läuse bekommen könnten, und hatte darauf bestanden, deren Haare vier- oder fünfmal am Tag zu waschen und zu kämmen. An schlechten Tagen hatte sich ihre Mutter im Schlafzimmer eingesperrt und geweigert herauszukommen. Manchmal hatte es Tage, vielleicht sogar Wochen gedauert, bis sie wieder herausgekommen war. Jill konnte sich nicht mehr genau daran erinnern.

»Ich denke, das war sehr schwer für Joan. Sie war so klein. Und auch für meinen älteren Bruder Ted, wenn auch auf eine andere Weise.«

»Warum für Ted?«, fragte ich.

»Weil er sich so hat hineinziehen lassen. Ich bin weggerannt und habe mich im Sommerhaus versteckt, aber Ted ...«, sie stockte und blickte zu Jack. »Ted hat versucht, unsere Mutter zu beschützen. Er hat immer versucht, sie zu beschützen, und dann hat mein Vater auch ihn geschlagen.«

Sie verstummte und sah mich an. Sie seufzte, aber sie weinte nicht.

»Er hat sich umgebracht. Mit 21. Kurz bevor ich dich kennengelernt habe, nicht wahr?«, sagte sie an Jack gewandt.

Er nickte, sagte aber nichts.

»Haben Sie Jill schon mal davon erzählen hören, Jack?«, erkundigte ich mich.

Er schüttelte den Kopf und wirkte plötzlich überfordert. »Ich wusste von Ted, aber nichts von den anderen Sachen, nein. Ich wusste, dass Jills Vater verschroben war und es ihrer Mutter nicht immer gut ging. Aber das hast du mir nicht erzählt.« Wie traurig, dass Jill ihm davon nie erzählt hatte. Allerdings fing ich an zu begreifen, wie wenig sie tatsächlich über schmerzhafte oder schwierige Themen sprachen.

»Jack hat meine Mutter nie kennengelernt. Sie starb kurz bevor wir unseren Abschluss machten. Sie hatte einen Herzinfarkt«, sagte Jill nüchtern.

»Sie war sehr dünn«, fügte Jack hinzu.

»Sie hat nichts gegessen. Sie hat nie gegessen. Genauso wenig wie Ted.« Und plötzlich fiel mir auf, wie dünn Jack war. Er sah halb verhungert aus.

Nachdem sie gegangen waren, überlegte ich, was ich wohl übersehen hatte. Die Sache schien sehr viel ernster zu sein, als ich ursprünglich angenommen hatte. Mir wurde plötzlich bewusst, wie verletzlich Jack und Jill waren, und dass ihre zwanghafte Gleichheit zu etwas recht Instabilem und womöglich sogar Gefährlichem führen könnte, wenn sie sich mehr öffneten.

Daraufhin veränderte sich etwas in mir. Mein Frust verschwand, und ich begann, mir ernsthaft Sorgen zu machen. Gleichzeitig wurden Jill und Jack – vielleicht, weil sie meine Besorgnis spürten – in den Sitzungen etwas offener. Ich erfuhr, dass auch Joan mehrmals versucht hatte, sich das Leben zu nehmen. Außerdem erfuhr ich, dass Jills Vater vor seinem Tod eine Lewy-Körper-Demenz entwickelt hatte, die intensive psychotische Halluzinationen ausgelöst hatte. Die Ärzte hatten die Demenz zunächst nicht erkannt und ihn in ein psychiatrisches Krankenhaus einweisen lassen – dieselbe Klinik, in der auch Jills Mutter immer wieder behandelt worden war. Je mehr ich über ihre Familie erfuhr, desto besser verstand ich, warum sie sich mit Jack »in die Wälder« zurückgezogen hatte.

Im Laufe der Wochen wurde deutlich, dass Joan zwischen den beiden Probleme verursachte. Sie benötigte sehr viel Fürsorge und Aufmerksamkeit, was die nach außen hin so glatte, friedliche Oberfläche ihres Lebens durcheinanderbrachte. So, wie sie sich bisher über die Nachbarn und die Baubehörde ausgelassen hatten, redeten sie nun über Joan. Ich erfuhr von dem Chaos, das sie in der Küche hinterließ, und von ihren nächtlichen Streifzügen durch das Haus, bei denen sie überall die Lichter anließ. Dabei spürte ich – und sagte ihnen das auch –, dass sie sich darüber zwar ärgerten, es sie aber auch auf gewisse Weise einander näherbrachte. So lagen die Probleme wieder einmal außerhalb ihrer Beziehung, und sie konnten es sich gemütlich machen und sich gegen den gemeinsamen Feind verbünden – zuvor gegen das Planungsbüro und nun, wie es schien, gegen Joan.

Eine kleine, aber bedeutende Meinungsverschiedenheit kam jedoch auch vorsichtig zum Vorschein. Seit einiger Zeit sprachen sie darüber, wie viel Zeit es Jack kostete, ein bestimmtes Kunstwerk fertigzustellen. Zu dieser Skulptur gehörte ein komplexes Mosaik aus Tausenden von Glasscherben, und Jack trieb zunehmend die Sorge um, dass es nicht rechtzeitig fertig werden würde. Nachdem ich zum fünften Mal von diesem Problem gehört hatte, fragte ich sie, ob sie jemals daran gedacht hätten, sich helfen zu lassen. Ich wusste, dass viele Künstler*innen Assistent*innen hatten.

»Außer uns darf niemand ins Atelier«, beharrte Jack.

Mir ging durch den Kopf, dass ihr Atelier wie ein Mikrokosmos ihrer Beziehung war, ein Ort, der die Welt aussperrte – eine Art Zufluchtsort.

»Warum nicht?«, hakte ich nach. Ich spürte, dass sie eine Herausforderung brauchten. Die vollständige Einmütigkeit bezüglich Joans Verfehlungen hatte in mir das Bedürfnis geweckt, ihr Einvernehmen zu stören.

»Na ja, wir machen das einfach nie. Niemand wäre in der Lage, uns zu helfen. So ist das nicht, Susanna«, polterte Jack.

»Vielleicht könnte Joan helfen. Sie könnte das Glas polieren. Sie könnte die Glasscherben sogar ankleben«, sagte Jill vorsichtig.

»Ich denke nicht. Und sie würde das ohnehin nicht wollen«, meinte Jack ablehnend. An mich gewandt fügte er hinzu: »Sie ist sehr faul. Vor 12 Uhr mittags steht sie nie auf.« Er lachte.

»Ich weiß nicht. Es könnte ihr guttun. Und es würde mir wirklich helfen«, beharrte Jill, was für sie untypisch war.

Jack zuckte mit den Schultern und begann, wieder über Joans Schlampigkeit zu sprechen, um die kleine Welle zu glätten, die zwischen ihnen entstanden war.

Allerdings traten diese Meinungsverschiedenheiten nun immer häufiger auf. Ich konnte sehen, wie Jill langsam ihre eigene Stimme fand und Jack ein kleines bisschen herausforderte. Hatte es ihr geholfen zu sehen, wie ich ihn sanft herausforderte? Hatte sie allmählich weniger Angst davor, ihren eigenen Standpunkt zu vertreten?

Als es September wurde, arbeitete ich schon seit fast einem Jahr mit Jack und Jill. Ich war gerade erst aus meiner Sommerpause zurückgekommen, und die beiden waren mein erster Termin. Wie gewöhnlich rief ich unten am Empfang an, um sie in mein Behandlungszimmer zu bitten, und wieder mal verstrichen die Minuten. Ich stand auf der Türschwelle und blickte den Gang hinunter zum Aufzug und erwartete, dass sie jeden Moment dort erscheinen würden. Die Türen des Aufzugs öffneten sich, und eine Gruppe von Menschen purzelte heraus, Jack und Jill waren jedoch nicht unter ihnen. Ich ging zurück in mein Büro und wählte die Nummer des Empfangs. Doch obwohl ich es mehrmals probierte, kam ich nicht durch. Besorgt warf ich wieder einen Blick auf den Gang – noch immer kein Zeichen von ihnen. Wo blieben sie bloß?

Fast 20 Minuten nach der vereinbarten Uhrzeit hörte ich ihre Schritte vor meiner Tür. Ich sprang aus meinem Stuhl und hielt ihnen die Tür auf, während sie langsam eintraten. Obwohl ich mich nicht danach fühlte, wartete ich geduldig, bis sie ihre Taschen abgelegt und wir uns hingesetzt hatten. Gespannt sahen wir uns an.

»Gab es unten ein Problem?«, fragte ich. »Ich habe mich gewundert, wo Sie bleiben.«

Sie wirkten verlegen. Jill hielt ihren Kopf gesenkt, und Jack wich meinem Blick aus. Ein peinliches Schweigen erfüllte den Raum, und ich spürte, wie mir vor lauter Unwohlsein heiß wurde. Ich verstand allerdings nicht, warum. Hätte ich das nicht fragen dürfen?

Jill hob ihren Kopf. »Es tut mir leid, dass wir Sie haben warten lassen. Manchmal gehen wir auf die Toilette ... zusammen ... zum Kuscheln. Manchmal, und ich glaube vor allem, wenn wir gestresst sind, kuscheln wir etwas auf der Toilette, bevor wir zu Ihnen gehen.« Und dann sah sie zu Jack, und beide lachten, auch ich musste lachen, da ich an all die Male denken musste, als sie eine Ewigkeit gebraucht hatten, um zu mir hochzukommen. »Vielleicht kommt ein Teil Ihres Drucks daher, weil wir heute die erste Sitzung nach der langen Sommerpause haben?«, fragte ich.

Es folgte eine kurze Stille, bis Jill wieder das Wort ergriff. »Joan ist wieder im Krankenhaus. Ich habe sie letztes Wochenende zurückgebracht.« Sie sah niedergeschlagen aus. »Sie hat eines von Jacks Werken im Atelier zertrümmert.«

Schockiert schnappte ich nach Luft und sah zu Jack, der laut seufzte und langsam sagte: »Stimmt, sie hat es komplett zerstört. Mit einem Hammer.«

Diese Zerstörung hatte etwas Erschütterndes an sich, da sie in solch einem starken Kontrast zu der teilnahmslosen Ruhe stand, die Jack und Jill ausstrahlten. Die »verrückte« Joan lief Amok mit einem Hammer – und sie saßen da und erklärten mir seelenruhig, dass das Werk eigentlich gar nicht zu jenen gehöre, die Jack ausstellen wolle, und wie erleichtert sie gewesen seien, dass sie »die Höhle« nicht zertrümmert habe.

»Die Höhle?«, fragte ich nach.

»Oh, das ist die Arbeit, bei der Joan mitgeholfen hat. Ein sehr großes und ein wichtiges Werk. Es wäre eine absolute Katastrophe gewesen, wenn sie es auch mit dem Hammer bearbeitet hätte!«

Sie fingen an, über das Kunstwerk zu sprechen – wie kompliziert es war und dass sie hofften, es würde sich ein Käufer dafür finden.

Sie beschrieben mir das Werk als umgedrehtes Mosaik, das zum größten Teil nicht sichtbar war. Sie sprachen ausführlich über die Anzahl von Glasscherben, die darin verarbeitet waren, und wie viel Jacks Kunsthändler damit zu erzielen hoffte.

Zunächst war ich recht eingenommen von ihrem Gespräch, doch dann erinnerte ich mich an Joan und diesen schockierenden Akt der Gewalt.

»Wenn Sie über diese Skulptur sprechen, muss ich daran denken, wie sehr *Sie* beide sich vor den Blicken anderer verstecken. Wie sehr Sie sich in eine Höhle zurückziehen, weit weg von allem, was wehtun könnte. Sie haben mir erzählt, dass etwas Schreckliches und Heftiges vorgefallen ist, allerdings ist es sehr schwer für Sie, sich wirklich damit zu beschäftigen. Vielleicht war auch die Vorstellung, heute mit mir darüber zu sprechen, ein Grund dafür, warum Sie sich vor der Sitzung in so etwas wie eine ›Toilettenhöhle‹ zurückgezogen haben?«

Jack sah mich mit bohrendem Blick an, er war eindeutig verärgert.

»Ich weiß nicht, warum wir zu Ihnen kommen, Susanna. Ich *wollte* heute wirklich nicht kommen. Ich glaube nicht, dass es etwas bringt, und wenn Jill nicht so *interessiert* daran wäre, würde ich wahrscheinlich nicht mehr kommen. Ich denke wirklich nicht, dass es sinnvoll ist, all das auszugraben. Wir müssen nach vorn schauen, nicht zurück. Ich muss mich jetzt auf die Ausstellung konzentrieren, nicht auf Joan oder diesen Kram ...«

Ich hatte Jack noch nie zuvor so gereizt oder so mitteilsam erlebt und war sehr erleichtert, dass er zum ersten Mal offen aussprach, was er dachte.

»Sei nicht so unhöflich, Jack!«, warf Jill ein. »Susanna versucht doch nur, uns zu helfen. Ich bin es wirklich leid, dass du so negativ über unsere Sitzungen denkst.«

»Ich glaube nicht, dass sie hilfreich *sind*. Wenn Susanna es nicht vorgeschlagen hätte, hätten wir Joan nie ins Atelier gelassen. Und die ganze Sache hat wirklich alles durcheinandergebracht und uns zurückgeworfen. Und du bist seitdem neben der Spur. Wie soll das hilfreich sein?«, schloss Jack mit gerötetem Gesicht und vor Wut zitternder Stimme.

Das war ein Dammbruch, etwas Rohes und Brutales war in ihm zum Vorschein getreten. Die Wut, die er so lange unterdrückt hatte, saß nun mit uns im Raum. Ich versuchte, mit ihnen darüber zu sprechen, wie beängstigend diese Gefühle für sie sein mussten und wie sehr sie versucht hatten, sie zu verdrängen, doch ich kam nicht sehr weit. Die Sitzung endete schlecht – keiner der beiden sah mir in die Augen, als sie sich verabschiedeten.

Ich war besorgt, aber nicht überrascht, als ich in der darauffolgenden Woche eine Nachricht von ihnen erhielt, in der sie sich entschuldigten, dass sie heute nicht kommen könnten. Sie hatten noch nie eine Sitzung abgesagt, und ich befürchtete, dass ihnen der Konflikt solch eine Angst gemacht hatte, dass sie die Therapie abbrechen würden.

Daraufhin saß ich allein in meinem Behandlungszimmer und kaute auf meinem Kugelschreiber, während ich einen Brief aufsetzte, um ihnen mitzuteilen, dass ich mich darauf freute, sie in der kommenden Woche wiederzusehen. Als jedoch in besagter Woche unsere gemeinsame Sitzung hätte beginnen sollen, waren sie wieder nicht da. Ich erkundigte mich am Empfang. Hatten sie angerufen? Nein, hatten sie nicht. Ich verfasste einen weiteren Brief, in dem ich bestätigte, wie schwer die letzte Sitzung gewesen sei, und sie daran erinnerte, dass ich in der nächsten Woche auf sie warten würde. Ich wusste, dass ich den Fall wahrscheinlich abschließen musste, falls sie wieder nicht kamen, und das würde für meine Ausbildung problematisch werden und mir das Gefühl geben, versagt und Jack und Jill im Stich gelassen zu haben. Meine anderen Kolleg*innen in der Ausbildung trösteten mich, und mein Supervisor sprach davon, wie gut Paare darin seien, Veränderungen zu meiden, wenn sie ihre Beziehung bedrohten.

In der folgenden Woche rechnete ich nicht mit ihnen. Sie hatten sich nicht gemeldet, und ich war mir sicher, sie würden nicht kommen. Ich war also sehr überrascht, als um Punkt 15 Uhr das Telefon klingelte und mich die Mitarbeiterin am Empfang darüber informierte, dass Jack und Jill auf dem Weg zu mir seien. Sekunden später hörte ich sie im Gang und öffnete die Tür, um sie hineinzulassen.

»Es tut uns wirklich leid wegen letzter Woche, Susanna«, sagte Jill hastig, während sie sich hinsetzte. »Wir hätten uns melden sollen, aber es ging uns gar nicht gut.« Sie nickte in Jacks Richtung, und ich folgte ihrem Blick zu seiner Hand, die sich unter einem beachtlichen Verband versteckte.

Jack sah mich an. Es lag Beschämung und Verlegenheit in seinem Blick.

»Was ist passiert?«, fragte ich vorsichtig.

»Sag du es«, bat Jack Jill. Ich sah zu Jill, die alt und kleiner wirkte, so als wäre alles Leben aus ihr herausgesogen worden.

»Er hat sich mit einem Spitzmeißel gestochen. Er hatte sich … ähm … geärgert, ist dann ins Atelier gegangen und, nun ja, sich selbst verletzt …«

Stille.

»Er war im Krankenhaus. Er wurde erst gestern entlassen …« Während sie sprach, wurde ihre Stimme immer leiser, bis sie schließlich kaum noch zu hören war.

Es dauerte eine Weile, aber nach und nach erfuhr ich, dass sie einen Krankenwagen hatten rufen müssen und Jack in der Notaufnahme so verstört gewirkt hatte, dass er in die Psychiatrie eingewiesen wurde. Ich bemerkte, wie beängstigend das alles für sie gewesen sein müsse, für Jack selbst, aber auch für Jill – ihn so zu sehen, wo er doch sonst so ruhig und kontrolliert gewesen sei.

Sie quittierten meine Bemerkungen mit Schweigen. Jack hielt den Kopf gebeugt und starrte auf seine Hand, Jill sah ihn erwartungsvoll an.

»Das war nicht das erste Mal, Susanna. Ich habe ihn so schon erlebt. Er hat das bereits einmal getan«, sagte Jill so verschämt, als wollte sie mir ein Geheimnis verraten.

Ich wendete mich an Jack. Würde er mehr dazu sagen?

»Als wir Studenten waren. Kurz vor unseren Abschlussprüfungen, unserer Abschlussausstellung, wurde mir alles zu viel.«

»Du hast dir die Pulsadern aufgeschnitten«, warf Jill ein, um ihn aufzufordern, genauer zu werden.

»Ja«, Jack nickte widerwillig. »Ja, das habe ich. Ich dachte, dass ich es nicht bestehen würde.«

Die Atmosphäre im Raum war spannungsgeladen, so als würde Jill ihn demütigen und ihm seinen letzten Rest Stolz rauben. Ich konnte die Scham und die Traurigkeit spüren, die sich zwischen ihnen befand, und hatte das Gefühl, Jack irgendwie dabei helfen zu müssen, über sich selbst sprechen zu können.

Doch es war nicht Jack, der schließlich sprach. Es war Jill, die mir von dem Psychiater erzählte, mit dem sie gesprochen hatten, von der Frage der Medikation und vom Folgetermin, den sie in der kommenden Woche wahrnehmen mussten. Während sie redete, spürte ich, wie sich Jack beruhigte. Sie sprach fast so, als wäre sie diejenige gewesen, die sich selbst verletzt hätte, und als müssten sie beide am nächsten Dienstag zum Arzt. Mir wurde durch diese tröstenden Worte wohlig warm. Jack hingegen schwieg, gefangen in seinen Gefühlen. Der Moment der rohen Ehrlichkeit war verflogen – sie hatten wieder zugemacht und ließen nichts mehr zwischen sich. Jedes Gefühl musste beschwichtigt werden, und alles, was ich während der Sitzung sagte oder mit ihnen zu ergründen versuchte, stieß auf Widerstand oder ein Lächeln.

Meine Gedanken schweiften ab – ich hatte nicht mehr das Gefühl, ihnen dabei helfen zu können, authentischer zu werden. Vielleicht war es auch ein Fehler gewesen, sie dazu zu bringen, sich zu öffnen –, denn schließlich schien diese emotionale Wühlerei die Dinge nur verschlimmert zu haben. Vielleicht war es nun am besten, wenn sie zur Ruhe kamen und zu dem zurückkehren konnten, was ihnen Sicherheit gab. Wer war ich schon, es besser wissen zu wollen?

Da saß ich also, bedrückt und unsicher, wie ich helfen konnte, und sagte nichts. Und als Jills einlullende Worte langsam verstummten, saßen wir nur noch schweigend da.

»Wir haben uns gefragt, ob wir vielleicht eine kleine Pause mit der Therapie machen sollten?«, setzte Jill wieder an. »Ich denke, wir werden eine Weile zu diesem Psychiater gehen … Vielleicht wäre es besser, wenn wir nur zu ihm gehen?«

»Machen Sie sich vielleicht Sorgen, dass es für Jack zu viel werden könnte? Sie wollen ihn beschützen und denken, dass es womöglich leichter für ihn wäre, nicht mehr zu mir zu kommen, richtig?«

»Ja, wahrscheinlich.«

Wir sahen beide Jack an und warteten darauf, dass er etwas sagte.

»Wir werden weiterhin zu Ihnen kommen. Du willst das machen, Jill, also machen wir das«, sagte Jack.

»Es ist okay, Jack. Wir können wiederkommen, wenn es dir besser geht«, antwortete Jill. »Wir könnten doch wiederkommen, oder?«, fragte Jill und sah mich angstvoll an.

Jills nervöse Aufregung wirkte lähmend, und ich bekam das Gefühl, dass ihre Überfürsorglichkeit Jack nur dazu zwingen würde, weiter zu schweigen. Und dann dachte ich plötzlich an Jills Bruder und seinen Suizid. War das der Grund, warum Jill so sehr darauf bedacht war, Jack nicht zu verärgern? Verhielt sie sich so, weil sie immer entsetzliche Angst davor hatte, er könnte sich umbringen?

»Jill, ich muss an Ihren Bruder denken, und daran, dass Sie sagten, wie sehr Jack Sie an ihn erinnert hat, als sie sich kennengelernt haben.«

Sie nickte, und ich fuhr fort.

»Und mir ist gerade eben aufgefallen, wie sehr Sie versuchen, Jack zu beschützen, auch wenn ich sehe, dass Sie selbst sehr viel empfinden bei dem, was passiert ist.«

Sie nickte wieder, allerdings weniger entschieden.

»Ich nehme an, dass dieser Wunsch, Jack zu beschützen, eventuell so groß sein kann, weil Sie befürchten, die Geschichte könnte sich wiederholen und Sie könnten Jack genauso verlieren wie Ihren Bruder.«

»Stimmt das?«, fragte Jack und fixierte Jill. »Machst du dir darüber Sorgen?«

Jill zuckte ein wenig mit den Achseln. »Vielleicht, vielleicht ...«, sagte sie grübelnd. Und dann erzählte sie von Ted und wie sehr sie ihn vermisste. Sein Tod sei völlig unerwartet gekommen, und bis heute habe sie nicht verstanden, warum er sich umgebracht habe. Er starb, indem er sich mit seinem Van von den Klippen gestürzt hatte, in der Nähe des Ortes, an dem sie aufgewachsen waren. Am Tag zuvor hatten sie noch alle gemeinsam zu Mittag gegessen, und Ted hatte normal gewirkt, so wie immer. Anschließend saßen wir eine Weile schweigend da und dachten an Ted, während Jill leise weinte.

»Es wirkt so, als hätten Sie den Tod Ihres Bruders nie richtig begreifen können. Haben Sie das Gefühl zu verstehen, warum Jack sich selbst verletzt hat?«, fragte ich.

»Nicht wirklich, nein. Ich weiß, dass ich das müsste, aber ich verstehe es nicht. Ich verstehe es einfach nicht!«

»Vielleicht ist es sehr gefährlich, ihn zu fragen, Jill?«

Sie nickte und sah Jack erwartungsvoll an, doch er blieb stumm und in seiner eigenen Angst versunken.

»Ich weiß nicht, *was* er denkt, Susanna. Früher wusste ich es. Doch jetzt bin ich mir nicht mehr sicher.«

»Vielleicht hat sich etwas an diesem Gefühl verändert, dass Sie die Gedanken des anderen lesen können, sich sehr nahestehen und sich des anderen sehr sicher sind?«

»Jill hat sich verändert«, sagte Jack nüchtern.

»Wirklich? Habe ich nicht! Ich glaube das nicht. Ich habe mich verändert?«

»Inwiefern hat sich Jill verändert, Jack?«, fragte ich.

»Liebst du mich noch?«, fragte Jack, der meine Frage ignorierte und sich an Jill wendete.

»Natürlich tue ich das. Natürlich! Hast du dich deswegen verletzt? Ist es das? Ich liebe dich, Jack, wirklich. Oh, ich liebe dich.«

Damals war ich enttäuscht darüber, für Jack und Jill keine größere Hilfe gewesen zu sein. Der Eifer und Idealismus einer jungen Therapeutin ließen mich nicht verstehen, dass ein Paar manchmal nur ein kleines bisschen Veränderung braucht, um das Leben bereichernder und hoffnungsvoller werden zu lassen. Sie waren ein »Hänsel-und-Gretel-im-Wald«-Paar gewesen, und ihre gesamte Beziehung war so strukturiert, dass sie die dunklen und beängstigenden Unsicherheiten aussperrten, die sie in ihrer Kindheit bedroht hatten. Schritt für Schritt bewegten sie sich aus ihrem Schneckenhaus heraus und stellten sich dem, was sie jahrelang selbst und beim anderen verfolgt hatte. Sie gingen offener und authentischer miteinander um, sogar mit mir. Diese Offenheit sorgte außerdem dafür – wie bei allen Beziehungen –, dass sie als Individuen belastbarer wurden und auch ihre Ehe mehr aushielt.

Jack begann, allein zu einem Psychoanalytiker zu gehen, was ihm nicht nur dabei half, seine Ängste zu bewältigen, sondern auch dazu führte, dass Jill sich weniger verantwortlich für ihn fühlte und nicht immer sichergehen musste, dass es ihm gut ging. Schließlich verließ ich nach vier Jahren die Klinik, und wir einigten uns darauf, dass dies der richtige Moment war, um ihre Therapie zu beenden. Ich denke, wir hätten noch ewig weitermachen können. Die Art und Weise, wie sie ihr Leben lebten, hatte etwas Zeitloses an sich, und dieses Zeitlose ging auch in die Arbeit mit mir über. Wir begannen, uns miteinander wohlzufühlen, und obwohl sie mir hin und wieder zeigten, dass sie unterschiedliche Menschen mit unterschiedlichen Gedanken sein konnten, war ihre Sehnsucht danach, eine Einheit zu bilden, tief in ihnen verankert. Ich glaube, sie fühlten sich damit am sichersten.

# Als Kristof immer wieder den Frosch küsste

Ich frage mich manchmal, ob wir Menschen überhaupt in der Lage sind, mit all den Gefühlen umzugehen, mit denen uns die Biologie ausgestattet hat. Vor vielen Jahren hatte ich einen wiederkehrenden Albtraum: Ich fahre mit einem Auto, bin jedoch zu klein, um die Pedale mit meinen Füßen zu erreichen. Das Auto rast auf eine Katastrophe zu, während ich mit aller Kraft versuche, die Bremse zu erreichen. Repräsentierte dieser Traum meine Angst davor, nicht dazu in der Lage zu sein, mit meinen eigenen Gefühlen umzugehen? War diese Angst vielleicht ein Überbleibsel meiner Kindheit? Von dieser frühen Erfahrung, als Kleinkind von seinen Gefühlen überwältigt zu werden und sie nicht kontrollieren zu können? Mit den Jahren lernen die meisten von uns, nicht mit dem Fuß aufzustampfen oder sich heulend auf den Boden zu werfen. Allerdings kann die Liebe noch immer Emotionen in uns hervorrufen, die uns nachhaltig verwirren.

Für manche Patient*innen kann es ein Schock sein, wenn sie entdecken, dass sie Gefühle und Wünsche haben, die ihnen zuvor nicht bewusst waren. Weil Gefühle eine so große Macht über uns haben können, finden Menschen viele verschiedene Wege, um sie zu unterdrücken. Manche sublimieren ihre Sehnsüchte in körperliche Aktivitäten. Andere wiederum richten ihre Aufmerksamkeit stattdessen auf ihre Arbeit, ein Computerspiel oder einen packenden Roman. Manchmal äußern sich unterdrückte Gefühle auch in Form von Kopfschmerzen, Rückenschmerzen oder einer mysteriösen Magenverstimmung in unserem Körper. Und natürlich können wir auch andere, ungesunde Wege einschlagen, um Gefühle zu unterdrücken oder mit ihnen umzugehen, zum Beispiel indem wir uns mit Alkohol oder Drogen betäuben.

Es gibt jedoch noch eine Form, mit den eigenen Gefühlen umzugehen, die allgemein kaum bekannt ist. In der psychoanalytischen Theorie wird sie als »Projektion« bezeichnet. Projektion ist ein mentaler Prozess, bei dem wir jemand anderem etwas zuschreiben, das wir bei uns selbst ablehnen oder verleugnen. Ein typisches Beispiel für eine Projektion, die die meisten von uns schon einmal angewendet haben, ist, dass wir uns für ein Gefühl schämen – zum Beispiel Gier oder Aggression – und diese Scham ablegen, indem wir die gleiche Eigenschaft bei anderen identifizieren.

Projektion kann auch dazu beitragen, das Unerklärliche zu erklären, nämlich, wie und warum Menschen fähig zu massivem Hass auf andere Menschen und sogar zum Genozid sind. Leider haben wir schon viele Situationen erlebt, in denen eine Gruppe eine andere zunächst dämonisiert und ihr negative Charakterzüge wie Unehrlichkeit oder Gier zuschreibt, und sie dann wegen dieser Eigenschaften voller Hass angreift, manchmal bis zum Mord. Die eine Gruppe ist »rein«, während die andere all diese geschmähten Eigenschaften besitzt.

Auf weniger dramatische Weise erlebe ich Projektion häufig in meiner Praxis. Ein Patient, der zu mir kam, weil er mit Lethargie und Depressionen zu kämpfen hatte, erzählte mir mal zu Beginn einer Sitzung, er habe seinen pubertierenden Sohn getadelt, da dieser das gesamte Wochenende damit verbracht hatte, Computerspiele zu spielen und auf sein Handy zu starren. Der Patient beschwerte sich, er habe seinem Sohn eine Gitarre gekauft und die Unterrichtsstunden bezahlt, doch dieser habe nie geübt, auch nicht für die Schule gelernt oder etwas Sinnvolles getan. Recht schnell entdeckten wir, dass er seinen Sohn genau für die Dinge rügte, die ihm bei sich selbst große Sorgen machten, nämlich *sein* Problem damit, produktiv und proaktiv zu sein. Er hatte die Therapie begonnen, weil er sich als Versager fühlte und glaubte, sein Potenzial nicht ausgeschöpft zu haben. Gemeinsam fanden wir heraus, dass er sich von diesen Gefühlen distanziert hatte, indem er seinen Jungen beschuldigte, faul und planlos zu sein. Als ihm diese Erkenntnis dämmerte, reduzierte sich der Ärger auf seinen Sohn, und ihre Beziehung besserte sich.

Es gibt auch eine spezifischere Form von Projektion, die häufig zwischen Intimpartner*innen auftritt und als »projektive Identifikation« bezeichnet wird. Bei diesem Vorgang projizieren wir eine Eigenschaft, die wir an uns selbst nicht mögen, auf unsere Partner*innen, die sie uns abnehmen, meist kommentarlos und ohne es überhaupt zu bemerken. Sind wir zum Beispiel in einer Familie aufgewachsen, in der Verletzlichkeit als schambehaftet und »schwach« wahrgenommen wurde, können wir diese Scham ablegen, indem wir unsere Verletzlichkeit auf unsere Partner*in projizieren und diese dann so behandeln, als sei sie sehr fragil. Das Wunderbare daran ist: Wenn unsere Partner*in sich nicht allzu sehr an unserer Verletzlichkeit stört oder sich für sie schämt (vielleicht ist sie in einer Familie aufgewachsen, in der es vollkommen in Ordnung war, sich hin und wieder etwas bedürftig zu fühlen), kann das dazu führen, dass wir mit der Zeit immer weniger Angst davor haben, »schwach« zu sein. Wir haben emotional etwas von unserer Partner*in gelernt – nämlich dass die Eigenschaft, für die wir uns geschämt haben, eigentlich gar nicht so schlimm ist. Auf diese Weise können wir damit anfangen, Eigenschaften von uns anzuerkennen und zu mögen, die wir zuvor verleugnet haben. Und natürlich führt das zu psychischem Wachstum und persönlicher Weiterentwicklung. Das ist ein wunderbarer kreativer Aspekt von Beziehungen – in einer liebevollen Partnerschaft lernen wir dazu und reifen emotional.

Manchmal wird die projizierte Charaktereigenschaft viele Jahre lang von einem Partner »getragen«. Zum Beispiel, wenn eine Person (meist die Frau) sich viele Sorgen macht, während die andere

Person (meist der Mann) unbesorgt bleibt. Fühlen sich Frauen womöglich weniger unwohl mit diesem Gefühl der Besorgnis? Und bevorzugen Männer vielleicht eher ein Selbstbild, das gelassen, stoisch und ruhig ist? Die Frau sorgt sich um die Kinder, den feuchten Fleck im Schlafzimmer und die Gesundheit ihrer Mutter, während der Mann davon ungerührt scheint. Partner*innen teilen sich Gefühle häufig auf, indem eine Person das schwierige Gefühl stellvertretend für das Paar aushält. Allerdings haben mich die vielen Jahre als Paartherapeutin gelehrt, dass die größten Ängste nur dem Anschein nach von einem Partner gefühlt werden und meist geteilte Ängste sind.

Julian und Kristof waren seit mehr als zehn Jahren ein Paar und wirkten bei unserem ersten Treffen sehr bezaubernd. Sie erzählten mir, sie bräuchten meine Hilfe, da sie sich nicht darüber einig seien, ob sie Kinder bekommen sollten oder nicht.

Kristof war sehr gut angezogen, allerdings wirkte sein Kleidungsstil fast zu jung für ihn. Er befand sich in seinen Vierzigern und machte einen fitten Eindruck, jedoch sah er abgekämpft aus und seine Haut recht ledrig, so als hätte sie zu viel Sonne abbekommen. Wenn er gelegentlich lächelte oder lachte, leuchtete sein Gesicht, und er sah plötzlich aus wie ein kleiner Junge. Diese jungenhaften Züge lösten bei mir ein mütterliches Gefühl aus, was darauf hindeutete, dass er jemand war, der sehr viel Liebe und Fürsorge brauchte.

Julian, obwohl er acht Jahre jünger war als Kristof, wirkte sehr viel nüchterner und zurückhaltender, und sein Gesicht war glatt und ausdruckslos. Er trug in den Sitzungen stets einen marineblauen Anzug und polierte Budapester und sagte selten etwas, ohne vorher etwas gefragt worden zu sein.

In den ersten Sitzungen stellten sie fest, was der Kern ihres Problems zu sein schien: nämlich, dass alle Gefühle und Sehnsüchte in ihrer Beziehung von Kristof ausgingen. Er war derjenige, der Kinder wollte, derjenige, der mehr Sex wollte, und derjenige, der in den Urlaub fahren und ein neues Sofa kaufen wollte. Egal, worüber sie sprachen – Elternschaft oder Umzug in ein neues Haus –, Kristof übernahm stets die Gesprächsführung, und Julian fügte sich oder leistete passiven Widerstand. Es wirkte, als hätte Julian keine eigenen Wünsche oder Sehnsüchte und bemühte sich so gut es ging, unsichtbar zu bleiben.

Für mich als Therapeutin war das sehr frustrierend. Wenn ich Kristof meine Gedanken mitteilte und Verständnis dafür zeigte, was zwischen ihnen passierte, hörte er aufmerksam zu und schien meine Worte aufzunehmen. Andere Male formulierte er meine Gedanken um und machte sie zu seinen eigenen. Obwohl das sicherlich auch daran lag, dass er zunächst nicht mit meinem Gedankengang einverstanden war, tat er dies, um einen kreativen Austausch zu initiieren. Kurz gesagt, er schien sich von mir helfen zu lassen.

Julian reagierte ganz anders. Wenn ich ihm gegenüber Verständnis zeigte und hoffte, sein Herz zu erreichen, schien er es von seiner Brust und seinem Körper abprallen zu lassen. Ich glaube nicht, dass er meine Überlegungen ablehnte – er setzte sich nur nicht mit ihnen auseinander. Es war zum Verzweifeln. Ich versuchte immer wieder, Julian näherzukommen, doch er schien unzugänglich zu sein. Obwohl er immer höflich war und aufrichtig zuhörte, wirkte es so, als hätte er keine emotionalen Erkenntnisse oder Meinungen zu ihren Problemen. Das war Kristofs Domäne. Julian sagte, es ginge ihm gut, alles sei gut. Und es schien, als hätte dieses Paar akzeptiert, dass Kristof derjenige war, der aufgebracht, besorgt oder bedürftig war. Manchmal hörte ich Kristof eine gesamte Sitzung lang dabei zu, wie er sich beschwerte und recht verzweifelt an Julian appellierte, worauf Julian nicht offen aggressiv reagierte, sondern einfach nur stumm und so gut wie unberührt dasaß.

Meine Erfahrungen hatten mich gelehrt, dass solche Situationen, die so polarisiert erscheinen, mit großer Wahrscheinlichkeit auf ein gemeinsames Problem hindeuten. Was könnte der Grund dafür sein, dass sie ihre Beziehung auf diese Weise gestaltet haben? Eine ganze Weile lang konnte ich einfach nicht verstehen, was sie so stark zusammenhielt. Ich fand es allerdings sehr interessant, dass Julian, der zwar sehr entgegenkommend wirkte, in den Sitzungen jedoch gefügig blieb, beruflich mit Abstand erfolgreicher war. Er hatte in seinen Zwanzigern ein IT-Unternehmen gegründet und beschäftigte nun fast 100 Leute. Ich konnte mir nur schwer vorstellen, dass dieser Mann, der so farblos auf meiner grauen Couch saß, die Tatkraft und den Antrieb besessen hatte, ein so erfolgreiches Unternehmen aufzubauen. Allmählich fiel mir auch auf, dass er, wann immer wir über seine Arbeit sprachen (was nur hin und wieder der Fall war), sehr viel lebhafter wurde. Ich kommentierte mehr als einmal, dass Julians Leidenschaft und Ehrgeiz seiner Arbeit vorbehalten zu sein schienen, während die Leidenschaft und der Ehrgeiz für die Beziehung bei Kristof lagen.

Interessanterweise wurde Kristof immer recht still, wenn Julian über seine Arbeit sprach. Doch dann nahmen die Gespräche meist ihren gewöhnlichen Verlauf und kamen zurück auf Kristofs Entbehrungen und Sehnsüchte. Nichts schien sich zu verändern, was natürlich dazu führte, dass ich genauso frustriert war wie Kristof.

In der psychoanalytischen Therapie ist die Frage nach dem »Fortschritt« einer Behandlung kompliziert. Bei der kognitiven Verhaltenstherapie (KVT) setzt man sich meist eine sogenannte »Symptomreduktion« zum Ziel. Wenn zum Beispiel ein Patient mit einer Depression in die Therapie kommt, ist die Behandlung in dem Moment abgeschlossen, in dem die Depression abgeklungen ist. In anderen Therapieformen einigen sich Patient*innen und

Therapeut*innen auf die »Ziele« der Behandlung und vereinbaren eine Reihe von Sitzungsterminen, um diese Ziele zu erreichen. Eine Psychoanalyse funktioniert ganz anders, weshalb sie von manchen auch kritisch betrachtet wird. Doch das Aufregende an dieser Arbeitsweise ist zu erleben, wie sich etwas offenbart, wichtige Zusammenhänge gefunden werden und der klaffende Abgrund zwischen Gefühl und dessen Verständnis zeitweise überbrückt wird. Wenn Gefühle und Gedanken zusammenfinden, kann das Menschen wirklich dabei helfen, sich in der eigenen Haut wohlzufühlen und das Gefühl zu haben, vollständig zu sein. Viele Menschen, die zu mir kommen, haben in Wirklichkeit viele Ängste, obwohl sie diese nicht bewusst wahrnehmen. Zu verstehen, wovor sie Angst haben, ihrer Angst ins Auge zu sehen und ihre Ursprünge zu identifizieren, ist lebensbejahend und erweitert unseren Horizont. Es bringt uns der eigenen emotionalen Wahrheit näher und fördert die psychische Entwicklung.

Eine Paartherapie unterscheidet sich jedoch auf gewisse Weise von einer psychoanalytischen Einzeltherapie, denn Paare kommen häufig mit spezifischeren Anliegen zu mir. Sie wollen nicht mehr streiten, sie wollen Sex haben, und sie wollen sich darüber einigen, wo sie leben oder wie sie ihre Kinder erziehen. Sie kommen, weil sie hoffen, dadurch glücklicher oder zufriedener zu werden. Oder sie kommen, weil sie sich nicht entscheiden können, ob sie zusammenbleiben oder sich trennen wollen. Sie lernen zwar sehr viel über sich selbst (manchmal sehr viel mehr als in einer Einzeltherapie), aber in der Regel wollen sie etwas klären, und nachdem sie die Therapie beendet haben, schließen sie die Schlafzimmertür wieder hinter sich.

Und was will ich als Therapeutin? Mir wurde beigebracht, sehr wenig zu wollen. Der einflussreiche britische Psychoanalytiker Wilfred Bion warnte Psychoanalytiker*innen vor ihren »Wünschen«.

Die Aufgabe eines Analytikers bestehe nicht darin, sich ein bestimmtes Ergebnis für einen Patienten oder sogar für eine Sitzung zu wünschen. Die Aufgabe eines Analytikers sei es, so Bion, aufrichtig anwesend zu sein, und zwar ohne vorgefasste Gedanken oder Erwartungen. Um die Wahrheit einer Person ans Licht zu bringen, müsse der Psychoanalytiker vollkommen verfügbar sein, ohne den ganzen Ballast seiner früheren Erfahrungen oder seines Vorwissens. »Der Psychoanalytiker sollte bestrebt sein, einen Bewusstseinszustand zu erreichen, in dem er in jeder Sitzung das Gefühl hat, den Patienten noch nie zuvor gesehen zu haben.«[1]

Diese Denkweise hat mir (einer ungeduldigen Person) dabei geholfen, geduldiger zu werden. Außerdem bin ich mir darüber im Klaren, dass die Entwicklung eines Patienten ihre Zeit braucht, und obwohl ich diese emotionale Entwicklung durch meine Präsenz, mein Interesse und meine Neugierde fördere, kann ich sie nicht erzwingen.

Trotz meiner Ausbildung muss ich jedoch gestehen, dass mich dieser Fall an den Rand der Verzweiflung brachte. Kristof bereitete mir weniger Schwierigkeiten als Julian, doch als die Monate vergingen und sich an seinen ständigen Klagen nichts änderte, begann auch er, mich zu frustrieren.

Es lagen bereits 14 Monate Therapie hinter uns, als etwas geschah. Julians und Kristofs wöchentliche Sitzungen fanden am späten Donnerstagabend statt. Sie waren meine letzten Patient*innen in der Woche, was nicht gerade dazu beitrug, dass ich meinen Frust besser wegstecken konnte! Doch eines Dienstagabends war ich dabei,

---

1 Bion, Wilfred (2002), »Anmerkungen zu Erinnerung und Wunsch«, in: Bott-Spillius Elizabeth (Hrsg.), *Melanie Klein Heute. Entwicklungen in Theorie und Praxis*, Bd. 2, 3. Aufl., Stuttgart 2019, S. 24.

meine Sachen zu packen, als es um 18:30 Uhr an der Tür klingelte. Das erschien mir seltsam, denn ich erwartete niemanden mehr.

Ich hob den Hörer der Gegensprechanlage ab und hörte die fröhliche Stimme von Kristof, der wie immer sagte: »Hi, hier ist Kristof, wir sind daaa!«

Einen Moment lang war ich sehr verwirrt. Welcher Tag war heute? Wie spät war es? Ohne darüber nachzudenken, sprach ich diese Fragen laut in den Hörer hinein. Am Ende der Leitung hörte ich, wie jemand laut ausatmete, dann hörte ich Kristof zu Julian sagen: »Wir haben uns im Tag geirrt.«

»Ach herrje. Ja, das habt ihr wohl«, antwortete ich.

Wir beendeten rasch diese seltsame Konversation, wobei sie nervös lachten und sagten, dass sie mich dann am Donnerstag sehen würden. Ich wartete kurz in meiner Praxis, um ihnen die Zeit zu geben, sich auf den Weg zu machen, bevor ich nach Hause ging, und grübelte über dieses Ereignis nach.

Zwei Tage später, am Donnerstag, wartete ich mit einer gewissen Spannung auf Julian und Kristof. Ich stellte mir vor, dass Julian sich für ihren Fehler schämen, dies aber nicht zeigen würde, wohingegen Kristof ausschweifend beteuern würde, »wie unangenehm« ihm der ganze Vorfall doch sei.

Sie ließen mich eine ganze Weile warten, und ich überlegte, ob sie vielleicht nicht kommen würden. Doch dann, mit zwölf Minuten Verspätung, ertönte die Klingel, und sie betraten hastig mein Behandlungszimmer.

»Ach, du meine Güte«, stieß Kristof atemlos aus, »was waren wir nur für Idioten!« Dann ging er dazu über zu erklären, dass ihm Julian an jenem Nachmittag geschrieben habe, dass er vor dem Kaufhaus John Lewis auf ihn wartete, was normalerweise ihr Treffpunkt sei, bevor sie zu Fuß zu mir gingen. Kristof, der an diesem Tag nicht auf der Arbeit gewesen sei, habe das Haus verlassen, sei in die U-Bahn gestiegen und habe Julian getroffen, ohne darüber nachzudenken, welcher Tag es sei. All dies wurde mit großer Heiterkeit und ausladenden Gesten erzählt. Und während sich Kristof weiter aufspielte, begann er allerdings auch nach und nach, Julian die Schuld zu geben und ihn bloßzustellen.

»Die Sache ist die … Julian kann es gar nicht abwarten, zu Ihnen zu kommen, Susanna! Jede Woche fragt er mich, ob wir am Donnerstag zu Ihnen gehen, obwohl er es schon längst in seinen Terminkalender eingetragen hat! Ich weiß nicht, wieso, aber er spricht die ganze Zeit von Ihnen! Ist es nicht so, Liebling?«, fragte er grinsend.

Wie Sie sich vorstellen können, überraschte mich diese Information sehr. Bei Julian, der jede Woche so passiv dasaß, hatte absolut gar nichts darauf hingedeutet, dass er der Therapie in irgendeiner Form zugeneigt war – und erst recht nicht mir. Er vermittelte mir das Gefühl, dass er aus einem Pflichtgefühl heraus zur Therapie kam, nicht aus Begeisterung. Ich fragte mich auch, warum Kristof ihn auf diese Weise bloßstellte. Es war recht fies und ließ mich darüber nachdenken, welches Gefühl er in diesem Moment versuchte, aus ihm »heraus« und »auf« Julian zu projizieren. Scham? Bedürftigkeit? Ein Gefühl der Demütigung?

Ich fragte: »Ist es Ihnen beiden vielleicht etwas unangenehm, dass Sie zwei Tage zu früh gekommen sind? Schämen Sie sich dafür, einen solchen Fehler gemacht zu haben? Und glauben Sie vielleicht, das verrät, wie viel Ihnen an mir und dieser Therapie liegt, wodurch Sie sich wiederum sehr verletzlich fühlen?«

Beide machten ein ernstes Gesicht, nickten und sprachen zögerlich davon, wie wichtig ihnen die Sitzungen seien und wie sehr sie sich immer auf sie freuen würden.

»Wir wären nicht mehr zusammen, wenn wir nicht zu Ihnen kommen würden«, sagte Julian, bevor er für ihn untypisch hinzufügte: »Kristof hätte mich längst verlassen.«

Ein Abgrund des Schweigens tat sich zwischen ihnen auf. Kristof, der verwirrt und missmutig wirkte, erwiderte: »Ich weiß nicht, warum du denkst, ich hätte dich verlassen … Es ist sehr viel wahrscheinlicher, dass du mich verlassen hättest.«

Diese neue Entwicklung fand ich interessant, denn es wurde nun deutlicher, dass beide befürchteten, der andere würde die Beziehung beenden. Kristof hatte diese Angst mit Sicherheit schon vorher formuliert, Julian nicht. Verschob sich da etwas?

Im Laufe der nächsten Wochen schienen sie sich in jeder Sitzung mehr und mehr zu öffnen. Während wir zuvor stets um dieselben Probleme gekreist waren, eröffneten sich nun langsam neue Gesprächswege. Kurz vor der Osterpause erinnerte ich sie zu Beginn unserer Sitzung daran, dass ich zwei Wochen weg sein würde. Beide wirkten bedrückt und nickten. Julian tippte geschäftsmäßig auf sein Smartphone und sagte: »Ja, ist eingetragen.« Dann sagte eine Weile lang keiner der beiden etwas.

Ich fragte: »Ist es für Sie sehr beunruhigend, gerade jetzt eine Pause einzulegen?«

Kristof ignorierte meine Bemerkung und sagte zu Julian: »Ich denke, wir sollten mit Susanna darüber reden, was du am Samstag gesagt hast.«

Julian wand sich vor Unbehagen und starrte zu Kristof. »Nur zu«, antwortete er.

Daraufhin begann Kristof, ihr Gespräch wiederzugeben. Sie hatten am Wochenende ernsthaft darüber gesprochen, sich zu trennen, weil Julian beschlossen hatte, keine Kinder mehr haben zu wollen. Gar nie. Er wolle nicht, dass sich etwas zwischen ihnen ändere. Er sei der Auffassung, Kristof wäre nicht in der Lage, die Bedürfnisse eines Kindes zu erfüllen, und er glaube nicht, das ganze Prozedere bei einer Leihmuttersuche oder einer Adoption durchstehen zu können. Er wolle es nicht. Weder jetzt noch später. Nach einer kurzen Pause schloss Kristof seinen Bericht ab, indem er sagte: »Wenn das Thema Kinder vom Tisch ist, dann, sagte ich ihm, können wir nicht so weitermachen. Wir wollen einfach nicht dasselbe und haben keine Zukunft.«

Eine düstere Stimmung machte sich breit. Julian saß kerzengerade da, starrte in die Ferne und mied meinen Blick. Mit verschränkten Armen und hängenden Schultern sah Kristof abwechselnd zu mir und zu seinem Partner.

Für den Rest der Sitzung versuchte ich, dass sie einen besseren Zugang zu ihrer Traurigkeit fanden. Ich sprach darüber, wie verzweifelt diese Situation sich wahrscheinlich für sie anfühlte, und versuchte, ihre Gefühle angesichts ihrer scheinbar unüberbrückbaren Differenzen zu ergründen. Sie reagierten nicht richtig darauf und blieben in ihren Blasen der Wut. Ich war besorgt. Würden sie sich derart überstürzt trennen? Plötzlich wirkte ihre Beziehung, die bisher so festgefahren war, sehr gefährdet.

Diese Unsicherheit ist oft eine Begleiterscheinung von Veränderungen. Während manche Paare stetig Fortschritte machen, andere hingegen gar keine, ist der Prozess, bei dem sich die Dinge dauerhaft ändern, häufig mit einer gewissen Gefahr verbunden. Diese Gefahr kann zu einer Trennung oder sogar einem Zusammenbruch führen. Sich zu öffnen und wieder Zugang zu Gefühlen zu finden, die lange unterdrückt wurden, kann gefährlich sein und macht es daher erforderlich, dass Therapeut*innen die Patient*innen behutsam durch diese Phase der Instabilität und Transformation »tragen«. Standen Kristof und Julian kurz vor einem Bruch – oder einem Durchbruch?

Ich erklärte ihnen in allgemeinen Worten, dass es eines der schädlichsten Dinge für eine Beziehung sei, mit Trennung zu drohen. Diese Drohungen verstärken die Angst, verlassen zu werden, und untergraben das grundlegende Gefühl von Sicherheit und das Vertrauen in den Partner. Ich fragte mich, ob sie wirklich verstanden, was für ein großer Schritt das war, und schlug vor, in der nächsten Sitzung ausführlicher darüber zu sprechen, bevor sie eine Entscheidung trafen. Beide stimmten mir zu.

Drei Tage später erhielt ich eine Nachricht von Julian, in der er mir mitteilte, Kristof sei ausgezogen, und mich so schnell wie möglich um einen Termin bat. Diese Anfrage schien solch ein Durchbruch für Julian zu sein, dass ich mich damit einverstanden erklärte, ihn am darauffolgenden Tag zu sehen. Als er schließlich in meiner Praxis erschien, fiel mir auf, wie verstört und geschockt er war. Kerzengerade und steif saß er auf meinem Sofa und rekapitulierte mechanisch und mit weit aufgerissenen, glasigen Augen, was genau dazu geführt hatte, dass Kristof gegangen war.

»Kristof ist bei Francine, wissen Sie, seiner Schwester …«, er verstummte, und wir saßen eine Weile schweigend da. Irgendwann bat ich ihn, mir mehr davon zu erzählen, was nach der letzten Sitzung geschehen war, und er erzählte mir akribisch, wie Kristof wütend geworden sei und er nun begriffen habe, dass er seine Zeit verschwendet habe. Dann zuckte Julian mit den Achseln und wartete auf eine weitere Frage meinerseits. Er wirkte ungerührt, wie immer, obwohl es so aussah, als hätte er gerade den Partner verloren, mit dem er acht Jahre lang zusammen gewesen war.

»Sind Sie sich sehr sicher, dass Sie keine Kinder wollen?«, fragte ich ihn.

Wie immer, wenn ich ihm eine Frage stellte, wand er sich. »Ich weiß es nicht. Nicht wirklich. Ich habe einfach das Gefühl, dass es nicht passieren wird. Ich denke, es hat einfach zu wenig Aussicht auf Erfolg. Ich sehe nicht, wie wir das Ganze durchziehen können. Und, um ehrlich zu sein, glaube ich nicht, dass Kristof dafür bereit ist. Ich finde einfach nicht, dass wir gut genug aufgestellt sind, um so etwas zu tun. Wie können wir über eine Trennung und gleichzeitig über Kinder sprechen? Das ist doch lächerlich.«

Während er nach Worten suchte, kam mir plötzlich der Gedanke, dass diese verworrenen Gefühle vielleicht etwas mit ihrer Homosexualität zu tun haben könnten, und ich fragte mich, ob ich einen Weg finden könnte, das mit ihm zu erforschen.

»Julian, glauben Sie eigentlich, dass Kristof und Sie gute Eltern wären?«, fragte ich ihn vorsichtig.

»Da bin ich mir ehrlich gesagt nicht sicher«, antwortete Julian.

»Warum nicht?«

»Aus vielen Gründen. Bin mir nicht sicher, ob wir beide … dafür geeignet sind.«

»Ob Sie dafür geeignet sind? Weil Sie homosexuell sind?«

Julian zuckte mit den Achseln und schien nicht zu wissen, was er darauf antworten sollte. »Vielleicht.«

»Denkt vielleicht ein Teil von Ihnen, dass ein homosexuelles Paar keine Familie haben kann? Oder gute Eltern sein können?«

»Meine Eltern denken das sicherlich!«, antwortete Julian plötzlich ganz lebhaft. »Sie wären entsetzt …«

Dann begann er, über seine Familie zu sprechen und wie sehr sie gegen Nachwuchs wäre. Sie könnten ihm und Kristof kaum in die Augen sehen, und er könne sich nicht vorstellen, was sie tun würden, wenn er ein Kind bekäme.

»Kristof versteht meine Familie einfach nicht. Seine Schwestern und seine Mutter sind so anders als meine, nicht …«

»Homophob?«, ergänzte ich.

»Ja, wahrscheinlich«, sagte Julian schal. »Kristof versteht nicht, dass die Dinge kompliziert sind. Er will einfach, was er will, und regt sich auf, wenn ich es ihm nicht immer geben kann.«

»Sie beschreiben, wie wütend und aufgebracht Kristof ist, und mir fällt auf, wie ungerührt *Sie* dabei wirken«, bemerkte ich. Er sah mich lange und intensiv an, als versuchte er, wie ein Kind in einem Starrwettbewerb zu gewinnen. »Ich frage mich, wie Ihre Gefühle sind, Julian? Sie scheinen keine Wut oder Traurigkeit zu empfinden, obwohl Kristof Sie verlassen hat.«

An diesem Punkt schien er aufzugeben. Er senkte den Kopf und fing an zu weinen. Ich spürte eine Welle des Mitgefühls – ein Gefühl, das Julian selten in mir hervorrief – und sprach mit ihm darüber, wie schwer es ihm fiel, seine Trauer zuzulassen. Abrupt hörte er auf zu weinen und sagte verbittert und wütend: »Was für einen verdammten Sinn hat es schon zu weinen? Das wird ihn auch nicht zurückbringen.«

»Vielleicht schon«, sagte ich. »Ich denke, Kristof wäre geschockt, wenn er Sie so verzweifelt sehen würde. Sie haben ihm oder mir diese Gefühle noch nie zuvor gezeigt, oder?«

Er nickte und fing an, zaghaft davon zu sprechen, wie wichtig ihm Kristof in Wirklichkeit sei, aber dass er es so sehr hasse, sich so zu fühlen. Er habe das Gefühl, von Kristof in eine Falle gelockt worden zu sein, der versuche, ihn immer noch tiefer in die Falle tappen zu lassen.

»Was ist das Ihrem Gefühl nach für eine Falle?«, fragte ich. »Könnte es sein, dass Sie Angst davor haben, fallen gelassen zu werden, wenn Sie zugeben würden, dass Sie ihn und ein Leben mit ihm wollen? Wenn Sie sich sagen, dass er Ihnen egal ist, können Sie auch die Illusion aufrechterhalten, nicht verletzt werden zu können, nicht wahr? Ich frage mich, Julian, was in Ihrer Kindheit passiert ist, das es Ihnen so schwer macht zu zeigen, dass Sie andere Menschen brauchen?«

Ich hoffte, er würde sich nun bezüglich seiner Kindheit etwas mehr öffnen, und während ich wartete, beobachtete ich ihn. Er hatte mir so wenig erzählt und auf solch nüchterne Weise, dass ich nach wie vor kein richtiges Bild von seiner Familie hatte. Wenn sich zwischen ihm und Kristof etwas verändern sollte, musste etwas in ihm aufbrechen. Wir mussten besser verstehen, warum er Angst davor hatte, seine Gefühle zu zeigen, und warum es so schwer für ihn war, einen Zugang zu seinen Bedürfnissen zu finden.

Julian wirkte nachdenklich. »Wussten Sie, dass ich mit sieben auf ein Internat kam?«

»Mit sieben Jahren? Nein, ich wusste nicht, dass Sie damals so jung gewesen sind. Ich dachte, Sie seien erst später auf das Internat gekommen. Wissen Sie, warum Sie so früh dorthin geschickt wurden?«

Er schüttelte den Kopf. »Ich erinnere mich nicht. Aber meine Mutter, wissen Sie, war nicht sehr liebevoll. Sie sagt immer, ich sei sehr anhänglich gewesen. Ich glaube, sie konnte es nicht ertragen.«

Mir fiel auf, dass er das Wort »es« benutzte, und fragte mich, ob er eigentlich »mich« meinte.

Julian erzählte mir, seine Mutter habe immer versprochen, hochzukommen und ihm einen Gutenachtkuss zu geben, wenn er selbstständig ins Bett ging. Er habe dann immer auf dem Treppenabsatz gesessen und gewartet und gewartet. Manchmal, wenn er es nicht länger ausgehalten habe, sei er zu ihr nach unten gegangen, dann habe sein Vater ihn ausgelacht, wieder hoch in sein Zimmer gebracht und ihm den Hintern versohlt, weil er das Bett verlassen hatte.

Ich stellte mir den kleinen Julian vor, der solche Sehnsucht nach seiner Mutter gehabt hatte. Ich spürte, wie sich meine Augen mit Tränen füllten. Wie hatten ihn seine Eltern nur so schrecklich vernachlässigen können? Wie hatte sein Vater ihn für sein Bedürfnis nach Aufmerksamkeit nur so verspotten können? Interessanterweise wühlte mich diese Geschichte sehr auf, im Gegensatz zu Julian, der sie ganz nüchtern erzählt hatte, so als würde es sich um jemand anderen handeln.

»Julian, auf mich wirkt es so, als würden Sie keinen Zugang zu diesem kleinen Jungen finden, den Sie beschreiben, und als hätten Sie den Kontakt zu einem Teil von Ihnen verloren. Ich glaube, Sie gehen Ihren Gefühlen aus dem Weg – Kristof zu wollen, zu begehren und zu brauchen, ist einfach zu gefährlich. Leidenschaftliche, liebevolle Gefühle für ihn zu haben, ist irgendwie … beschämend.«

Er erzählte mir dann von mehreren demütigenden Erlebnissen in seiner Kindheit, doch am bezeichnendsten war, dass er sich jedes Mal, wenn sein Vater ihm den Hintern versohlt hatte – was oft vorkam –, eingenässt hatte und sein Vater noch wütender geworden war und zu Julian gesagt hatte, wie erbärmlich und ekelhaft er doch sei.

Im Laufe der Sitzung begann Julian allmählich, diese Unfähigkeit, seine Gefühle für Kristof in Worte zu fassen, mit seinen Kindheitserfahrungen in Verbindung zu setzen. Er sagte, dass er nur eines gewusst habe, und zwar, niemals von jemandem abhängig sein zu wollen.

Als Julian gegangen war, schrieb ich an beide eine E-Mail. Ich ließ sie wissen, wie leid es mir tat, dass sie es gerade so schwer hatten, und teilte Kristof mit, dass Julian zu einer Einzelsitzung gekommen sei. Schließlich ermutigte ich beide, unseren nächsten gemeinsamen Termin wahrzunehmen. Ich fühlte mich schlecht, weil ich ihnen nicht dabei hatte helfen können, diese Krise zu meistern. Es war aber gut möglich, dass Julian und Kristof, die so lange im gleichen Trott festgesteckt hatten, nun am Anfang einer großen Veränderung standen. Ob diese Veränderung ihre Beziehung retten oder zum Kentern bringen würde, ließ sich zu diesem Zeitpunkt noch nicht sagen.

Ich war in der Woche sehr beschäftigt. Zusätzlich zu meinen üblichen Therapiesitzungen schrieb ich an einer Buchkritik und musste noch eine Reihe von anderen Terminen wahrnehmen.

Gelegentlich kamen mir Julian und Kristof in den Sinn, allerdings war ich mir, als der Donnerstagabend näher rückte, immer noch nicht sicher, ob sie kommen würden. Um 18:30 Uhr fühlte ich mich plötzlich von einer großen Woge der Enttäuschung erfasst. Würde unsere gemeinsame Arbeit so enden? Ich fühlte mich sitzen gelassen und verwirrt. Dieses Paar, das so aneinander hing, würde doch sicherlich versuchen, seine Probleme zu lösen?

Mit jeder verstreichenden Minute schwand meine Hoffnung. Ich warf einen Blick auf mein Handy – keine Nachrichten. Ich überlegte, eine E-Mail zu schreiben, und hatte gerade »Lieber Julian, lieber Kristof« getippt, als es an der Tür klingelte.

Zum ersten Mal seit dem Beginn ihrer Therapie betrat zuerst Julian den Raum – aschfahl, aber hellwach. Danach kam Kristof herein, dem der übliche Elan fehlte. Er schleppte sich eher widerwillig herein und blickte dabei auf den Boden, so als würde er gerade das Büro des Schuldirektors betreten. Untypischerweise ergriff Julian als Erster das Wort. Er entschuldigte sich für die Verspätung und begann dann, die neuesten Entwicklungen dokumentarisch zu schildern.

»Also, ich habe getan, was Sie vorgeschlagen haben. Wir haben uns gestern Abend getroffen, und ich habe Kristof gesagt, wie viel er mir bedeutet und wie sehr ich mir wünschen würde, dass es zwischen uns funktioniert. Genau so, wie Sie es gesagt haben.«

Es war unmöglich, nicht zu erkennen, dass Julian es nicht schaffte, sich den Wunsch, Kristof zurückzugewinnen, zu eigen zu machen. Stattdessen verpackte er es so, dass es wirkte, als folgte er lediglich meinen Anweisungen wie ein braver Junge. Nachdem er seinen spröden Bericht abgeliefert hatte, verstummte Julian und wartete wie immer darauf, dass jemand anders die Zügel ergriff.

Kristof blieb unberührt und wirkte fast missmutig, also kommentierte ich, dass er den Eindruck mache, nur widerwillig gekommen zu sein. Er gab zu, dass er nur deshalb gekommen sei, weil er wusste, wie sehr ich versuchte, ihnen zu helfen, und er habe mich nicht enttäuschen wollen.

Die Lage erschien hoffnungslos, und ich versank in meinen eigenen Gedanken, während ein bedrückendes Schweigen eintrat. Nach einer Weile blickte ich hoch und sah Julians gequälten Gesichtsausdruck. Auf seiner Stirn glänzten Schweißperlen, und er warf einen nervösen Blick zu Kristof hinüber, der mit verschlossener Miene auf den Boden starrte. Unsere Augen trafen sich, aber anstatt auf meinen Blick zu reagieren, wendete er sich an Kristof.

»Komm bitte nach Hause, Kristof. Warum musstest du gehen? Susanna glaubt nicht, dass du das musst.«

Kristof blieb teilnahmslos und antwortete nur sehr sarkastisch: »Dann lass mich es kurz für dich zusammenfassen: Wir werden uns trennen, weil du keine Kinder willst. Du willst keinen Sex. Du willst nicht umziehen. Du willst nicht in den Urlaub fahren, und du willst nie über irgendwas reden!«

Julian kämpfte mit den Tränen. »Sie scheinen sich da sehr sicher zu sein, Kristof«, bemerkte ich. »Und trotzdem denke ich, dass Julian versucht, Ihnen etwas anderes zu sagen.«

Julian fiel mir ins Wort. »Es ist nicht so, dass ich das alles nicht will. Es ist nicht so, dass ich dich nicht liebe. Das tue ich. Ich weiß einfach nur nicht, ob wir dieses ganze Prozedere durchhalten … bis zum Schluss … und ob du mich am Ende nicht so oder so verlässt.«

Kristof zuckte abfällig mit den Schultern.

»Ich bin mir einfach nicht sicher, ob du mich dann nicht doch verlässt«, wiederholte Julian. »Was ist, wenn es nicht klappt? Ein Baby ist so anstrengend. Ich weiß nicht, ob wir so viel … du weißt schon … Energie haben.«

»Wie bitte? Ich habe die Energie. Ich gebe immer alles, das zeigt schon allein, wie geduldig ich mit dir war und wie lange ich es mit dir und deinem ganzen Rumgemurkse ausgehalten habe!«

»Aber ich habe dir doch gerade gesagt, wie sehr ich dich liebe.«

»Ja, genau, weil Susanna es dir gesagt hat.«

»Nein, ich meine es auch so. Ich habe einfach nur Angst davor, dass wir das mit dem Kind nicht hinkriegen. Es ist eine große Verantwortung. Und finanziell muss ich das alles allein schultern. Und ich habe Angst, dass ich mich nicht so um ein Kind kümmern kann, wie du es von mir erwartest.« Er hielt inne. »Und, dass du den Bedürfnissen des Kindes vielleicht nicht gerecht werden kannst.«

Ich fragte Julian, ob sein mangelndes Vertrauen vielleicht etwas mit den Gefühlen zu tun haben könnte, die er als kleiner Junge gehabt hatte, weil seine Mutter seine Bedürftigkeit nicht ertragen hatte. Ob es womöglich seine Befürchtung genährt habe, dass er Kristof nicht zutraute, die Bedürftigkeit eines Kindes zu ertragen?

Stille. Ich denke nicht, dass Julian meine Worte verstanden hatte, allerdings schienen sie bei Kristof angekommen zu sein. Julian streckte seine Hand nach Kristof aus – eine einfache Geste der Hoffnung. Ich sah, wie diese unausgesprochene Aufforderung in der Luft hängen blieb. Kristof ergriff die Hand nicht. Langsam zog Julian seine Hand zurück und fing an zu weinen, doch Kristof rührte sich noch immer nicht.

»Das ist eine ganz schöne Kehrtwende, oder?«, bemerkte ich. »All die bedürftigen Sehnsüchte, die Sie hatten, hat nun Julian, und trotzdem können Sie aus irgendeinem Grund nicht darauf reagieren. Ich frage mich, warum Ihnen das so schwerfällt? Das ist es doch, was Sie wollten – dass Julian Ihnen zeigt, wie sehr er Sie liebt und will.«

Ich wartete darauf, dass Kristof etwas sagte, aber er saß nur schweigend da. Also fuhr ich fort.

»Ich muss an das denken, was Sie mir darüber erzählt haben, wie Ihr Vater sie verließ. Sie sagten, Ihre Mutter habe sich Trost suchend an Sie gewendet und das habe sich so angefühlt, als würden die Bedürfnisse Ihrer Mutter Ihre eigenen komplett verdrängen. Vielleicht fällt es Ihnen schwer, sich eine Beziehung vorzustellen, in der zwei Menschen aufeinander eingehen können und beide hilfsbedürftig und verletzlich sein dürfen?«

Kristof wirkte interessiert und nickte.

»Vielleicht ist es teilweise schlimm für Sie gewesen, dass sich Julian so zurückgezogen hatte, doch gleichzeitig hat es Sie vielleicht auch davor geschützt, die Last seiner Bedürftigkeit auf diese Weise zu spüren, wie Sie diese Ihrer Mutter als Last empfunden haben.«

Zu meiner Überraschung antwortete nicht Kristof, sondern Julian: »Ich habe schon immer gewusst, dass es für Kristof schwer ist, etwas zu tun, was ich will.«

»Das ist doch Blödsinn!«, explodierte Kristof. »Ich bin immer für dich da gewesen.«

Julian sah ihn an, aber Kristof wandte sich ab. »Erinnerst du dich noch daran, als ich entlassen wurde und total fertig war?«

»Ja, natürlich. Ich habe dich damals unterstützt.«

»Eigentlich warst du richtig streng, Kristof. Wirklich streng. Du hast gesagt, dass ich mich zusammenreißen soll und ›meinen Mann stehen‹. Das war wahrscheinlich der Moment, in dem ich mich davon verabschiedet habe, dass ich dir jemals wirklich etwas bedeute.«

»So ein Blödsinn. Du sagst also, dass es mein Fehler ist, dass du kein Kind oder irgendetwas Verbindliches möchtest?«

»Ich glaube nicht, dass Julian das sagen will, Kristof. Ich denke, er versucht, die Ursachen für seine Probleme zu erkennen und sie sich einzugestehen. Aber er sagt auch, dass Sie Ihren Teil beigetragen haben. Es ist für Sie beide schwer, wirklich anzuerkennen, dass es sich um ein gemeinsames Problem handelt. Dieser Moment der Enttäuschung, als man Sie entlassen hatte, Julian, und Sie fühlten, dass Kristof darauf nicht gut reagieren konnte, war das vielleicht auch der Moment, in dem Ihre letzte Hoffnung starb, dass jemand kommt, wenn Sie rufen?«

»Ja«, antwortete Julian zustimmend. »Um nicht wieder enttäuscht zu werden, hatte ich keinerlei Erwartungen mehr, und dann dachte ich mir, warum sollte ich zustimmen, wenn *du* etwas willst?«

Kristof sah auf und blickte zu Julian. Ich konnte spüren, wie in diesem Moment etwas Hoffnungsvolles zwischen ihnen entstand. Und obwohl unsere Sitzung zu Ende war, hatte ich das Bedürfnis, ihnen noch etwas mitzugeben, was sie bis zur nächsten Woche zusammenhalten würde.

»Keiner von Ihnen wird jemals in der Lage sein, die Bedürfnisse des anderen vollständig zu erfüllen. Bei einer Beziehung geht es darum, es zu versuchen. Manche dieser Versuche, auf den anderen einzugehen und zu reagieren, werden funktionieren, manche nicht. Ob eine Beziehung verkümmert und eingeht oder wächst und gedeiht, hängt im Grunde nur von der Beharrlichkeit ab, mit der man weitermacht, immer wieder fragt und immer wieder versucht zu verstehen.«

Ich wusste nicht, was als Nächstes passieren würde. Das wusste ich nie. Findet das Paar einen Weg, oder wird es diese geheimnisvolle Grenze überschreiten, hinter der die Trennung liegt? Egal, wie viele Jahre Berufserfahrung ich habe oder wie viele Stunden ich in meinem Behandlungszimmer verbringe – ich werde niemals wissen können, ob ein Paar, wenn es auf den Kern seiner Konflikte stößt, die Reise gemeinsam fortsetzen oder sich trennen wird.

Obwohl ihre Beziehung viele Wochen lang auf der Kippe stand, hielten Julian und Kristof durch. Allmählich veränderte sich das Verhältnis zwischen Geben und Nehmen tiefgreifend. Julian begann, seine eigenen Bedürfnisse und Wünsche zu erkennen, und hörte damit auf, sie alle auf Kristof zu projizieren, der – auch wenn es ihm schwerfiel – immer weniger befürchtete, dass Julian, wie damals seine Mutter, mit seinen Bedürfnissen über ihn hereinbrechen könnte. Dies bedeutete eine große Veränderung für ihre Paardynamik – sie entfernten sich von einer projektiven Identifikation und näherten sich einer Beziehung, in der jeder er selbst sein konnte. Diese Entwicklung wird »das Zurücknehmen von Projektionen« genannt. Dabei integriert man Gefühle, die zuvor verleugnet und dem Partner zugeschoben wurden, und macht sie sich »zu eigen«. Haben Paare diesen Veränderungsprozess einmal angestoßen, können sie eine neue Form des Zusammenseins finden. Julian und Kristof ermöglichte dies, verletzlicher zu sein, was zu einer Nähe führte, die sie zuvor vermieden hatten.

Diese Veränderung förderte allerdings auch einen neuen Problembereich zutage, bis zu diesem Zeitpunkt ein reißender unterirdischer Fluss – versteckt, aber extrem mächtig. Wir erarbeiteten gemeinsam die schmerzhafte Erkenntnis, dass keiner von beiden davon überzeugt war, dass sie ihre Probleme in den Griff bekommen könnten. Sie glaubten, aufgrund ihrer Homosexualität würde es ihnen versagt bleiben, eine liebevolle Langzeitbeziehung zu führen. Es war so, als ob die Homophobie und die Vorurteile, die sie in ihrem Umfeld erlebt hatten, auch in ihnen selbst steckten und ihren Glauben daran vergifteten und untergruben, zusammen etwas Gutes und Dauerhaftes aufbauen zu können. Allerdings wurde dieser Angst jedoch die Wirkkraft genommen, als sie dies über sich herausfanden. Und obwohl sie beschlossen hatten, das heikle Thema Kinder ein Jahr lang ruhen zu lassen, hatten sie, als sie zum letzten Mal bei mir waren, das Adoptionsverfahren bereits angestoßen.

## Als sich Schicksale verschworen, und Rapunzel ihr Haar herunterließ

Es war Januar, und der Geburtstag meines Mannes rückte immer näher. Ich hatte keine Ahnung, was ich ihm schenken könnte, und auch er war mir keine Hilfe. Dann fiel mir eine Postkarte auf seinem Schreibtisch auf, eine Kopie eines Linolschnitts, den er in einer kleinen Ausstellung in der Nähe des Bahnhofs King's Cross gesehen hatte. Da ihn das Bild offensichtlich beeindruckte, wollte ich herausfinden, ob ich das Original käuflich erwerben konnte. Die Radierung zeigte eine Frau, die an einem Wintertag mit einem Pferd am Leinpfad eines Kanals entlanggeht. Es sprach mich besonders an, da mein Mann zuvor *The Water Road* geschrieben hatte, ein Buch über eine Reise durch Englands Binnenwasserwege. Zufälligerweise hatte er auch vor Kurzem damit angefangen, sich beizubringen, wie man Linolschnitte anfertigte, und dieses Bild in Schwarz-Weiß erinnerte an einige seiner Arbeiten.

Es dauerte etwas, bis ich die Kontaktdaten von Chris Slaney, dem Künstler, herausfand, doch schließlich konnte ich ihn per E-Mail fragen, ob ich das Bild würde kaufen können. Ich erzählte Chris, warum ich dachte, meinem Mann würde der Druck gefallen, und er fragte nach seinem Namen. Er schrieb mir sofort zurück und erzählte mir aufgeregt, dass er *The Water Road* im vergangenen Jahr gelesen und es ihn zu diesem Linolschnitt inspiriert habe! Ich war überrascht und begeistert, ich wusste, wie sehr meinem Mann diese Geschichte gefallen würde, und auch das Geschenk wäre dadurch noch bedeutsamer.

Das veranlasste mich, über jenen Graubereich nachzudenken, der sich zwischen bloßem Zufall und tieferen, unbewussten Zusammenhängen befindet.

Am nächsten Tag erhielt ich die Anfrage eines potenziellen Patienten namens Jackson. Ob ich ihn so kurzfristig bei mir empfangen konnte? Er war sehr verzweifelt, seine Frau hatte ihn verlassen, und sein Leben erschien ihm im Moment sehr düster. Aus seiner E-Mail ging hervor, dass ich ihm von Herrn X empfohlen worden war. Ich erkannte den Namen sofort, denn Mr X war eine prominente Fernsehpersönlichkeit. Seltsamerweise war er weder bei mir noch bei mir bekannten Kolleg*innen in Therapie gewesen.

Jackson war sehr groß – sogar so groß, dass er sich bücken musste, um durch die Eingangstür meiner Praxis in der Queen Anne Street zu kommen. Er war spindeldürr und hatte ein knöchriges, aristokratisches Gesicht, das auf mich offen und einnehmend wirkte. Er war mir sofort sympathisch, und seine Geschichte weckte schnell mein Mitgefühl. Er erzählte mir, dass er seine Frau Carla seit fast 20 Jahren kenne. Sie hätten sich an der Universität kennengelernt und kurz nach ihrem Abschluss geheiratet. Er habe eigentlich immer das Gefühl gehabt, dass sie gut zueinandergepasst und sich sehr glücklich gemacht hätten, auch ohne Kinder. Carla, so erzählte er mir, habe deren Leben bereits als sehr erfüllend und bereichernd empfunden, und Jackson habe ihren Wunsch, kinderlos zu bleiben, respektiert. Doch nun, mit 41, sei sie plötzlich von einem anderen Mann schwanger geworden und habe ihn verlassen. Verständlicherweise hatten ihn diese Ereignisse zutiefst verstört.

Jacksons Geschichte war mir nicht ganz neu. Im Laufe der vielen Jahre habe ich schon einige Patient*innen behandelt, die durch Enthüllungen und Ereignisse, die aus dem Nichts zu kommen schienen, den Boden unter den Füßen verloren. Da war zum Beispiel eine Frau, deren Ehemann plötzlich verschwand und sie und seine beiden Kinder im Teenageralter verließ (er wurde erst sehr später gefunden: Er lebte mit seinem jungen Liebhaber in Thailand). Oder dieser tieftraurige Fall einer Frau, deren Mann sich ohne jede

Vorwarnung ertränkte. Jackson hatte, genau wie diese beiden Patient*innen, nicht die leiseste Ahnung gehabt, was in seiner Frau vor sich ging, und ich konnte sehen, wie durcheinander er war und wie verzweifelt er versuchte, die Vergangenheit noch einmal zu durchleben, um Hinweise zu entdecken, was er zuvor übersehen hatte.

Kurz nach der ersten Sitzung mit Jackson fragte mich ein Kollege, ob ich eine seiner Patientinnen übernehmen könnte. Eines der Paare, die zu ihm in Therapie gingen, hatte sich nun getrennt, und er wollte die Frau, die das Ende der Beziehung sehr belastete, an mich überweisen. Ihr Name war Grace, und ich vereinbarte mit ihr einen Termin in der darauffolgenden Woche.

Als Grace hereinkam, war ich sofort von ihrer himmlischen Schönheit ergriffen. Ihre Erscheinung war wie das Abbild einer Märchenfigur. Ihr honigblondes Haar hatte sie locker hochgesteckt, und üppige Locken umrahmten ihr Gesicht, die an ihren Schultern herabglitten – wie bei Rapunzel. Sie war erst seit acht Monaten verheiratet, und doch waren ihre Träume bereits geplatzt. Ihr Ehemann Dylan hatte sie verlassen und ihr gesagt, es sei ein schrecklicher Fehler gewesen, sie zu heiraten.

»Er behauptet, dass er mich noch liebt, aber will mit einem Mann zusammen sein. Er *sagt*, dass es ihm leidtue, aber anscheinend ist er jetzt schwul. Und das wusste er vor neun Monaten noch nicht? Aber jetzt weiß er es? Und es tut ihm ›leid‹?«

Sie machte sich bittere Vorwürfe, genauso wie Jackson es getan hatte. »Wie konnte ich das nur nicht bemerken? Sonst war keiner wirklich überrascht. Meine Freunde sagen, dass sie es schon immer gewusst hätten – es sei so offensichtlich gewesen. Habe ich meine Augen davor verschlossen? Warum habe ich nicht gesehen, was alle anderen gesehen haben?«

Ich hatte sehr tiefe Gefühle für Grace, sie wirkte so traurig und so verloren. Sie war 34 Jahre alt und befürchtete, dass sie niemanden mehr kennenlernen und nun keine Kinder mehr haben würde. Sie hatte das Gefühl, Dylan habe ihr ziemlich sicher die Möglichkeit genommen, ein Baby zu bekommen. Wir sprachen eine Stunde lang miteinander, und bevor Grace ging, vereinbarten wir, dass sie in der folgenden Woche zur gleichen Zeit wiederkommen würde. Dann klingelte mein nächster Patient an der Tür.

Jackson kam die Treppen hochgerannt, und als er eintrat, fiel mir plötzlich auf, wie sehr sich ihre Geschichten glichen. Sie waren beide verlassen worden, und beide hatten es nicht kommen sehen. Sie trauerten nicht nur um ihre Ehe, sondern fühlten sich auch gedemütigt. Beide beschäftigte es sehr, durch die Trennung vielleicht kinderlos zu bleiben. Seltsam … oder ein weiterer Zufall?

Jackson und Grace kamen von nun an regelmäßig zu mir zur Therapie. Und jedes Mal, wenn Grace meine Praxis verließ, kam Jackson zehn Minuten später herein. Fast zwei Stunden lang hörte ich mir ihre Erfahrungen und Gefühle an und war immer wieder erstaunt, wie sehr sich deren Geschichten doch wiederholten. Ich begann mich zu fragen, ob sie in der Gesellschaft des anderen Trost finden würden. Ich stellte mir vor, dass sie vielleicht eines Tages auf der Treppe aufeinandertreffen und zwischen ihnen, wie in einem Film, der Funke überspringen würde. Könnten sie sich vielleicht die Kinder schenken, nach denen sich beide so sehr sehnten?

Ein paar Monate später hielt der Frühling in London Einzug. Die Bäume trugen diese besonders hübschen lindgrünen Blätter, und während ich in Richtung Queen Anne Street lief, duftete es nach dieser neuen Jahreszeit. Am Vormittag klingelte es an der Tür, und Grace kam herein. Ihr offenes Haar umrahmte ihr Gesicht, und ihre Haut hatte etwas Warmes – auch sie schien etwas Frühlingshaftes angenommen zu haben.

»Ich wollte Ihnen schon länger etwas erzählen.« Sie hielt inne.
»Ich habe jemanden kennengelernt. Im Februar. Ich weiß nicht, warum ich es Ihnen nicht schon früher erzählt habe. Um ehrlich zu sein: Ich glaube, ich habe mich etwas komisch gefühlt.« Wieder verstummte sie. »Eigentlich habe ich es noch gar niemandem erzählt.«

Meine Gedanken rasten. Handelte es sich um Jackson? Könnte er der Mann sein, den sie kennengelernt hatte? Ich hatte mich so in diese Verkettung von Zufällen hineingesteigert, dass meine Fantasie einen Moment lang mit mir durchging. Doch dann drängte sich die Realität in meine Überlegungen, und ich erinnerte mich daran, dass Jackson sich erst in der vergangenen Woche darüber beklagt hatte, dass er niemanden kennenlernen konnte, weil er sich noch immer zu keiner Frau hingezogen fühlte und die Hoffnung nicht aufgeben wollte, dass Carla wieder zu ihm zurückkommen würde.

»Ich frage mich, warum sich das für Sie komisch anfühlt, Grace?«, fragte ich.

»Nun, er ist ein wenig berühmt. Wahrscheinlich haben Sie schon von ihm gehört. Und er ist verheiratet. Also …«

Ich wartete ab und sagte nichts.

Nach einer Weile fing sie an zu erzählen, und sie erklärte mir, dass ihr neuer Liebhaber zwei kleine Kinder habe. Ich hörte ihr eher skeptisch zu, als sie mir erzählte, wie leid es ihm angeblich tue, sie in diese schwierige Situation gebracht zu haben. Er war sich angeblich darüber im Klaren, dass sie ihre Ehe mit Dylan noch verarbeiten musste.

»Um wirklich ehrlich zu sein: Ich bin mir nicht sicher, wie ich zu alldem stehe. Ich bin mir nicht mal sicher, ob ich ihn mag. Natürlich schmeichelt mir diese Aufmerksamkeit, aber ich fühle mich auch ein bisschen schlecht wegen seiner Frau und den Kindern …«

»Aber es ist auch ein bisschen aufregend, oder?«, fragte ich, und sie nickte.

Mit gerötetem Gesicht und in leicht albernem Ton schilderte sie, wie paranoid er manchmal wirke. Er habe große Angst davor, dass sie gesehen werden und die Klatschpresse von seiner Affäre berichten würde. In der Woche zuvor habe er sie in ihrer Wohnung im dritten Stock besucht und am helllichten Tag darauf bestanden, die Jalousien herunterzulassen – für den Fall, dass jemand mit einem Teleobjektiv hineinspähen würde. Ich fragte mich laut, ob ihr diese Heimlichkeiten im Moment nicht sogar gelegen kamen. Doch sie protestierte, dass es nicht das sei, was sie wolle, und sie wisse, dass es falsch sei.

Ich fand es interessant, dass sie wieder einmal einen Mann gefunden hatte, der sich nicht wirklich an sie binden konnte und nicht ehrlich war. Und auch bezüglich der Geheimnisse sah ich Parallelen zu ihren früheren Erfahrungen. Zuerst war es Dylan gewesen, der seine Unsicherheit bezüglich seiner Sexualität nicht offengelegt hatte, und nun gab es jemanden, der verheiratet war und ihre Beziehung ganz klar geheim halten wollte. Ich brütete gerade darüber, wie ich sie dazu bringen konnte, das mit mir zu ergründen, als sie kicherte.

»Wollen Sie wissen, wer es ist? Soll ich es Ihnen sagen?«

Ich sagte nichts. Ich war neugierig, fragte mich aber auch, warum sie mich auf diese Weise auf die Folter spannen wollte.

»Es ist Mr X«, sagte sie.

Nach dieser Enthüllung sagte ich erst recht nichts mehr. Mr X! Derselbe Mr X, der mich Jackson empfohlen hatte! Ich war verwirrt und etwas alarmiert. Bei meiner Arbeit sind Vertraulichkeit und klare Grenzen zum Schutz der Patient*innen absolut essenziell, und nun fühlte es sich so an, als wären diese Grenzen überschritten worden. Als wäre Mr X in meine Praxis eingedrungen. Plötzlich fühlte ich mich, als wäre *ich* diejenige, die ein Geheimnis hatte. Nachdem Grace gegangen war, zerbrach ich mir über diese Sache den Kopf. Dieser unglaubliche Zufall, dass Grace und Jackson, deren Therapiesitzungen lediglich zehn Minuten auseinanderlagen, plötzlich auch durch Mr X miteinander verbunden waren, wühlte mich auf. Und da dies nur ein weiterer einer ganzen Reihe von Zufällen war, wurde mir etwas mulmig zumute.

Sowohl Freud als auch Jung, die Begründer der Psychoanalyse, interessierten sich sehr für Zufälle und stellten Vermutungen über ihre Verbindung zum Übersinnlichen an. Freud konnte trotz seiner tiefreligiösen Erziehung die Frage, ob es eine spirituelle Welt gibt, niemals abschließend für sich klären, und da er befürchtete, die wissenschaftliche Grundlage der Psychoanalyse zu untergraben, mied er das gesamte Thema weitestgehend. Jung wiederum entwickelte ein theoretisches Gerüst, in das er auch mystische Elemente integrierte, die über das Bekannte und Beweisbare hinausgingen. Er bezeichnete das Phänomen der Koinzidenz als Synchronizität und beschrieb es als eine im Grunde mysteriöse Verbindung zwischen der eigenen Psyche und der materiellen Welt, da beide eine Form von Energie seien.

Ich persönlich tendiere eher zu Freuds rationalistischerem Ansatz und halte diesbezüglich die Worte von Helene Deutsch – eine der ersten Psychoanalytikerinnen – für sehr treffend, die schrieb, dass okkulte Mächte in der Tiefe der Psyche gesucht werden sollten und die Psychoanalyse dazu bestimmt sei, dieses Problem auf die gleiche Weise zu klären, in der sie bereits andere »geheimnisvolle« Geschehnisse in der menschlichen Psyche erklärt habe.

Einmal kam zum Beispiel eine Patientin zu mir, die aufgrund ihrer Träume befürchtete, ein dämonischer Mensch zu sein. Sie träumte von verscharrten Leichen, ihren Zähnen, die zu Fangzähnen wurden und außerirdischen Monstern, die aus ihrer Brust sprangen. Sie war beunruhigt, und manchmal waren ihre Träume so anschaulich, dass sie selbst für mich beunruhigend waren. Doch eine sorgfältige Analyse entlarvte diese Träume als kindliche Fantasien, die von einer Wut stammten, die sie seit ihrer Kindheit stark unterdrückt hatte. Irgendwann verstanden wir, dass nicht diese Wut ihr Problem war, sondern vielmehr die Tatsache, dass ihre familiäre Situation es ihr als sehr junges Kind abverlangt hatte, diese Emotion zu unterdrücken, wodurch sie sich schuldig und sonderbar fühlte, wenn sie wütend wurde. Die einzige Möglichkeit, diese Gefühle zum Ausdruck zu bringen, waren ihre Träume.

Als Grace in der folgenden Woche zu mir kam, fühlte ich mich deutlich entspannter. Ja, es gab eine Reihe von seltsamen Zufällen, und auch wenn London zwar eine große Stadt ist, wusste ich aus Erfahrung, dass auch hier die Welt klein sein konnte. Also lenkte ich meine Aufmerksamkeit auf die Bedeutung, die diese Affäre mit einem verheirateten Mann für Grace hatte, und die Frage, warum sie so davon begeistert war. Während der Sitzung sprach sie mit mir über ihre tiefe Verbindung zu Mr X und von ihrem Gefühl – obwohl ihre Beziehung zum Scheitern verurteilt war –, ihn schon ewig zu kennen. Sie sprach auch von ihren Plänen, eine Nacht woanders zu verbringen, und während ich ihr schweigend zuhörte, veränderte sich ihre Stimmung langsam von enthusiastisch zu nachdenklich.

»Warum, frage ich mich«, beschwerte sie sich, »ist jeder Mann, den ich treffe, schwul oder verheiratet?«

Wir sprachen darüber, welch erhebliches Risiko diese Affäre mit Mr X für sie bedeutete, insbesondere angesichts der erst kürzlichen Zurückweisung durch ihren Ehemann, und ich fragte mich, warum sie das derart auf die leichte Schulter nahm.

Wie sich herausstelle, verlief die Affäre mit Mr X recht schnell im Sande. Seine Arbeit führte ihn ins Ausland, und sie waren sich einig darüber, dass ihre Beziehung nirgendwohin führen konnte. Doch meine Gedanken zu Grace und den Partnern, die sie sich aussuchte, nahmen weiter Form an, als sie sich anschließend auf eine Reihe von Beziehungen einließ, die alle recht plötzlich endeten. Wenn sie anfing, sich mit Männern zu treffen, war sie stets aufgeregt und begeistert, doch schnell empfand sie diese als zu aufdringlich oder wurde unvermittelt von ihnen fallen gelassen. Allmählich erzählte sie mir auch mehr von ihrem Liebesleben vor ihrer Ehe zu Dylan. In ihren gesamten Zwanzigern hatte sie es vermieden, sich auf jemanden einzulassen. Sie hatte viele One-Night-Stands, aber weder sie noch ihr Date hatten die Sache weiterverfolgt. Ihre erste richtige Beziehung hatte sie mit Oscar gehabt, einem älteren, intelligenten und erfolgreichen Mann, den sie auf einer Konferenz in Rom kennengelernt hatte. Da er in Kopenhagen gelebt hatte, hatten sie eine Fernbeziehung geführt, die vier Jahre lang hielt. Irgendwann war auch diese Geschichte im Sande verlaufen, und kurz darauf hatte sie erfahren, dass Oscar geheiratet hatte und Vater geworden war. Ich fragte, ob sie und Oscar jemals darüber gesprochen hatten zusammenzuziehen, und sie antwortete, nein, nicht wirklich. Oscar habe manchmal aus Spaß gesagt, dass sie heiraten sollten, doch sie habe ihn nie ernst genommen. Doch nun fühlte sich Grace für etwas Ernsthaftes bereit. Sie sprach häufig über ihr Alter und davon, dass ihre Freund*innen feste Partner*innen gefunden und Kinder bekommen hatten. Sie datete wie wild und beklagte die Probleme, die das Internet mit sich brachte, und dass alle Männer, die sie traf, entweder Idioten oder Langweiler waren. Meistens sortierte sie von Anfang an aus, aber hin und wieder begeisterte sie sich für jemanden – und bei diesen Gelegenheiten fiel mir auf, dass dieser »Jemand« immer eher ungeeignet oder nicht verfügbar war.

»Das Schicksal meint es nicht gut mit mir«, beschwerte sie sich. »Ich habe so ein Pech.«

Doch das hatte nichts mit Pech zu tun, und es war kein Zufall, dass sie sich mit festen Beziehungen schwertat.

Natürlich spielen Glück und Zufall eine Rolle, wenn Menschen sich verlieben, doch aus meiner Sicht sind das keineswegs die mächtigsten Kräfte, die in solchen Momenten am Werke sind. Die romantische Idee, dass es das Schicksal war, das Sie und Ihren Partner zusammenbrachte, ist eine zauberhafte Vorstellung, aber sie ist ehrlich gesagt eher unwahrscheinlich. Und der Mythos, dass Sie an Halloween mithilfe eines Strauchs, eines Apfels und einer Kerze die Silhouette ihres Zukünftigen im Spiegel sehen werden, ist und bleibt ein Mythos. Nichtsdestotrotz sind diese Mythen in Bezug auf das Finden der Liebe in allen Kulturen sehr mächtig und beständig. Ich erinnere mich, wie ich damals, als ich eine Jugendliche war und die Busfahrer noch silberne Fahrkartenmaschinen um ihren Hals trugen, gespannt auf die Buchstaben und Nummern auf diesem winzigen Stück Papier starrte, um einen Hinweis auf mein zukünftiges Liebesleben zu erhalten. Wie sehr ich mir wünschte, *mein* Schicksal zu kennen!

Es mag zwar nicht das Schicksal sein, das unseren Partner bestimmt, allerdings *ist* bei der Partnerwahl etwas fast ebenso Geheimnisvolles am Werk – unser Unterbewusstsein. Wir werden von ganz bestimmten Menschen angezogen, wir fühlen uns mit ihnen verbunden, der Funke springt über. Wir mögen ihren Geruch und die Art, wie sie sich bewegen oder lachen. Etwas zieht uns magisch an, und obwohl sie vielleicht tatsächlich schön, liebenswert und intelligent sind, geht dieses geheimnisvolle Etwas über bekannte und sichtbare Merkmale hinaus.

Zur Frage, warum Paare einander aussuchen, gibt es eine Theorie, die der Psychoanalyse entstammt. Es ist nicht nur eine Theorie, die ich überzeugend finde, sie bestätigte sich auch durch meine eigene klinische Erfahrung. Diese Theorie geht davon aus, dass uns die Art und Weise prägt, in der wir in unserer Kindheit umsorgt, behandelt, geliebt und ernährt werden. Neben dieser direkten

Erfahrung erleben und beobachten wir auch die intimen Beziehungen um uns herum. Wir sehen unsere Mütter und Väter, wie sie sich lieben, und nehmen in uns auf, wie sich unsere Bezugspersonen gegenseitig behandeln. Diese Einflüsse formen unsere innersten Gefühle zu Intimität. Wir lernen, ob es sicher ist, von einem anderen Menschen abhängig zu sein, und wenn es nicht sicher ist, beobachten wir die Menschen, die uns nahestehen, und lernen, wie wir uns beschützen können. All dies kann bei uns ein Problem verursachen – ein Problem, dem wir uns erst dann wirklich stellen, wenn wir älter werden und eigene Liebesbeziehungen führen. Wir können in der Schule beliebt, auf der Arbeit erfolgreich und herausragend im Sport sein, wenn wir jedoch lieben, kommen die Probleme zum Vorschein, die in unserer Kindheit begannen. Dann fühlen wir uns zu Menschen hingezogen, deren frühe Erfahrungen mit unseren übereinstimmen oder sie komplementieren. Die Anziehungskraft ist so stark, als würden wir einander auf einer Ebene, die sich unserem Bewusstsein entzieht, wiedererkennen – wir fühlen uns verstanden, erkannt. Natürlich würden Neurowissenschaftler\*innen und Sozialwissenschaftler\*innen unterschiedliche Gründe dafür anführen, warum wir uns verlieben. Sie würden sagen, dass die Pheromone und Hormone bestimmen, in wen wir uns verlieben. Sie würden sich auf die Evolutionsbiologie beziehen oder Gesellschaftsschichten, sozialen Status, geteilte Interessen nennen. Und obwohl ich mir sicher bin, dass all dies relevante Faktoren sind, bin ich auch davon überzeugt, dass zum Verlieben auch Dinge gehören, die tief im Unterbewusstsein liegen.

Junge Liebende liegen zusammen im Bett, erforschen das Leben des anderen und fühlen sich seltsamerweise als Einheit. Es beginnt mit dieser oberflächlichen Begeisterung, wenn man erfährt, dass man die gleiche Farbe mag, die gleichen Bücher liest und dieselben Serien sieht. Dann hört man aufmerksam zu, wenn der

neue Partner über sein Leben, seine Hoffnungen und seine Familie spricht – und irgendetwas kommt einem seltsam bekannt vor …
Natürlich wird Anziehungskraft auch von Aussehen, Sprache, Beruf, sozialem Status und so weiter beeinflusst, allerdings läuft neben all diesen Berechnungen das mit, was wir ganz tief in uns drinnen von Beziehungen und Liebe halten. Grace hatte kein Pech in der Liebe. Es war kein Zufall, dass sie immer wieder an Männer geriet, die sie enttäuschten – diese Männer spiegelten einfach ihre eigene Unsicherheit zu echter Bindung wider und ihre eigene tiefe Ambivalenz, jemanden in ihr Herz zu lassen.

Eines Morgens kam sie ganz aufgewühlt in meine Praxis – mir fiel sofort auf, wie blass sie war.

»Mein Vater kommt nach London. Er lebt seit acht Jahren mit seiner neuen Frau in Sydney. Ich habe ihn nicht mehr gesehen, seitdem er weggezogen ist. Er kommt mit ihr … Das wird ganz schrecklich.«

Ich hatte bisher nur wenig über ihre Familie erfahren, abgesehen von der Tatsache, dass ihre Eltern geschieden waren. Sie schien ihrer Mutter sehr nahezustehen, doch die Beziehung zu ihrem Vater war distanziert und schwierig.

»Sie haben sich wirklich eine lange Zeit nicht gesehen«, bemerkte ich.

»Er hat gefragt, ob ich ihn besuchen komme. Mehrmals. Ich wollte nur nie. Jetzt kommt er zurück, weil ihre Schwester krank ist.«

»Ihre Schwester?«, hakte ich nach. »Die Schwester seiner zweiten Frau?«

»Seiner dritten Frau«, korrigierte Grace.

Dann begann sie, mir mehr über die Scheidung ihrer Eltern zu erzählen. Sie sei damals elf und ihr Bruder sieben Jahre alt gewesen. Sie schilderte mir das auf eine Weise, die mir den Eindruck vermittelte, sie habe noch nie über die Scheidung nachgedacht und die Geschehnisse sofort danach aus ihrem Bewusstsein verbannt. Sie sprach nur zögerlich, vermischte Vergangenheit und Gegenwart und brachte den Erzählstrang ganz durcheinander. Ihr Vater und ihre Mutter, behauptete sie, hätten glücklich gewirkt und niemals gestritten, daher sei die Scheidung für sie ein absoluter Schock gewesen.

»Ich habe mich nicht immer von meinem Vater distanziert. Als ich klein gewesen bin, haben wir uns sehr nahegestanden. Er ist sehr lustig gewesen und hat mit mir und meinem Bruder gespielt, viel mehr als meine Mutter.«

»Erinnern Sie sich daran, wie er gegangen ist?«

»Ich war wirklich verzweifelt. Ich erinnere mich noch, wie krank und verängstigt ich mich gefühlt habe. Meine Mutter hat mir gesagt, ich solle nicht weinen. Und sie hat immer gesagt, er sei ein Scheißkerl, dem man keine Träne hinterherweinen durfte.«

»Ein Scheißkerl?«, fragte ich.

»Im Grunde hat er mich für eine andere Frau verlassen.«

Ihr Freudscher Versprecher erstaunte mich. Grace hatte eigentlich sagen wollen, dass er *ihre* Mutter für eine andere Frau verlassen habe.

»Vielleicht fühlte sich der Verrat Ihres Vater an Ihrer Mutter wie ein Verrat an Ihnen an?«, fragte ich.

»Ich denke, er hat wahrscheinlich die ganze Zeit Affären gehabt.« Sie hielt inne und sprach dann sehr zögerlich, wieder so, als erinnere sie sich zum ersten Mal daran. »Ich weiß noch, wie er mich irgendwohin mitgenommen und dann im Auto sitzen gelassen hat. Ich habe es gehasst. Ich habe immer Angst gehabt, weil er wirklich lange wegblieb. Wenn er zurückgekommen ist, ist es meist schon dunkel gewesen. Aber bevor wir wieder zurück nach Hause gefahren sind, ist er noch mit mir in einen Spielzeugladen gegangen.« Sie runzelte die Stirn. »Als ich älter geworden bin, ist er mit mir zu H&M gefahren, um Klamotten zu kaufen. Er kaufte mir viele Klamotten.«

Grace fing daraufhin an zu weinen, kämpfte allerdings sofort gegen die Tränen an und hatte sich kurz darauf wieder unter Kontrolle.

»Eigentlich hasse ich ihn heute«, sagte sie. »Er ist ein selbstsüchtiger Arsch. Ganz offensichtlich hat er mit jemandem gevögelt, während ich unten im Auto gesessen habe. Mein Gott, was für ein Bastard.«

»Sie sind sehr wütend, Grace. Ich denke, es fühlt sich für Sie so an, als hätte er Sie betrogen.«

»Er ist einfach ein Arsch!«, wiederholte Grace.

»Sie bringen sehr viel Wut zum Ausdruck, aber keinen Schmerz. Es klingt so, als hätte Sie das alles als Kind sehr verängstigt und verwirrt. Schützt Sie diese Wut vielleicht vor Ihren anderen Gefühlen?«

Grace nickte, und ich sah, wie sich ihre Augen wieder mit Tränen füllten.


In den folgenden Wochen verstanden wir allmählich besser, warum sich Grace mit Intimität und Verbindlichkeit so schwertat. Gemeinsam fanden wir heraus, dass es zwei widersprüchliche Gefühle in Grace gab, die immer dann in ihr hochkamen, wenn sie zu einem Mann eine Beziehung aufbaute. Das erste Gefühl war die Angst, Liebe zu verlieren und zurückgewiesen zu werden, und diese Angst hatte anscheinend etwas mit dem kindlichen Verlust ihres Vaters zu tun. Sie hatte ihn angebetet, aber auch oft das Gefühl gehabt, und das bereits vor seinem Weggang, dass ihre Bindung zu ihm fragil gewesen war. Ihr Vater war aufregend und verführerisch gewesen, doch dann hatte er sie für die Arbeit oder eine Geliebte fallen lassen, was zur Folge hatte, dass Grace sich niemals wirklich sicher gefühlt hatte.

»Ich glaube, ich habe immer das Gefühl gehabt, ihn zu langweilen. Er hat mit uns gespielt, aber dann ist er genervt von mir gewesen und weggegangen. Davor habe ich immer Angst gehabt. Dass er mich zurücklassen würde.«

Sie erzählte mir, dass sie ihn nach der Trennung nur selten gesehen habe. Hin und wieder war er aufgetaucht und hatte sie ganz von sich eingenommen, nur um dann wieder abzuhauen und sie am Boden zerstört zurückzulassen.

Das zweite Gefühl, das einer festen Beziehung zu einem Mann im Wege stand, bestand darin, dass sie zwar einerseits befürchtete, verlassen zu werden, andererseits aber auch Angst davor hatte, jemandem zu nahezukommen. Ihr fehlte zu Beginn einer Beziehung recht schnell die Luft zum Atmen, und sie sehnte sich oft nach mehr Raum für sich. Sie beschrieb dies häufig mit dem Begriff »sozial ausgelaugt«. Ich fragte mich langsam, ob sie Dylan unterbewusst geheiratet hatte, *weil* er ihr gegenüber aufgrund seiner Homosexualität ambivalente Gefühle hatte, und ob diese Ambivalenz ihre eigene widerspiegelte.

Dann sprach sie sehr ausführlich über ihre Mutter, und ich konnte sehen, wie intensiv ihr Verhältnis zueinander war. Ich fragte mich, ob dies die andere Seite der Medaille war. Wurde diese Intensität zwischen Mutter und Tochter, die Grace die Luft zum Atmen nahm, in ihren Beziehungen zu Männern wieder heraufbeschworen? Schließlich war eindeutig, dass sie sich in engen Beziehungen sehr schnell eingeengt fühlte.

Eines Morgens, wir näherten uns der Sommerpause, begann Grace, sich über ihren anstehenden Urlaub zu beklagen. »Ich habe Ihnen doch erzählt, dass ich mit meiner Freundin Chloe und ihrem Bruder Tom wegfahren wollte, oder? Wir haben doch dieses Apartment auf Mykonos gemietet.«

Ich nickte.

»Nun, Sie werden es nicht glauben, aber meine Mutter hat eine Wohnung auf Airbnb gemietet, praktisch direkt auf der anderen Straßenseite. Was lächerlich ist, weil sie mitten in der Altstadt liegt, was sie schrecklich finden wird. Das ist ungefähr der erste Sommerurlaub seit einer Ewigkeit, den ich ohne sie verbringe. Ich will nicht gemein zu ihr sein, aber sie wird es sowieso nicht genießen können. Sie hasst heiße Orte, und ich glaube auch nicht, dass ihr Clubs gefallen werden!« Ihr Lachen erstarb, und sie verstummte. »Ich kann ihr nicht sagen, dass sie nicht kommen soll, das würde sie zu sehr aufregen.«

Mich erstaunte, wie aufdringlich ihre Mutter war. Konnte sie nicht sehen, dass sie nicht willkommen und es unangemessen war, in den Urlaub ihrer nun 35-jährigen Tochter zu platzen? Durch diesen Vorfall konnte ich mir ein klareres Bild von der Beziehung zwischen den beiden verschaffen und begann zu verstehen, warum Grace das Gefühl hatte, dass es nicht nur ihr Vater war, der seine eigenen Bedürfnisse an die erste Stelle setzte. Doch dann fragte ich mich auch, warum sich Grace nicht mehr gegen ihre Mutter durchsetzte. Warum machte sie ihr nicht behutsam verständlich, dass sie ohne sie in den Urlaub fahren wollte? Sie schien nicht dazu in der Lage, ihrer Mutter etwas zu sagen, das nach Ablehnung klang oder einen Streit auslösen könnte. Das erinnerte mich daran, wie ihre Mutter sie ermahnt hatte, den Weggang des Vaters nicht zu beweinen, und wie pflichtbewusst Grace daraufhin ihre Gefühle unterdrückt hatte.

Gleichzeitig fiel mir auch auf, wie Grace mich behandelte. Meistens war sie eine sehr fürsorgliche Patientin, die sich stets zu Beginn jeder Sitzung erkundigte, wie es mir gehe, obwohl ich darauf nie mit mehr als einem entmutigenden, kurzen Nicken reagierte. Nicht weil ihre Frage mich störte – aber ich wollte ihr zu verstehen geben, dass diese sozialen Gepflogenheiten in der Therapie nicht notwendig waren. Außerdem wirkte sie alarmiert, wenn ich mitfühlend auf sie reagierte, so als wäre ich diejenige, die litt. Wenn ich besorgt aussah, wurde sie ganz nervös und versicherte mir, es gehe ihr gut. Sie beglich ihre Rechnung nur wenige Minuten nachdem ich sie ihr zugeschickt hatte und behielt während der Sitzung stets die Uhr im Auge und überließ es nie mir, das Ende der Sitzung zu signalisieren.

Es dämmerte mir langsam, dass sie vielleicht das Gefühl hatte, ich müsste auf eine gewisse Weise von ihr beschützt werden. Manchmal schien sie mich sogar so zu behandeln, als sei von uns beiden ich die Hilfsbedürftige und Zerbrechliche, nicht sie. Ich erkannte darin eine Übertragung – bildete sie mit mir die Beziehung nach, die sie mit ihrer Mutter führte?

Für meine und tatsächlich auch für die Arbeitsweise aller analytischen Psychotherapeut*innen ist es essenziell, Übertragungen und Gegenübertragungen zu erkennen und zu verstehen. Der Begriff Übertragung bezeichnet, wie die Einstellungen und Gefühle zu einer früheren Beziehung zwischen einem Patienten und seinem Therapeuten nachgebildet werden. Gegenübertragung wiederum bezeichnet die Gefühle, die ein Patient eventuell im Therapeuten hervorruft. Diese können mit der Wiederholung eines Beziehungsmusters zusammenhängen, das meist durch Kindheitserfahrungen entstanden ist. In Grace' Fall wurde es immer offensichtlicher, dass sie ihre Gefühle bezüglich der Zerbrechlichkeit ihrer Mutter auf mich »übertrug«, und ich konnte sehen, wie überzeugt sie davon war, dass ich mit Samthandschuhen angefasst werden musste. Das half mir sehr dabei zu verstehen, wie groß ihre Angst davor war, ihre Mutter aufzuregen.

Und dann stießen wir noch auf etwas, das mehr Licht auf die Kindheitserlebnisse warf, die ihr aktuelles Liebesleben zu prägen schienen. Als Grace' Neugier größer wurde, sich selbst besser kennenzulernen, wollte sie mehr über ihre Kindheit erfahren, doch sie konnte sich an viele Dinge nicht mehr erinnern. Sie hatte Erinnerungslücken, die sie nicht füllen konnte, und das bereitete ihr Sorgen. Schließlich nahm sie all ihren Mut zusammen und sprach während eines Wochenendausflugs zu ihrer Tante in Norfolk mit ihrer Mutter. Es war ein sonniger Tag, und die drei Frauen saßen im Garten, tranken Pimm's und redeten über die Vergangenheit. Nachdem sie eine Stunde lang gemeinsam über Grace' Vater hergezogen waren, fragte sie ihre Mutter nach ihrer Geburt. Ihre Mutter erzählte ihr unter Tränen, dass sie kurz nach der Geburt mit einer postnatalen Depression ins Krankenhaus gekommen sei. Und als zwei Jahre später Grace' Bruder auf die Welt gekommen sei, sei das Gleiche wieder passiert.

War dies der Grund, warum Grace ihre Mutter so sehr beschützen wollte? In meinem Kopf sah ich ein zweijähriges Kind vor mir, das seine Mutter verzweifelt vermisste. Ich stellte mir vor, wie Grace womöglich die Zerbrechlichkeit ihrer Mutter auf kindliche Weise gespürt und ihr das sehr viel Angst gemacht hatte. War sie deswegen bezüglich der Launen ihrer Mutter so übersensibel geworden? Hatte sie bereits damals ihr Allerbestes gegeben, um zu vermeiden, dass ihre Mutter traurig wurde und sie wieder verließ? Das musste eine schwere Bürde für ein kleines Kind gewesen sein.

Wir redeten ein paar Wochen lang über diese Aspekte ihrer Kindheit und beleuchteten, wie manche der Gefühle, die sie gegenüber ihrer Mutter hatte, mit mir wiederholt wurden. Nach und nach schien das etwas zu bewirken, und ich spürte, dass sie weniger deprimiert war und hoffnungsvoller wurde – sie hatte einige wichtige Verbindungen zu ihrer Vergangenheit hergestellt und konnte nun ihre Gegenwart besser verstehen. Dieser Prozess gab ihr das Gefühl, ihre Zukunft anders gestalten zu können.

Es gehört zur täglichen Arbeit einer analytischen Psychotherapeutin, Zusammenhänge zu erkennen. Indem wir willkürliche Gedanken, Verhaltensweisen und Ereignisse miteinander in Verbindung bringen, können wir die Innenwelt von Patient*innen besser verstehen und verworrene und bruchstückhafte Elemente in ihrer Bedeutung einordnen. Diesen Zusammenhängen gegenüber aufgeschlossen zu sein, ist vielleicht unsere einzige Chance, das Unterbewusstsein ansatzweise zu verstehen. Dieser Teil unserer Psyche ist wie ein unterirdischer Fluss, der all unsere Gedanken, Handlungen und wie wir lieben formt.

Leider begegnen manche Patient*innen diesen Zusammenhängen besonders zu Beginn ihrer Therapie mit Skepsis und manchmal sogar mit Verachtung. Die Vorstellung, dass ihr bewusstes Selbst nicht unbedingt am Steuer sitzt, kann sehr beängstigend sein. Allerdings kommt es im Laufe der Therapie zu einer Verhaltensänderung, und dann werden echte Durchbrüche möglich. Die Patient*innen bringen nun ihre eigenen Erkenntnisse zu ihren Träumen, ihren Sorgen und ihren Alltag in die Sitzung ein.

Ich erinnere mich noch an eine Patientin, die sehr nervös wurde, als ihr Langzeitpartner ihr eröffnete, dass er nun im Ruhestand eine Wohnung in London kaufen wolle, um in Kunstgalerien und ins Theater gehen zu können – ein Vergnügen, das er sehr vermisse, seitdem er aufs Land gezogen sei. Das Paar lebte inmitten eines Nationalparks, umgeben von Bergen und Seen, und obwohl der Mann meiner Patientin oft von seinem Wunsch nach einer Londoner Zweitwohnung gesprochen hatte, hatte er es nie in die Tat umgesetzt. Sie hatte die ganze Woche kein Auge zugetan. Trotz der Versicherung ihres Mannes, dass er ihre Gesellschaft auf diesen Ausflügen wünschte, war sie überzeugt davon, dass dem nicht so sei und es sich in Wirklichkeit um einen ersten Schritt in Richtung Trennung handle.

Mich wunderte die Stärke und Intensität dieser Angst. Ich konnte mir einfach keinen Reim darauf machen, bis sie mir einige Wochen später von der Trennung ihrer Eltern erzählte, der ein hitziger und langwieriger Konflikt über den Kauf einer Villa in Frankreich vorausgegangen war. Ihr Vater war Franzose und hatte einen Teil seines Ruhestands unbedingt in seinem Heimatland verbringen wollen, ihre englische Mutter hatte sich jedoch quergestellt und erbitterten Widerstand geleistet. Ein ganzes Jahr lang hatten sich ihre Eltern darüber gestritten, und dann war plötzlich von Scheidung die Rede gewesen. Auf einmal wurde der Zusammenhang zwischen ihrer Erinnerung an die Trennung ihrer Eltern, die sie als zutiefst traumatisch empfunden hatte, und ihren aktuellen Befürchtungen zu ihrer eigenen Beziehung deutlich. Und diese Verbindung, die bislang unbewusst gewesen war, ließ sie ihre panische Reaktion auf den Vorschlag ihres Partners besser verstehen.

Jackson und Grace schienen in einem ähnlichen Entwicklungsstadium zu stecken – beide zogen sie Verbindungen zwischen der Vergangenheit und ihren gegenwärtigen Problemen. Jackson hatte langsam aus seiner Trauer herausgefunden und traf sich nun mit einer Frau namens Veronica. Außerdem hatte er sich – da ihn seine Arbeit schon länger unterfordert hatte und er wieder selbstbewusster war – auf einen neuen Job beworben und sich sehr gefreut, als er ihn bekam. Die Stelle bedeutete einen echten Karrieresprung, und endlich konnte er das tun, was schon immer sein Traum gewesen war. Das einzige Problem bestand darin, dass seine Arbeitszeit weniger flexibel war und er seinen Termin um 9:30 Uhr nicht mehr wahrnehmen konnte. Daher fragte er mich, ob er früher zu mir kommen konnte, vielleicht um 8:30 Uhr. Ich erklärte ihm, dass ich davor nichts frei hatte. Während der Sitzung kam mir jedoch der Gedanke, dass Grace als Freiberuflerin womöglich eine Stunde später kommen könnte. In der nächsten Woche fragte ich sie, ob es ihr etwas ausmachen würde, um 9:30 Uhr zu kommen, und sie war sofort einverstanden.

Eines Morgens, ungefähr drei Wochen nach dem Tausch, kam sie wutentbrannt zu ihrer Sitzung. »Dieser Typ. Dieser Typ, der vor mir zu Ihnen kommt. Dieser Typ, der früher *nach* mir gekommen ist …« Sie lachte verächtlich. »Was ist sein Problem? Er schaut mich immer so böse an, und eben gerade, als ich hereingekommen bin, hat er mir die Tür vor der Nase zugeschlagen. Ich nehme an, dass Sie mich wegen ihm um die Terminverschiebung gebeten haben?«

Ich war recht verblüfft und reagierte nicht sofort. Grace saß mit verschränkten Armen da und sah verärgert aus – sie forderte mich heraus.

»Fühlt sich das für Sie so an, als hätte ich seine Bedürfnisse an erste Stelle gesetzt und Sie, Grace, damit schikaniert?«

»Na ja, das haben Sie ja auch irgendwie, oder?« Sie hielt inne. »Ich sollte doch meinen Termin verschieben, damit es für ihn besser passt.«

»Hat Ihnen das denn Umstände gemacht?« fragte ich.

»Darum geht es nicht«, antwortete sie. »Es ist einfach nicht fair von Ihnen, dass Sie *mich* dazu gebracht haben, mir für *ihn* Umstände zu machen.«

Ich war überrascht und fühlte mich auf dem falschen Fuß erwischt. Die vernünftige und versöhnliche Grace war verschwunden, stattdessen saß nun dieses wütende, fordernde Kind vor mir.

Es dauerte eine Weile, bis sich Grace beruhigt hatte und wir ihre Gefühle über den Tausch beleuchten konnten. Es war eindeutig, dass ich nicht ausreichend Zeit darauf verwendet hatte zu prüfen, ob es wirklich kein Problem für sie darstellte. Ihre Tendenz, mir gegenüber nachgiebig und gefügig zu sein, war noch nicht ausreichend ergründet, und nun hatte sie das Gefühl, dass ihre eigenen Bedürfnisse, wieder einmal, zugunsten eines anderen missachtet worden waren.

»Meine Mutter ist immer sich selbst am nächsten. Mein Vater ist ein verdammter Narzisst und setzt sich immer durch … Und jetzt machen Sie genau das Gleiche!«

Ich wies sie nicht darauf hin, dass ihre Anschuldigung ungerecht und irrational war – der Tausch hatte nichts mit meinen Bedürfnissen zu tun, sondern vielmehr mit denen Jacksons. Ich verstand, dass sie sich gerade so fühlte, als hätte ich sie wie ihre Eltern irgendwie untergeordnet.

Danach begann Grace jede Therapiesitzung damit, über Jackson zu sprechen. Sie kannte seinen Namen nicht und nannte ihn daher »Mr Big«. Sie kam oft zu früh und klingelte an der Tür, womit sie Jacksons Sitzung störte. Obwohl ich sie, wie alle meine Patient*innen, darum gebeten hatte, nicht früher als zehn Minuten vor Sitzungstermin zu erscheinen.

»Wie geht es Mr Big, Ihrem Lieblingspatienten?«, witzelte sie eintönig.

Als ich jedoch versuchte, auf ihre Rivalität mit ihm einzugehen, winkte sie ab und sagte, sie mache nur einen Scherz und ich solle nicht alles so ernst nehmen.

Einige Wochen später – Jackson sprach gerade darüber, warum er Bedenken hatte, mit Veronica zusammenzuziehen – klingelte es an der Tür. Ich blickte auf die Uhr – es war 9:15 Uhr. Ich sah zu Jackson, der recht bissig sagte: »Die ist ganz schön motiviert.« Ich spürte, wie ich wütend wurde. Ihr Verhalten war inakzeptabel und konnte so nicht weitergehen.

In der zehnminütigen Pause zwischen den beiden Terminen sammelte ich mich und dachte darüber nach, was ich sagen würde, dann öffnete ich die Tür und bat Grace herein. Mit ihrem Rücken zu mir zog sie ihren Mantel aus, setzte sich hin und starrte mich trotzig an.

»Grace«, sagte ich, und klang dabei ruhiger, als ich mich fühlte. »Ich möchte etwas klarstellen. Sie können *nicht* früher kommen.

Ich habe Sie wiederholt darum gebeten, und wenn Sie weiterhin zu früh klingeln, dann sollten wir noch einmal über Ihre Sitzungen nachdenken.« Sie sah mich nervös an. »Dann muss ich eine andere Zeit für Sie finden«, erklärte ich.

»Aber das *ist* meine Zeit! Die andere Zeit!« Daraufhin ließ sie ihren Kopf hängen und brach in Tränen aus.

Nach dieser Sitzung kam Grace nicht mehr zu früh. Es dauerte ein paar Wochen, bis wir herausgefunden hatten, was wirklich los gewesen war, doch nach und nach verstanden wir, dass sie hatte prüfen wollen, ob ich sie zurückweisen würde, wenn sie sich danebenbenahm. Als ich sie jedoch nur »zurechtwies«, war sie sehr erleichtert, da sie eigentlich befürchtet hatte, ihr Verhalten hätte dazu führen können, dass ich sie »rausschmeißen« würde. Mit der Zeit stellte sich zudem heraus, dass ihre Feindseligkeit gegenüber Jackson etwas damit zu tun hatte, dass ihre Mutter ihren Bruder ihrer Meinung nach stets lieber gemocht habe und sie nun glaubte, ich würde Jackson ihr vorziehen. Sie schaffte es, sich einzugestehen, wie eifersüchtig sie auf ihren Bruder war. Und das führte dazu, dass sie wieder Zugang zu ihren lang vergessenen Gefühlen bezüglich seiner Geburt fand, die letztendlich zur Folge gehabt hatte, dass ihre Mutter ins Krankenhaus gekommen war. Die uralte Feindseligkeit und Angst, die sich deshalb tief in ihrem Inneren befanden und nur schwer zu erreichen waren, hatten zu diesem irrationalen Groll gegenüber Jackson geführt, einem Mann, dessen Namen sie nicht mal kannte.

Wir setzten unsere Arbeit fort. Grace kam regelmäßig zu ihren Sitzungen, und schon bald erfuhr ich von Marcus, einem Mann, den sie auf einer Geschäftsreise kennengelernt hatte. Die Monate vergingen, und die Beziehung schien sich zu entwickeln. Sie berichtete mir von den Höhen und Tiefen zwischen den beiden, und viele Male dachte ich, sie würde die Beziehung beenden. Doch allmählich wurde er zu einem festen Bestandteil ihres Lebens. Rapunzel ließ ihr Haar herunter und Marcus in ihr Leben.

Ein paar Monate später, ich war gerade erst von meinem Urlaub in den USA zurückgekehrt, verschlief ich aufgrund des Jetlags meinen Wecker. Es war bereits 8:31 Uhr, als ich die Welbeck Street entlang hastete – ich war zu spät für den Termin mit Jackson, den ich bereits vor dem Haus warten sah. Er hob zur Begrüßung einen Arm und lächelte warm, während ich nach meinem Schlüssel kramte.

»Ich habe Neuigkeiten!«, sagte er, bevor er auf der Toilette verschwand.

Ich lief in mein Behandlungszimmer und klopfte die Kissen zurecht. Kurz darauf kam Jackson herein und zog noch im Gehen seine Jacke aus.

Er lächelte. »Veronica ist schwanger!«

Fünfzig Minuten später war er weg. Ich nahm mein iPhone zur Hand und las eine Nachricht von Grace: *Ich komme etwas später. Musste zum Arzt.*

Zwanzig Minuten später klingelte es an der Tür, und Grace erschien – leicht verschwitzt und mit gerötetem Gesicht.

»Wissen Sie was? Ich bin schwanger!«, verkündete sie.

Freud formulierte die These, dass es so etwas wie ein Versehen oder einen Zufall wahrscheinlich gar nicht gebe. Während wir etwas auf der einen Ebene nicht wahrnehmen, werden auf einer anderen Ebene immer wieder Gefühle, Ideen, Ereignisse und Erfahrungen unterbewusst kommuniziert und aufgenommen. Möglicherweise »wissen« wir manche Dinge also auf vielen verschiedenen Ebenen. Mal sind wir in der Lage, etwas zu 100 Prozent und bewusst zu wissen, und andere Male befinden wir uns, wenn das »Wissen« zu schmerzhaft sein könnte oder unsere Aufmerksamkeit woanders liegt, in einem Zustand des »Nichtwissens«.

War ich zu jener Zeit besonders aufmerksam gewesen? Waren mir damals Übereinstimmungen und Gleichzeitigkeiten aufgefallen, denen gegenüber ich ansonsten blind gewesen wäre? Oder waren all diese Zufälle einfach nur Zufälle gewesen? Eine Häufung von zufälligen Umständen und willkürlichen Ereignissen, die keinerlei Bedeutung hatten und weder geheimnisvoll noch unterbewusst waren?

## Als der Bär von der Schönen und dem Biest erfuhr

Eines Tages kam ein Mann namens Bear in meine Praxis, um sich bei seinen Beziehungsproblemen von mir helfen zu lassen. Er ließ sich schwerfällig auf mein Sofa fallen und starrte mich trübsinnig an, bis ich ihn aufforderte, mir zu erzählen, warum er gekommen war. Er wirkte sehr zurückhaltend und sprach ausweichend über seine Partnerin, die Kinder und seinen Job in der IT-Branche, der ihn zwar langweilte, aber die Rechnungen bezahle. Er hatte ein schiefes Grinsen – wenn er es schaffte, zu lächeln –, massive braune Hände und wildes, lockiges Haar. Abgesehen von dem Geruch klammer Traurigkeit, den er ausströmte, war er recht attraktiv.

Schließlich sagte ich: »Wie es scheint, fällt es Ihnen schwer, mir zu erzählen, was Sie wirklich bedrückt.«

Er wandte sich ab, blickte aus dem Fenster und sagte: »Ich kann es nicht ertragen, wie sie seufzt.«

»Wie sie seufzt?«, fragte ich. Ich war mir nicht sicher, ob ich das richtig verstanden hatte.

Er schwieg wieder, nickte und sagte: »Ja, wie sie seufzt.«

Obwohl ich ihn noch mehrere Male dazu ermutigte, mir mehr zu erzählen, schien er nicht weiter darauf eingehen zu wollen, und ich hörte in dieser ersten Sitzung nichts mehr über das Seufzen seiner Frau. Als ich mit dem Bus nach Hause fuhr, fragte ich mich, was es bedeuten könnte. Ich wusste, welche Wirkung das Seufzen meines Mannes auf mich haben konnte, und wie aufmerksam ich manchmal auf dieses kleine Signal von ihm reagierte, das mir anzeigte, dass er müde oder vielleicht unzufrieden war. Und ich wusste, dass auch ich gern mal seufzte, und dachte darüber nach, wie wunderbar erleichternd sich das manchmal anfühlte.

Als Bear in der darauffolgenden Woche wieder zu mir kam, sagte er: »Ich habe meiner Partnerin vorhin erzählt, dass ich heute zu Ihnen gehe. Sie war gerade in der Küche und gab dem Hund zu fressen. Ich fragte sie, ob sie mitkommen wolle. Sie sah nicht auf. Sie seufzte einfach nur.« Er stockte. »Ich wollte sie schlagen. Ich habe Angst davor, dass ich sie schlagen könnte, wenn sie wieder so seufzt.«

Ich erschauderte und war alarmiert – ich konnte die Wut und die Verachtung in seiner Stimme hören. Ich konnte sie lauter hören als seine Angst. Ich fragte ihn, das ihn daran gehindert habe, sie zu schlagen, und ob er sie schon einmal geschlagen habe. Er schüttelte den Kopf und starrte auf seine Schuhe. »Ich habe sie noch nie geschlagen, und ich denke auch nicht, dass ich es jemals tun werde. Aber manchmal fühle ich mich, als ob ich in kleine Stücke explodieren könnte.« Dann entschuldigte er sich für das, was er gerade gesagt war, und versicherte mir, er sei nicht gefährlich und ich müsse mir keine Sorgen machen.

Während der restlichen Sitzung sprach er mit monotoner Stimme über seine Arbeit, und ich fühlte mich plötzlich müde und schläfrig. Es kommt äußerst selten vor, dass ich mich schläfrig fühle, wenn meine Patient*innen reden – meist bin ich dann vollkommen bei ihnen, lausche aufmerksam ihren Worten und achte auf ihren Ausdruck und ihre Reaktionen auf die Dinge, die ich ihnen sagen könnte. Ich »erweitere« mich und nehme sie mit meinem ganzen Selbst auf, um mich mit ihnen zu verbinden. Wenn ich in einer Sitzung müde werde, muss ich das also ernst nehmen. Ich frage mich dann, was es bedeuten könnte und ob mein Patient mir unterbewusst etwas kommuniziert. Durch meine eigenen Erfahrungen und das Wissen anderer habe ich gelernt, dass Müdigkeit manchmal ein Zeichen dafür sein kann, dass der Patient sehr viel unterdrückte Wut in sich trägt und sein Verhalten und Auftreten als Folge dieser unterdrückten Gefühle generell abflachen – denn schließlich unterdrückt er auch seinen lebendigeren Teil. Natürlich muss ich das Offensich‚tliche bei meinen Überlegungen ausschließen können – also dass meine Schläfrigkeit durch einen Jetlag oder eine schlechte Nacht verursacht sein könnte, doch diese Faktoren spielten an jenem Tag mit Bear keine Rolle. Gegen Ende der Sitzung überlegte ich, wie seltsam es doch war, dass er mit solch einer Aggressivität gestartet war und nun so leblos und oberflächlich wirkte.

»Ich denke, Ihnen machen diese aggressiven Gefühle, die Ihre Frau in Ihnen auslöst, Angst, und Sie arbeiten hart daran, sie zu unterdrücken, anstatt herauszufinden, was sie verursacht«, vermutete ich.

Er nickte und sagte, das habe bereits der Psychologe gesagt, der ihm bei seinem Alkoholproblem geholfen habe. Ich war überrascht, denn ein Alkoholproblem hatte er nicht erwähnt. Doch nun erzählte er, dass sein Alkoholkonsum nach der Geburt seines ersten Sohnes außer Kontrolle geraten sei und er sich im vorigen Jahr einer sechswöchigen Entziehungskur getrennt von der Familie unterzogen habe. Er sei nun seit 14 Monaten trocken.

»Begann das Problem mit dem Seufzen Ihrer Frau, als Sie aufgehört haben zu trinken?« fragte ich.

Er nickte. Die Sitzung neigte sich dem Ende zu. Während er gemächlich seine Sachen zusammensammelte und meine Praxis verließ, dachte ich über seine Wut nach und fragte mich, ob ihm der Alkohol dabei geholfen hatte, seinen Zorn in Schach zu halten. Kam in der Beziehung zu seiner Frau nun etwas an die Oberfläche, das zuvor, als er noch getrunken hatte, im Verborgenen geblieben war?

In der darauffolgenden Woche kam Bear zu früh und wartete 20 Minuten lang geduldig vor meinem Behandlungszimmer. Als die Sitzung begann, schien er jedoch nichts zu sagen zu haben, und für eine Weile saßen wir uns schweigend gegenüber. Nach einer Weile brummte sein Handy, und er griff danach – es hatte neben ihm auf dem Sofa gelegen. Ich beobachtete, wie er die Nachricht las, bevor er wieder zu mir blickte.

»Sie ist draußen. Sie will hereinkommen.« Panisch sah er mich an, und einen Moment lang fragte ich mich, wen zum Teufel er meinte. Es fühlte sich an wie jemand Gefährliches, jemand, der ihm etwas antun wollte. Dann dämmerte es mir – es war seine Frau.

»Was soll ich sagen?«, fragte er mit vor Furcht geweiteten Augen.

»Wollen Sie, dass sie dazukommt?«, fragte ich.

»Sagen Sie ihr nicht, was ich Ihnen erzählt habe«, stieß er aus, während er sich von der Couch erhob. »Ich gehe nach unten und rede mit ihr.« Er stand auf und ging hinaus.

Ich wartete und fragte mich, was wohl als Nächstes passieren würde. Ich stellte mir vor, wie sie in mein Behandlungszimmer stürmen und darauf bestehen würde zu erfahren, was los sei. So, wie er auf die Nachricht reagiert hatte, musste sie recht Furcht einflößend sein. Nach einer Weile hörte ich draußen Stimmen, dann Schritte auf der Treppe. Die Tür öffnete sich, und Bear erschien, gefolgt von einer kleinen, schmalen Frau mit schönen braunen Augen und gelocktem braunem Haar, die mich nervös anlächelte, während sie hereinkam. Sie trug ein langes grünes Kleid, das mit winzigen weißen Blümchen gesprenkelt war, und als sie Platz nahm, fielen mir ihre anmutigen braunen Füße und die kleine Goldkette auf, die sie um ihre Fessel trug.

»Es tut mir wirklich sehr leid, dass ich einfach so hier auftauche. Ich hatte ein schlechtes Gewissen, weil ich letzte Woche, als mich Bear gefragt hat, nicht mitgekommen bin.« Sie hielt inne, schüttelte ihre Locken und sah mich fragend an. »Aber wenn das nicht okay ist, dann kann ich natürlich jetzt wieder verschwinden.« Sie sah von mir zu Bear, neigte ihren Kopf zur Seite und wartete gespannt auf ein Zeichen, dass sie willkommen war. Wie sanftmütig sie wirkte – ganz anders, als ich sie mir vorgestellt hatte.

Wir sprachen eine Weile über das, was sie wollten – wünschten sie sich beide eine Paartherapie? Und fühlte Bear sich wohl damit, dass sie bei der Sitzung dabei war? Ich erklärte ihnen, dass sie nun gehen und gemeinsam darüber nachdenken sollten, was für sie das Beste sei. Dann könnten sie mir Bescheid geben, und wir könnten überlegen, wie wir verfahren wollten.

Zum Abschied schüttelte sie meine Hand und entschuldigte sich noch einmal für ihr unangekündigtes Erscheinen. Ich fragte mich, ob ich sie wiedersehen würde.

Drei Tage später schrieb mir Bear eine E-Mail und teilte mir mit, dass Saffron nicht kommen würde – sie sei der Meinung, dass er die Therapie allein weitermachen solle.

Bei unserer nächsten Therapiesitzung war ich recht verblüfft. Bear sah ganz anders aus: Er trug eine waldgrüne Yogahose und wirkte plötzlich sehr viel unkonventioneller.

»Es tut mir wirklich leid wegen letzter Woche«, fing er an. »Ich dachte, dass ich sie hier haben will, aber eigentlich will ich das gar nicht. Sie darf nicht erfahren, was ich Ihnen über das Seufzen erzählt habe. Es würde sie aufregen und wütend machen. Sie würde durchdrehen, wenn sie wüsste, was ich zu Ihnen gesagt habe.«

Mir fiel auf, wie viel Angst in seinen Worten mitschwang. War er besorgt, dass Saffron verletzt sein könnte, oder befürchtete er, sie würde wütend werden?

»Sie sprechen von Saffron, als hätten Sie viel Angst vor ihr. Oder vielleicht davor, sie aufzuregen? Es scheint, als befürchteten Sie, sie könnte zerbrechen oder explodieren, wenn Sie etwas Negatives oder Kritisches sagen.« Während ich das sagte, wurde mir klar, dass Bear seine Frau anders erlebte als ich. Ich konnte die Person, die in der vorigen Woche zu unserer Sitzung gekommen war – und weder zerbrechlich noch Furcht einflößend wirkte –, nicht recht mit der Angst zusammenbringen, die von Bear ausging. Genauso wenig konnte ich mich daran erinnern, das Bear mir etwas über sie erzählt hatte, was diese nervöse Besorgnis rechtfertigte. Hier stimmte etwas nicht.

Es gibt Momente in der Paartherapie, in denen eine Therapeutin damit konfrontiert wird, dass der eine Partner den anderen auf eine Weise betrachtet, die ganz und gar nicht dem entspricht, wie die Person in Wirklichkeit ist. Ich erinnere mich da an ein Paar, bei dem die Frau, Yolande, eine elegante und gebildete Mittfünfzigerin, mich eines Frühsommers aufsuchte. Ihr Mann war beim Militär und gerade im Einsatz, und wir beschlossen – was recht ungewöhnlich war –, dass sie allein zu mir kommen sollte, bis er im September nach Großbritannien zurückkehren würde. Sie führte ein erfülltes und interessantes Leben und verbrachte einen großen Teil ihrer Zeit damit, sich um andere zu kümmern, was sie als bereichernd und interessant empfand. Sie war jedoch tief enttäuscht von ihrer Ehe, und in den paar Monaten, in denen wir uns allein trafen, beschwerte sie sich bitterlich über ihren Mann. Während wir uns unterhielten, entstand bei mir das Bild eines recht unterkühlten und gleichgültigen Mannes. Sie klagte unter Tränen, wie wenig echtes Interesse er für sie und ihr Leben zeigte, und ließ sich wütend über seine autoritäre und kontrollsüchtige Persönlichkeit aus. Sie erzählte mir, wie kritisch er sei – in Bezug auf ihre Kochkünste, ihre Klamotten und wem sie Gesellschaft leiste. So malte sie das Porträt eines Mannes, der von seinem Status und der Weise, wie die Welt sie als Paar sah, besessen war. Gegen Ende des Sommers hatte ich ein sehr lebhaftes Bild von ihrem Ehemann in meinem Kopf, ein Bild, das mich an die Rolle des Soames in *Die Forsyte-Saga* erinnerte – kalt, gefühllos, sozial unbeholfen und sehr aufgeblasen. Ein Biest von einem Mann, wirklich kein schönes Bild. Ich war also etwas nervös, als ich mit ihm vereinbarte, ihn zunächst allein zu sehen, bevor wir mit der Paararbeit beginnen würden.

Als der September schließlich gekommen war, betrat ein großer Mann mit schütterem Haar und sehr aufrechtem Gang meine Praxis. Er lächelte mich herzlich an und begann damit, mir zu erzählen, wie viel Gutes er von Yolande über mich gehört und wie sehr er sich darauf gefreut habe, zu mir zu kommen. Ich war sehr überrascht – dieser Mann entsprach nicht mal ansatzweise dem Bild, das ich mir vorgestellt hatte. Er war weder kalt noch arrogant, sondern vielmehr liebenswürdig und für seinen militärischen Rang ungewöhnlich demütig.

Yolande hatte ihren Mann durch die Brille ihrer Innenwelt betrachtet, was ihr ein verzerrtes Bild von ihm vermittelt hatte. Allerdings erkannte ich mit der Zeit, dass Yolandes Mann zwar nicht der Soames war, als den sie ihn beschrieben hatte, es jedoch tatsächlich etwas *gab*, das ihre Sicht bestätigte. Es war nur sehr viel komplexer und facettenreicher als das Bild, das sie von ihm im Kopf hatte. Er war weder der Schöne noch das Biest.

Diese Verzerrung fand vielleicht auch in Bears Innerem statt – er nahm Saffron weiterhin als zerbrechlich und gleichzeitig Angst einflößend wahr. Wir sprachen darüber, wie gut es für sie wäre, wenn er mit ihr über seine Gefühle sprechen würde. Doch wenn sich die Gelegenheit bot, war er nie in der Lage, das Wort zu ergreifen. Es schien also keine Veränderung in Sicht. Die Wochen zogen ins Land, und obwohl er darauf bestand, weiter über ihr Seufzen zu reden, konnten wir es nicht recht verstehen. Warum, fragte ich mich, ging ihm ihr Seufzen so dermaßen auf die Nerven? Mir fiel auf, dass er sich oft stillschweigend über sie ärgerte, und wir sprachen regelmäßig über diese Wut. Nach und nach gelang es ihm zwar, seine Unzufriedenheit zu erkennen, allerdings bekam er nach wie vor Mordgelüste, wenn sie seufzte.

Eines Dienstagmorgens kam Bear zu seiner Sitzung und wirkte sehr erschöpft. Sein Lockenkopf sah so geplättet aus wie er selbst. Er erzählte mir, dass er die gesamte Nacht besorgt wach gelegen hätte, weil Saffron ihn am Abend zuvor angeschnauzt hatte.

»Es fing damit an, dass ich vergessen habe, nach der Arbeit Brot zu kaufen. Sie sagte, ich würde ihr nie zuhören und wäre gedankenlos. Und das auch noch vor den Kindern.« Er hielt kurz inne und sah mich an, da er sich – so meine Vermutung – etwas Mitgefühl erhoffte, bevor er mit seiner Leidensgeschichte fortfuhr. Saffron behandle ihn ungerecht. Saffron behandle ihn unfreundlich. Saffron bedanke sich niemals. Saffron schien sich nie für sein Wohlbefinden zu interessieren. Während ich ihm zuhörte, kamen mir ihre Bemerkungen eigentlich recht mild vor.

»Sie haben oft das Gefühl, dass Saffron wütend auf Sie ist, Bear. Warum ist das so?«

»Sie hat mir noch nicht vergeben.«

»Ihnen vergeben?«

»Dafür, dass ich Arlos Geburt verpasst habe.«

Dann erzählte er mir sehr beschämt, ein Feierabendbier im Pub getrunken zu haben, als sein zweiter Sohn auf die Welt gekommen sei. Saffron habe ihn angerufen und ihm Bescheid gegeben, dass sie glaube, die Wehen hätten eingesetzt, aber aus unerfindlichen Gründen habe er das Pub nicht verlassen können. Und als er schließlich nach Hause gegangen sei, wäre sie bereits ohne ihn ins Krankenhaus gefahren. Als er im Kreißsaal angekommen sei, habe ihn die Hebamme aufgrund seines betrunkenen Zustands wieder nach Hause geschickt. Nachdem er mir das erzählt hatte, saßen wir eine Weile schweigend da, und ich wartete darauf, dass er fortfahren würde.

»Saffron hat nicht mit mir gesprochen, als sie mit dem Baby nach Hause kam. Ich durfte ihn nicht mal auf den Arm nehmen. Sie wollte überhaupt nichts mit mir zu tun haben«, schilderte Bear mit brüchiger Stimme. »Als Arlo eine Woche alt war, ging ich zu meiner Hausärztin, und sie organisierte mir eine Entziehungskur. Ihre Mutter zog während meiner Behandlung bei uns ein.«

»Wie war es denn, als Sie wieder nach Hause gekommen sind?«

Bear zuckte mit den Achseln. »Wir haben nie wirklich darüber gesprochen.«

Dieses Geständnis verschaffte mir einen sehr viel tieferen Einblick, und ich konnte tief in meinem Inneren nachempfinden, wie enttäuscht und verraten sich Saffron gefühlt haben musste. Solch eine Fahrlässigkeit, es zur Geburt des eigenen Sohnes nicht zu schaffen, muss Gefühle ausgelöst haben, von denen man sich nur schwer wieder erholt.

»Drückt sie durch ihr Seufzen vielleicht aus, wie aufgebracht sie noch immer ist, Bear?«, regte ich an. »Vielleicht hören Sie jedes Mal, wenn sie seufzt, wie sie Ihnen für das, was Sie getan haben, noch Vorwürfe macht? Sie seufzt, und dadurch fühlen Sie sich so schuldig und schlecht, dass Sie sie dafür hassen.« Bear sah elend aus und nickte. »Es scheint, als ob Sie beide Schwierigkeiten damit haben, sich Ihren Gefühlen zu stellen – womöglich erkennen Sie sie auch nicht. Und keiner von Ihnen fühlte sich dazu in der Lage, Dinge miteinander durchzusprechen. Früher haben Sie Ihren emotionalen Schmerz mit Alkohol betäubt. Und vielleicht kann Saffron ihre Gefühle nur durch ihr Seufzen ausdrücken.«

»Ich wünsche mir nur, dass sie glücklich ist. Dass ich sie glücklich *machen* kann. Früher konnte ich das. Wenn ich sie nicht glücklich machen kann, welchen Sinn hat das dann noch? Hat dann irgendetwas noch einen Sinn?«, fragte Bear deprimiert.

Bear und Saffron kommunizierten nur noch durch schweres Atmen, Schnauben, Schnaufen und Seufzen miteinander. Und auf diese »Signale« reagierte Bear hypersensibel – seine Antennen waren stets ausgefahren und suchten nach diesen stummen »Anschuldigungen«.

Ein paar Wochen später erklärte er mir gleich zu Beginn der Sitzung, dass er sich etwas besser fühlte. Er sprach davon, wie sehr das Wetter seine Laune beeinflusste und er es genieße, auf dem Weg zu meiner Praxis durch den Regent's Park zu spazieren. »Der Juni bricht überall aus!«, sagte er und lachte. Ich erwiderte, dass ich das Gefühl hätte, er breche heute ebenfalls in alle Richtungen aus. Dann erzählte er mir mit nachdenklicher Miene von seinem Wunsch, spontaner und freier zu sein.

»Spontan und frei?«, wiederholte ich in der Hoffnung, er würde näher darauf eingehen.

Er zuckte mit den Schultern, und mir fiel auf, dass er seine Hände zusammenfaltete und dann schützend über seinen Schritt legte.

»Hat die Spontaneität, nach der Sie sich sehnen, etwas mit Ihren erotischen Gefühlen zu tun?«, fragte ich.

Er nickte und sprach dann davon, wie Saffron und er früh am Morgen aufgewacht seien und miteinander geschlafen hätten. Das sei das erste Mal seit einer langen Zeit gewesen. Nach und nach schilderte er mir, dass ihr Sexleben mit seinem Alkoholproblem »den Bach hinuntergegangen« war. Meistens war er abends zu betrunken gewesen, um Sex zu haben, und Saffron war morgens eigentlich immer vor ihm aufgestanden. Als er aus der Entzugsklinik gekommen war, hatten sie eigentlich viel Sex gehabt. Es hatte jedoch nicht so gut funktioniert, also hatten sie es wieder gelassen.

»Was hat denn nicht funktioniert, Bear?«, hakte ich nach.

Er blies die Backen auf und schien sich unwohl zu fühlen, doch dann sagte er mir, dass es Saffron keinen Spaß mehr gemacht habe. Sie sei nie erregt gewesen, und er habe sie nicht mehr zum Orgasmus bringen können, obwohl er es immer wieder probiert habe.

»Heute Morgen ist sie gekommen. Ihr schien es wirklich zu gefallen – ich dachte schon, die Kinder würden sie hören. Sie war so laut!«

»Seufzend laut?«, fragte ich lächelnd.

»Ja, seufzend laut! Sie hat *sehr viel* geseufzt!«, er lachte.

Dann sprachen wir darüber, wie sehr sein Gefühl, ein guter Mensch zu sein, davon abhing, ob er Saffron glücklich machen konnte, und wie Bear sie vor ihrer Schwangerschaft, wenn etwas zwischen ihnen nicht in Ordnung war, im Bett immer glücklich gemacht hatte. Auf diese Weise versöhnten sie sich – ohne Worte und mit ihren Körpern.

Nach dieser Sitzung ärgerte ihn Saffrons Seufzen nicht mehr so sehr. Er öffnete sich mir gegenüber mehr, und wir sprachen darüber, wie fragil sein Selbstwertgefühl war – über seine Unsicherheit, ein guter Mann oder ein egoistisches Biest zu sein.

Menschen wiederholen Muster. Beziehungsmuster, die sie von ihren Müttern oder Vätern übernommen haben. Durch unsere gemeinsame Arbeit erfuhr ich, dass Bears Eltern miteinander nicht glücklich gewesen waren. Sein Vater, so schilderte er es mir, war ein wütender Mann, distanziert und gefühlskalt, weshalb seine Mutter häufig traurig und enttäuscht gewesen war. Bear war bezüglich der Launen seiner Mutter hyperwachsam gewesen – sie gaben den Ton an. Gelegentlich ließen sie die Sonne aufgehen, aber meist hatten sie für schwarze Wolken gesorgt. Das stärkste Bild, das Bear von seiner Mutter im Kopf hatte, zeigte sie in ihrem Schlafzimmer, wo sie auf einem Minifernseher, den sie auf einem Tablett auf ihrem Schoß abgestellt hatte, fernsah. Er hatte dann leise an der Tür geklopft, war hineingegangen und hatte sich vorsichtig ans Bettende gesetzt, um in ihrer Nähe zu sein. Er erinnerte sich noch an die blaue Tagesdecke, an der er gezupft hatte – aus Langeweile, Einsamkeit und Angst, dass er sie nerven und sie ihn wegschicken würde. Er wuchs mit dem ständigen Gefühl auf, keine Freude für seine Mutter zu sein, sie nicht aufmuntern oder zufrieden machen zu können. Tief in seinem Inneren sah er sich selbst als Last und befürchtete, *er* sei der Grund für ihre Traurigkeit, *er* sei derjenige, der sie enttäuscht habe. Und jetzt lebte er in der Angst, Saffron zu enttäuschen. Auf die gleiche Weise, wie er die Launen seiner Mutter überwacht hatte, beobachtete er nun Saffron. Angstvoll hielt er nach diesen schwarzen Wolken Ausschau. Wenn Saffron heiter war, wenn er sie aus Freude zum Seufzen bringen konnte, fühlte er sich wie ein Fürst, glücklich und stolz. Ohne diese Bestätigung fühlte er sich wie ein Biest, wütend und gefährlich und als schlechter Mensch.

# TEIL ZWEI
# VERRAT

Natürlich werde ich dich verletzen.
Natürlich wirst du mich verletzen.
Natürlich werden wir uns gegenseitig verletzen.
Aber das ist die eigentliche Bedingung unserer Existenz.
Für den Frühling müssen wir das Risiko des Winters akzeptieren. Für
die Anwesenheit müssen wir das Risiko der Abwesenheit akzeptieren.

Antoine de Saint-Exupéry, *Manon, Tänzerin*

Was ist Verrat? Fast immer geht es um Lügen und Egoismus. Verräter*innen setzen ihre eigenen Interessen, Wünsche und Bedürfnisse an erster Stelle, während der oder die Liebste darauf vertraut, dass sie genau das nicht tun. An vielen Orten auf dieser Welt ist es eine sehr gefährliche Angelegenheit, Ehebruch zu begehen oder ein Verräter zu sein. Doch zumindest in der westlichen Welt ziehen diese zwei Vergehen keine schweren Konsequenzen nach sich. Es werden keine Hände abgehackt, keine Augen ausgestochen und keine Verbannung ausgesprochen. Nichtsdestotrotz verurteilen wir Ehebrecher – wir schmähen sie in der Presse und schicken an den Betrogenen Blumen und unsere Liebe. Doch stellen Sie sich einmal vor, wir könnten in sie hineinsehen, und sowohl »Opfer« als auch »Täter*innen« dadurch besser verstehen.

Vielleicht fühlen wir uns zum ersten Mal verraten – so behauptete Freud –, wenn wir uns der Beziehung unserer Eltern bewusst werden. Diese niederschmetternde Entdeckung, dass der geliebte Elternteil einen anderen liebt, gibt den meisten von uns das Gefühl, eine unheilvolle Dreiecksbeziehung einzugehen. Viele Menschen leben diese unverarbeiteten Gefühle später in der eigenen Liebesbeziehung aus.

Verfolgen wir daher, wenn wir die Ehe brechen und die Bande der Liebe und des Vertrauens gefährden, eigentlich unterbewusst die Absicht, die Liebesbeziehung unserer Eltern anzugreifen? Wenn eine Frau eine Affäre mit einem verheirateten Mann beginnt, zahlt sie es dann ihrer Mutter heim, weil sie bei ihrem Vater an erster Stelle stand? Und wenn sich ein Mann eine Geliebte sucht, triumphiert er dann insgeheim über seinen Papi, der ihm seine allerliebste Mami weggenommen hat?

Bei Betrug geht es nicht nur um Sex. Es gibt viele Formen der Unehrlichkeit in Beziehungen, und alle gefährden den Kitt, der unsere intimste und wichtigste Beziehung zusammenhält.

# Als Kamal entdeckte, wer in seinem Bettchen geschlafen hatte

»Du willst mich doch verarschen! Das hast du nicht … Das hast du, verdammt noch mal, nicht getan!« Kamal explodierte.

Cecily saß nur da, ihr Gesicht war tränenüberströmt, und ihre Brust hob sich schwer vor lauter unausgesprochenen Gefühlen. Kamal machte Anstalten zu gehen. »Ich bleibe nicht hier, ich höre mir das nicht weiter an. Tut mir leid, Susanna.« Er stand auf und ging zur Tür. Dann zögerte er, drehte sich wieder zu Cecily um und klagte: »Willst du, dass ich gehe? Willst du das?« Sie sah zuerst mich an, dann ihn und sagte leise: »Nein. Nein.«

Nun war es also heraus. Irgendwie hatte ich es schon seit Wochen geahnt. Ich hatte schon mehrmals in mein Notizbuch gekritzelt: »Cecily – Affäre?« Und nun war es ans Licht gekommen. Irgendwie zumindest. Es fühlte sich erleichternd an. Vielleicht konnten wir endlich dien Eiertanz beenden und mit der Arbeit beginnen. Cecily hatte es mir nicht mit Worten gesagt, vielmehr schrie alles, was sie über sich und ihr gemeinsames Leben erzählte, nach AFFÄRE! AFFÄRE! AFFÄRE! Interessant allerdings war, dass Kamal so lange gebraucht hatte, um es zu kapieren. Oder sich nur einmal die Frage zu stellen, warum sie immer so lange arbeiten und am Wochenende ständig Telefonate führen musste. Ich fragte mich, ob Kamal seine Augen absichtlich vor der Wahrheit verschlossen hatte. Hatte er es wirklich nicht wissen wollen? Oder lag der Grund für dieses Versäumnis eventuell in seinem tiefsten Unterbewusstsein?

Cecily und Kamal kamen seit mehreren Monaten zu mir. Cecily veranlasste die Therapie, denn sie hatte das Gefühl, dass ihre Beziehung eingeschlafen war, und befürchtete, wenn sie nichts unternahmen, würde sie das gleiche Schicksal ereilen wie ihre Eltern.

Cecilys Haare waren erstaunlich kurz – sie waren blondiert und es sah aus, als hätte sie sie sich abrasieren lassen. Sie trug ein Nasenpiercing, einen winzigen Diamanten, und war recht zierlich, allerdings mit schönen Rundungen. Sie erinnerte mich an Rihanna. Sie besaß das Feuer und die Sinnlichkeit dieser Sängerin, obwohl sie überhaupt nichts Glamouröses tat – sie war vor Kurzem in ein lokalpolitisches Amt am äußeren Rand von Ostlondon gewählt worden. Kamal war ebenfalls ausgesprochen attraktiv. Er war immer in Schwarz gekleidet, und sein langes, glattes Haar war von ersten grauen Fäden durchzogen. Er hatte es zu einem tiefen Dutt nach hinten gebunden. Sie hatten etwas Cooles und Kluges an sich – und so gingen sie auch an die Therapie heran.

In der ersten Sitzung schien sich Kamal kaum für mich oder das Prozedere zu interessieren, und als ich sie fragte, warum sie zu mir kämen, sagte er, er würde es für Cecily tun. Er fände, dass es ihnen gut gehe, und glaube nicht daran, dass es einen Nutzen habe, mit einer Fremden über ihre Beziehung zu sprechen. Dann stellte er mir Fragen zu meiner Berufserfahrung, meinen Qualifikationen und meinem Honorar. Ob sie einen niedrigeren Preis verhandeln könnten? Ob sie aufgrund ihrer drei Kinder eine Ermäßigung bekommen könnten? Ich erkundigte mich über ihre finanzielle Situation. Ich wollte nicht so hart sein, wenn sie es sich wirklich nicht leisten konnten, doch schnell war klar, dass beide gut verdienten. Also richtete ich meine Aufmerksamkeit auf seine zwiespältigen Gefühle bezüglich der Therapie. Ich kam nicht sonderlich weit. Kamal war kurz angebunden und blieb bei der Geschichte, dass er nur hier war, weil sie ihn darum gebeten hatte, und wenn Cecily das wollte, wäre das für ihn auch in Ordnung.

Kamals Feindseligkeit war 20 Minuten später einer charmanten, aber leicht kühlen Fassade gewichen. Es wurde schon bald deutlich, dass sie diese Ambivalenz der Therapie gegenüber miteinander teilten. Es dauerte eine Ewigkeit, bis wir uns auf einen festen Sitzungstermin einigen konnten, weil Cecily so viel zu tun hatte. Sie fragte, ob sie schon um 7 Uhr morgens kommen könnten. Oder ob ich vielleicht noch um 22 Uhr arbeitete? Ob Samstagmorgen oder Sonntagnachmittag möglich sei? Es war offensichtlich, dass es schwer für sie werden würde, sich wirklich auf eine Paartherapie einzulassen.

Als sie schließlich mehrere Wochen später doch ihre Therapie bei mir begannen, schien es, als wüssten sie nicht, worüber sie sprechen wollten. Kamal war häufig schweigsam und interessierte sich nur für das, was Cecily zu sagen hatte. Und wenn sie dann redete, schilderte sie mir meist umständlich und unpräzise, wie unglücklich sie war. Mich überkam eine gewisse Ungeduld, weil wir so viel Zeit vergeudeten. Diese Ausflüchte und dieses Ausweichen waren frustrierend. Seine leicht arrogante Nonchalance und ihre sonderbare Vagheit erschwerten es mir, dieses Verhalten als Verteidigungsmechanismus zu erkennen, der verdecken sollte, dass sie sehr viel Angst davor hatten, was passieren könnte, wenn sie wirklich beginnen würden zu reden.

Die Ursache für Cecilys Unzufriedenheit schien Kamals Desinteresse an Sex gewesen zu sein, allerdings kam das nur andeutungsweise zur Sprache. Sie erwähnten es lediglich beiläufig oder im Scherz, sodass wir nie wirklich darauf eingehen konnten. In manchen Sitzungen sprachen sie etwas gekünstelt über ihre Kinder, die vier, drei und zwei Jahre alt waren. Doch auch diese Gespräche schienen sich nie zu entwickeln. Was ich sagte, fühlte sich eher fade und trocken an wie die Phrasen eines Standardratgebers à la *Wie Sie Ihre Ehe retten*. Da sie mich nicht an sich heranließen, hatte ich auch nichts Bedeutungsvolles zu sagen.

Die Wochen vergingen, und ich hörte von nichts anderem als Cecilys vollem Terminkalender. Kamal holte die Kinder von der

Kita ab. Kamal machte den Kindern ihren Tee. Kamal brachte die Kinder zu Bett. Dann kam Cecily nach Hause, häufig angetrunken, und weckte sie zum Kuscheln auf. Ehrlich gesagt verurteilte ich sie immer mehr. Doch Kamal schien sich fest vorgenommen zu haben, eine Konfrontation um jeden Preis zu vermeiden. Er kommentierte nur milde, dass Billy – ihr Vierjähriger – wahrscheinlich gern mehr von seiner Mutter sehen würde. Und dann hörte ich, dass Kamal das Wochenende allein mit den Kindern verbracht hatte, weil Cecily an einer Konferenz teilgenommen hatte.

Kurz vor den Osterferien erzählte sie ihm schließlich in unserer Sitzung von ihrer Affäre. Es kam heraus, weil er in den Ferien zu seinen Eltern in die Türkei hatte fahren wollen, und sie hatte sich dagegen gesträubt. »Ich muss arbeiten. Du weißt, dass ich arbeiten muss. Ich muss an den Feiertagen Wahlkampf führen. Ich kann nicht die ganze Woche im Ausland verbringen. Nimm *du* die Kinder, und ich fliege über das Osterwochenende zu euch, wenn ich kann.« Diese Aussage war eine klare Herausforderung. Kamal hatte in der Woche zuvor gesagt, wie sehr er sich darauf freute, mit ihr Zeit zu verbringen, und sie hatte versprochen, die Kinder an die erste Stelle zu setzen – und nun ruderte sie zurück. Ich spürte, wie sauer ich plötzlich auf sie wurde. Sie provozierte ihn richtig.

Zunächst sah es so aus, als hätte Kamal sich geschlagen gegeben. Doch dann sammelte er sich, drehte ihr den Kopf zu, um sie ansehen zu können, und sagte schließlich: »Lügst du mich an, Cecily? Lüg mich nicht an.« Panisch blickte sie zunächst zu ihm und dann zu mir.

»Ich denke, er möchte, dass Sie ehrlich zu ihm sind, Cecily.« Als ich das sagte, wusste ich, dass sie wusste, dass ich es wusste.

Sie nickte. Furcht breitete sich auf ihrem Gesicht aus. »Es tut mir wirklich leid.« Und nach einer längeren Pause: »Sie wissen es, nicht wahr? Sie wissen, dass ich mich mit jemand anderem treffe?«

Kamal legte seinen Kopf in die Hände. Es sah aus, als würde er versuchen zu verdrängen, das sie gerade sagte. Cecily war aufgewühlt und weinte: »Es tut mir leid … Es tut mir so leid.«

Stumm und wie gelähmt sah ich einfach nur zu.

»Wer?«, fragte Kamal, seine Stimme klang hart und wütend.

Es wurde still. Dann sagte sie mit leiser Stimme: »Frankie.« Und da explodierte er.

Kamals Wut kam und verging wie eine vorbeiziehende Wolke. Schon in der darauffolgenden Sitzung schien er fast zu seinem alten, coolen, ruhigen und kontrollierten Selbst zurückgefunden zu haben. Als sie diesmal anfingen zu reden, ließen sie mich jedoch ausnahmsweise an sich heran und erzählten mir, wie die Dinge wirklich um sie standen. Sie hätten nach unserer letzten Sitzung ausführlich miteinander gesprochen. Sie seien bis spät in die Nacht wach geblieben, eine Achterbahn der Gefühle gefahren und hätten abwechselnd vor Verzweiflung geheult. Seitdem kämen sie jeden Abend zu dem Schluss, sich trennen zu müssen, nur um dann bei Morgengrauen aufzuwachen und, verzweifelt und gebrochen, miteinander zu schlafen und wieder bei null anzufangen. Da sie nun absolut offen miteinander umgingen, bekam ich das Gefühl, dass sie sich nun näher standen als jemals zuvor.

Aus Erfahrung weiß ich, dass eine Affäre manchmal ein Katalysator für etwas sehr viel Befriedigenderes sein kann. Vor allem wenn in einer Beziehung jedweder Konflikt gemieden wurde, wodurch sie lähmend und leblos wurde. In konfliktfreien Beziehungen gibt es oft gar keinen Sex. Die Enthüllung einer Affäre kann dann jedoch ein Verlangen wecken, das plötzlich wieder zu leidenschaftlichen Liebesakten führt. Warum das so ist? Ein Grund ist sicherlich der, dass in dem Moment, in dem die Katze aus dem Sack ist, auch jede Gewissheit bezüglich der Zukunft verschwindet und

Sex für das Paar zu einem Weg wird, sich gegenseitig zu beruhigen und die Illusion von Sicherheit wiederherzustellen. Als Therapeutin habe ich auch schon erlebt, wie eine Affäre dafür sorgen kann, dass ein Paar sich mit anderen Augen sieht. Plötzlich keine Einheit mehr zu sein und von jemand anderem begehrt zu werden, kann die Spannung und das Verlangen wieder aufleben lassen. Rüttelte Cecilys Affäre zwischen ihnen etwas auf, das sie einander näherbringen würde, oder war dies nur ein Übergangsprozess, der sie aus der Beziehung heraus und in eine richtige Trennung führen würde?

»Es ist nichts Ernstes, Kam. Du brauchst dich von Frankie nicht bedroht zu fühlen«, versicherte Cecily. »Weißt du, ich musste einfach herausfinden, wie es ist, mit einer Frau zusammen zu sein.« Da dämmerte mir, dass Frankie kein Mann war.

»Aber Frankie, ausgerechnet Frankie? Ich verstehe nicht, wie du das machen kannst. Kennst du nicht das wichtigste Prinzip? Man scheißt nicht dort, wo man isst!«

Es stellte sich heraus, dass sie beide eng mit Frankie befreundet waren. Sie war politisch aktiv und in derselben Partei wie Cecily. Außerdem wohnte sie direkt um die Ecke, und ihre Kinder waren im gleichen Alter wie die der beiden. Ihr Ehemann hatte sie im Jahr davor verlassen, und seitdem war sie ein fester Bestandteil im Leben von Cecily und Kamal. Er brachte Frankies Kinder zur Kita, Frankie holte deren Kinder ab. Frankies Kinder übernachteten bei ihnen, wenn sie ausgehen wollte – mit Cecily, wie sich nun herausstellte. Während Kamal sich um die Kinder kümmerte, schliefen Frankie und Cecily ein paar Häuser weiter miteinander.

Je mehr von dieser Affäre ans Licht kam, desto mehr fragte ich mich, wie Kamal so ruhig bleiben konnte. Das war *solch* ein Vertrauensbruch und so demütigend, dass Cecily ihn mit jemandem betrog, der in beider Leben eine so zentrale Rolle spielte. Ich spürte, wie die Empörung in mir hochkochte, während Kamal, noch immer ungerührt, gegen sie ankämpfte. Als sich unsere Sitzung dem Ende zuneigte, sagte Kamal, Cecily solle das nächste Mal ohne ihn kommen – sie brauche Hilfe, um zu entscheiden, was sie tun wolle. Er würde wie geplant nach Istanbul fliegen und die Kinder mitnehmen.

Cecily sah geknickt und dünn aus, als sie sich in der darauffolgenden Woche auf mein Sofa setzte. Ihr strahlender Glanz war verschwunden. Sie wühlte in ihrer Tasche, entschuldigte sich für nichts Bestimmtes und – nachdem sie ihre eigenen Taschentücher sicher auf dem Schoß positioniert hatte – brach in Tränen aus.

»Was soll ich tun? Was soll ich nur tun, Susanna? Ich versaue es mir mit Kam, mit den Kindern, mit unserem Zuhause. Was soll ich nur tun?« Sie schnäuzte sich geräuschvoll und sah mich so an, als könnte ich ihr darauf eine Antwort geben. »Ich liebe Kam. Ich liebe unser gemeinsames Leben. Ich weiß nicht, warum ich das getan habe. Ich habe immer wieder versucht, das mit Frankie zu beenden, aber …«, sie verstummte. »Sagen Sie mir, was ich tun soll! Bitte!«

»Es ist wirklich hart, wenn man in einem solchen Dilemma steckt. Ich kann sehen, wie hin- und hergerissen Sie sind«, sagte ich neutral.

Sie holte tief Luft. Sah mich an. Und schaute dann weg.

»Werde ich die Kinder verkorksen?«

»Wenn Sie gehen?«, fragte ich.

Sie nickte. »Ich will nicht, dass das, was *ich* will, ihnen wehtut … Wie könnte ich das rechtfertigen?«

»Es klingt, als ob Sie das Gefühl hätten, Sie müssten sich für die Kinder oder sich entscheiden. Ist es wirklich so?«

»Kamal wird mich hassen. Die Kinder werden mich hassen …«

»Ich glaube, Sie haben auch Angst davor, wie sehr Sie sich selbst hassen könnten.«

»Ja. Ich hasse mich bereits jetzt, und ich werde mich so oder so hassen.« Da begann sie wieder zu weinen.

Im Laufe der Sitzung erzählte mir Cecily schließlich mehr über ihr Verhältnis zu Frankie und welche Offenbarung es für sie beide gewesen sei. Keine der beiden sei jemals mit einer Frau zusammen gewesen. Sie habe das Gefühl, dass sie einander wirklich verstanden – auch weil sie beide Frauen seien und Frankie, wie sie, schwarz sei und sich politisch sehr engagiere. Sie seien sehr verliebt – und während sie mit mir sprach, wurde deutlich, wie intensiv und lustvoll das Körperliche zwischen ihnen war.

»Ich bin auch gern mit Kam zusammen. Aber ich bin mir nicht sicher, ob er gern mit mir zusammen ist.«

»Meinen Sie sexuell?«

»Ja.« Sie stockte. »Es war nie wirklich gut. Ich habe das Gefühl, dass er niemals wirklich Lust darauf hatte. Ich meine, in den letzten Wochen hatten wir sehr viel Sex, aber, na ja, das ging alles von mir aus, nicht von ihm.«

»Ich habe das Gefühl, dass Sie sich von Frankie sehr begehrt fühlen und von Kam *nicht*.«

»Genau. Ja, genau. Sie *will* mich. Ich glaube nicht, dass er mich will. Nicht wirklich. Ich denke, das war nie so. Und seitdem ich gewählt wurde, ist es schwer für uns geworden, Dinge miteinander zu teilen. Frankie weiß, was ich tue und warum. Ich glaube nicht, dass Kam das wirklich versteht.«

Für eine Weile saßen wir schweigend da.

»Er kann nicht kommen«, sagte sie plötzlich. »Ich konnte niemals dafür sorgen, dass er kommt. Das geht seit Jahren so.«

Ich wartete ab und wunderte mich über die Kinder – beziehungsweise darüber, wie sie »gemacht« worden waren. Da sagte Cecily, als hätte sie meine Gedanken gelesen: »Wir waren in einer Klinik. In Oxford. Wir hatten eine IUI.«

»Eine IUI?«

»Ich habe vergessen, für was das steht, aber im Grunde hat er in ein Glas masturbiert, und dann haben sie es mir gespritzt. Sie haben geprüft, wann ich fruchtbar bin. Es hat jedes Mal sofort funktioniert.«

Mir gingen viele Fragen durch den Kopf. Was hatte zu dieser Entscheidung geführt? Warum hatten sie dieses Problem nicht behandeln lassen, und warum hatte sie da mitgemacht? Und warum, wenn der Sex schon immer so problematisch gewesen war, war sie überhaupt mit ihm zusammengekommen?

»Das klingt so, als ob Sie eigentlich beide unzufrieden sind.«

Sie zuckte mit den Schultern. »Ich weiß nicht. Ich denke nicht, dass es Kam jemals gestört hat.«

Das verwunderte und überraschte mich. Ich hatte gewusst, dass Kamal weniger Lust auf Sex hatte als sie, aber er war Cecily gegenüber ausgesprochen hingebungsvoll. Er vermittelte mit seiner gesamten Identität, ein guter Ehemann und Vater sein zu wollen, und er strahlte ein ausgesprochen maskulines Selbstbewusstsein aus. Es fiel mir schwer, diese Persona mit dem in Einklang zu bringen, was mir Cecily soeben erzählt hatte.

In der voll gepackten U-Bahn gab es keine freien Plätze mehr. Von Euston nach Camden Town hing ich also an einer Halteschlaufe und hoffte, jemand würde mir seinen Sitzplatz überlassen. Als ich gerade zu akzeptieren begann, dass ich den gesamten Weg bis nach Highgate stehend verbringen würde, lächelte mich ein großer Mittdreißiger an und fragte mich gestikulierend, ob ich mich hinsetzen wolle. Ich nickte dankbar, tauschte mit ihm den Platz und ließ mich schwerfällig auf den warmen Sitz fallen. Diese galante Tat brachte meine Gedanken zurück zu Kamal. Ganz eindeutig spielte sexuelle Identität eine wichtige Rolle bei ihren Problemen. Und es war nicht das erste Mal, dass mir solch eine Situation begegnete. Wenn Cecily dachte, sie sei wahrscheinlich lesbisch, und Kam es nicht sonderlich zu gefallen schien, mit ihr zu schlafen, was bedeutete das dann? Waren sie unterbewusst zu dem Einverständnis gekommen, dass Sex möglichst nicht auf der Agenda stehen sollte? Waren im Grunde beide unsicher bezüglich ihrer Heterosexualität, und war das der Grund dafür, warum sie einander – unterbewusst – ausgesucht hatten?

Sexualität zu verstehen und mit ihr zu arbeiten, kann der rätselhafteste Aspekt meiner Arbeit sein, und ich frage mich schon seit einer ganzen Weile, warum das so ist. Teilweise liegt das natürlich daran, dass es vielen Paaren schwerfällt, über die intimsten Dinge in ihrem Leben zu sprechen. Es hat aber auch etwas damit zu tun, dass sexuelles Verlangen und die damit unweigerlich einhergehenden Fantasien oft in den tieferen Schichten des Unterbewusstseins vergraben liegen. Sie sind somit schwer greifbar und entziehen sich Sprache und Vernunft. Paare kommen oft mit einem sexuellen »Symptom« zur Therapie – und diese Schwierigkeiten halten sie davon ab, ein befriedigendes Sexualleben zu führen. Manche dieser sexuellen »Symptome« sind relativ eindeutig, andere wiederum nicht. Starke, potente Männer können zwar vom Körper ihrer Frauen angeekelt sein, Pornos mit älteren Menschen wiederum erregen sie. Und Frauen, die ansonsten liebevoll, offen und freundlich sind, können keine sexuelle Erregung mehr empfinden und erstarren, sobald man sie berührt. Unsere Körper erzählen eine Geschichte. Es kann allerdings ein ausgesprochen schwieriges Unterfangen sein, diese Geschichte in etwas Verbales zu übersetzen, das verständlich und auch erzählbar ist.

Aufgrund der Osterferien vergingen nahezu drei Wochen, bis ich einen der beiden wiedersah. Vorher hatten wir ein paar E-Mails ausgetauscht und gemeinsam beschlossen, dass Kamal ebenfalls für eine Einzelsitzung zu mir kommen würde. Es war ein wunderschöner Frühlingstag, und ich ging kurz vor die Tür, um in der Nachmittagssonne etwas spazieren zu gehen. Als ich zu meiner Praxis zurückkam, sah ich Kamal direkt vor dem Gebäude, der in ein Telefongespräch vertieft war. Er trug einen bunten, bestickten Schal, und er sah gebräunt und gesund aus. Er wirkte weder gebrochen noch bekümmert, sondern vielmehr, als wäre er aufgeblüht.

15 Minuten später nahm dieser attraktive junge Mann auf meiner Couch Platz, während er noch immer sein Handy umklammerte.

»Entschuldigen Sie, aber ich muss das anlassen«, sagte er und deutete auf sein iPhone. »Leider eine dringende Sache auf der Arbeit.« Ich nickte, und mir fiel auf, wie locker und cool er wirkte – und wie distanziert.

»Wann waren wir das letzte Mal bei Ihnen? Es kommt mir vor wie eine Ewigkeit!« Er blies die Backen auf.

Dann erzählte er locker von seinem Besuch in Istanbul und wie sehr die Kinder es genossen hätten, ihre Großeltern zu sehen. Er sprach davon, dass Cecily seine Verpflichtungen gegenüber seiner Familie nicht wirklich verstehe. Er tippte darauf, dass dies an den kulturellen Unterschieden liege, über die sie bisher nicht wirklich gesprochen hätten, es aber tun sollten. Er erklärte mir, dass die Kinder unterschiedliche ethnische Wurzeln hätten und wie sehr es seine Eltern störe, dass sie sie nicht zu guten Muslimen erziehen würden. Das waren wichtige Dinge, über die wir noch nie geredet hatten. Allerdings war sein Tonfall so abweisend und oberflächlich, dass ich das Gefühl bekam, dass er mich nicht näher an sich heranlassen wollte. Plötzlich kam ich mir dumm vor, weil ich mir Sorgen um sie gemacht hatte. Er tat so, als ob es ihm wirklich gut gehe und es nichts gebe, was er oder sie noch von mir bräuchten. Ich beobachtete, wie er diese Persona konstruierte, und wusste, dass diese Coolness höchstwahrscheinlich eine Reaktion auf den Durchbruch in der Therapie war und er auf diese Weise damit umging. Also wartete ich gespannt darauf, was wohl als Nächstes passieren würde.

Schließlich verstummte er, als ob er wüsste, dass er seine Zeit damit verschwendete. Die Sonne, die nun tief am Himmel stand, blendete mich, und als ich zu ihm blinzelte, erkannte ich, dass seine Maske gefallen war und er plötzlich abgespannt und traurig wirkte.

»Ich denke, Kam, dass diese Situation für Sie sehr schwer sein muss. Ich weiß, wie wichtig das Gefühl für Sie ist, alles im Griff zu haben. Sie haben nicht gern das Gefühl, dass Sie derjenige sind, der im Schlamassel steckt und Hilfe braucht, richtig?«

Er lächelte mich warm an und kniff zwinkernd seine schönen braunen Augen zusammen. Meine Bemerkung schien ihn zu amüsieren. »Vielleicht. Da haben Sie vielleicht recht. Doch Sie können sicher verstehen, dass ich mich gerade nicht gehen lassen kann. Cecily ist in gar keiner guten Verfassung, also muss ich mich zusammenreißen, oder? Und meine größte Sorge gilt den Kindern. Sie sind diejenigen, die darunter leiden werden. Oder? Ich muss für sie da sein, oder?«

Ich sagte nichts. Er war auf der Suche nach Bestätigung, und die konnte ich ihm nicht geben.

»Cecily hat es beendet. Mit Frankie. Und wir ziehen um. Ich habe unser Haus zum Verkauf gestellt. Wir sind uns einig, dass es das Beste ist, wenn wir etwas Abstand gewinnen … Von Frankie«, erklärte er, als er meinen leicht fragenden Gesichtsausdruck bemerkte.

Ich wusste nicht, was ich sagen sollte. War dieser Plan, der sehr viel Klarheit ausdrückte, Kams Art, mit dieser eigentlich sehr ungewissen Situation umzugehen? War sich Cecily sicher, dass sie das tun wollte? War sich da Kam sicher? Doch ich spürte, dass er mich nur zurückweisen würde, wenn ich ihn direkt damit konfrontierte.

»Es klingt, als hätten Sie beide seit unserem letzten Treffen ein paar ernste Entscheidungen getroffen. Ich denke, Sie wollen mir damit sagen, dass jetzt alles geregelt und geklärt ist.«

Es folgte ein Moment des Zögerns, bei dem ich das Gefühl bekam, dass er gerade abwog, ob er mit dieser Scharade weitermachen oder mich hereinlassen sollte. »Geklärt?«, schnaubte er schließlich, und sah mich an, als hätte ich etwas ausgesprochen Dummes gesagt. »Nein, es ist nicht ›geklärt‹. Es ändert sich jeden Tag. Und das macht mich total verrückt. In der einen Minute ist Cecily zu Hause, bringt die Kinder ins Bett, liest ihnen Geschichten vor, ist die allerbeste Mutter und dann – peng! – verschwindet sie und kommt erst mal nicht wieder …«, er verstummte.

»Das muss sehr schwer für Sie sein, Kam, sehr schwer. Da ist es für Sie sicherlich auch nicht einfach, herauszufinden, was *Sie* wollen.«

Er nickte, und für eine Weile saßen wir schweigend da.

»Sie hat es Ihnen erzählt, nicht wahr.« Das war keine Frage, also wartete ich. »Ich war sauer auf sie. Ich fand nicht, dass Sie das wissen müssen.« Ich war verwirrt. Sprach er über die Affäre oder über seine Schwierigkeiten im Bett? Ich legte meinen Kopf zur Seite und setzte einen fragenden Blick auf. »Das mit den Kindern. Wie sie gezeugt wurden«, spezifizierte er.

Ich nickte. »Ja, davon hat sie mir erzählt.«

Er verfiel wieder in Schweigen.

»Vielleicht ist es für Sie zu schmerzhaft, um darüber zu sprechen?«

Er sah mich durchdringend an, so als würde er sich wieder einmal überlegen, ob er mir vertrauen konnte. Er zögerte nur einen Augenblick und setzte dann zum Sprechen an. Er erzählte mir, vor seiner Beziehung mit Cecily nie wirklich Probleme im Bett gehabt zu haben. Er habe viele Freundinnen und viele One-Night-Stands gehabt, und der Sex sei meist gut gewesen. Doch mit Cecily sei es anders geworden. Bevor er sie getroffen habe, sei ihm niemand jemals wirklich wichtig gewesen. Keine seiner Beziehungen habe mehr als ein paar Monate gedauert und, wenn er ehrlich zu mir sein solle, denke er nicht, jemals ein guter Partner gewesen zu sein. Er sei niemals treu gewesen. Er habe oft im Nahen Osten gearbeitet, sei viel herumgereist und nie auf der Suche nach etwas Ernstem gewesen. Doch dann habe er Cecily getroffen. Er sei gerade aus Peking zurückgekommen, wo er eine Zeitlang gearbeitet habe und unglaublich einsam gewesen sei. Als sie sich kennengelernt hätten, sei es ihr nicht sonderlich gut gegangen. Sie habe sehr viel Marihuana geraucht und gerade erst mit einem Typen Schluss gemacht, der sie schlecht behandelt habe. Dann, ein paar Monate nachdem sie sich kennengelernt hätten, habe ihre Mutter Krebs bekommen und sei gestorben. Das habe sie enorm zusammengeschweißt. – Ich fragte vorsichtig, ob sein Problem mit Sex zu diesem Zeitpunkt begonnen habe.

»Vielleicht, ja. Ich weiß nicht, warum. Aber ja, ungefähr dann. Als ihre Mutter krank wurde. Es war eine sehr schwierige Zeit.«

»Hatten Sie vielleicht das Gefühl, als ob Sie Cecily beschützen und sich um sie kümmern müssten, anstatt sich selbst etwas zu gönnen, erst recht keine sexuelle Lust?«

»Nun ja, das war eigentlich schon immer so. Das macht mir aber nichts aus«, versicherte er mir schnell.

»Nicht?«, fragte ich. »Ich denke, dass es Ihnen eventuell doch etwas ausmacht. Und vielleicht lehnen Sie Sex deshalb ab, um einen Weg zu finden, sich darüber ›zu beschweren‹, wie ungleich und ungerecht sich die Dinge zwischen ihnen anfühlen.«

Er wirkte nachdenklich. Wir hatten die Zeit überschritten, und es fiel mir schwer, ihm zu sagen, dass wir aufhören mussten. Es fühlte sich so an, als ob die Sitzung gerade erst begonnen hätte. Er stand hastig auf, rang sich ein Lächeln ab und verließ meine Praxis, ohne einen Blick zurückzuwerfen. Ich konnte hören, wie er die Treppen hinunterrannte und dabei zwei oder drei Stufen auf einmal nahm.

Ich klappte den Laptop auf, um meine E-Mails zu checken, aber es gab etwas, das mich nicht losließ. Als ich mich 1986 für den Sitz einer Eheberaterin beworben hatte, wurde ich gefragt, was dabei meiner Meinung nach die größte Herausforderung für mich werden könnte. Die Antwort war mir nicht schwergefallen – denn mein leidenschaftliches politisches Engagement für den Feminismus lag noch nicht lange zurück. Ich war jahrelang für die Rechte von Frauen auf die Straße gegangen und hatte Konferenzen sowie bewusstseinsbildende Gruppen besucht. Ich hatte befürchtet, hatte ich das Auswahlkomitee wissen lassen, nicht in der Lage zu sein, es mit den Männern aufzunehmen: den herrischen Ehemännern, die Sex einfordern und ihre Frauen herumschubsen. Doch aus irgendeinem Grund hatte ich in meiner Praxis kaum je mit solchen Männern zu tun gehabt. Stattdessen hatte ich während meiner beruflichen Laufbahn meist eher das Gegenteil beobachtet: wütende, anklagende Frauen und eher nachgiebige, aber distanzierte sowie in sich gekehrte Männer. Und wieder einmal sah ich mich mit einem klaren Machtgefälle konfrontiert. Auch Kamal – so locker und cool – schien sich der anspruchsvollen, leidenschaftlichen Cecily unterzuordnen. Aber war das wirklich so?

Wie sich die Machtverhältnisse zwischen einem Paar ausdrücken, scheint mir entscheidend dafür zu sein, wie es um deren Sexualleben steht. Wenn die Partner*innen sich jeweils eigene Hoheitsgebiete zugestehen und beide innerhalb der Beziehung »Einfluss« haben, ist Sex häufig nur ein weiterer Bereich, in dem mit diesen Themen gespielt wird. Im Idealfall alterniert die »Führungsposition« – die Partner*innen nehmen abwechselnd die Zügel in die Hand. Durch diesen Tanz kommt es zu einem Waffengleichstand, der den vom Paar besonders geschätzten kreativen Austausch ermöglicht, der wiederum neue Gedanken, Ideen, Projekte und sexuelle Lust entstehen lässt. Probleme im Sexleben eines Paares scheinen meist dann aufzutauchen, wenn die Beziehung sich nicht mehr entwickelt – wenn sie starr und unflexibel geworden ist. In diesen Ehen verfestigt sich die Rolle der Partner*innen, und das natürliche Hin und Her von Geben und Nehmen, Macht und Verletzlichkeit, Stärke und Schwäche ist verloren.

Als Cecily und Kam in der darauffolgenden Woche meine Praxis betraten, wirkten sie sogar noch verhaltener als gewöhnlich. Cecily war stark erkältet und hielt eine Packung Taschentücher in der Hand, und sogar Kam sah weniger geschniegelt aus als sonst. Ihre Blicke trafen sich.

»Fang du an«, sagte Cecily.

Und das tat er. Er begann damit, mir zu erklären, wie schlecht es Cecily gehe und wie schwer sie es im Moment habe. Ich unterbrach ihn und wies darauf hin, dass er über ihre Gefühle und nicht über seine eigenen sprach.

»Das macht er immer«, bemerkte Cecily. »Er spricht niemals über sich. Er ist niemals deprimiert. Er ist niemals sauer. Du bist wie ein verdammter Roboter, Kam. Sogar jetzt noch. Mit allem, was momentan los ist, tust du so, als sei nichts. Als sei alles normal!« Ihre Stimme bebte vor Schmerz und Frustration.

»Ich weiß nicht, was du von mir hören willst, Cecily. Nicht alles muss ein großes Drama sein – ich bin nicht wie du. Ich breche nicht gleich in Tränen aus oder verhalte mich wie ein kleines Kind, wenn ich nicht bekomme, was ich will, aber mir geht es ganz sicher nicht gut. Mir geht es gar nicht gut, verdammt noch mal! Oder? Oder?«

In Cecilys Augen flackerte Angst auf – aber da waren sie, der Frust und die Wut, die Kam so sehr zu kontrollieren versuchte. Ich verstand allmählich besser, was zwischen den beiden vorging. Wie Cecily die Frustration für sie *beide* zum Ausdruck brachte. Und wie sie all die hässlichen, egoistischen und bedürftigen Gefühle für sie *beide* in sich trug. Er verleugnete diese Teile seines Selbst und wurde zu diesem stets gebenden »Alles-ist-gut«-Helden, während sie sich durch diese Brühe aus Gefühlen und Konflikten kämpfte, sich selbstsüchtig verhielt und deswegen ein schlechtes Gewissen hatte.

Sie starrten einander an, und zum ersten Mal konnte ich Hass in ihren Augen sehen.

»Ich denke, Sie fühlen sich beide gefangen. Gefangen in diesen hässlichen Gefühlen und Ihrem schlechten Gewissen angesichts dessen. Und gefangen in der Angst, dass Sie sich im Falle einer Trennung niemals erholen werden, genauso wenig wie die Kinder.«

Sie wirkten betroffen und den Tränen nah – der Hass war verflogen. Wie schnell sich ihre Gefühle doch ändern konnten.

»Ich will dich nicht verletzen, Kam.«

»Ich weiß. Ich weiß.«

Ich konnte ihre Traurigkeit spüren, sie war ehrlich. Einen Moment lang war es still. Dann verpuffte die Traurigkeit, und der toxische Hass kam zurück.

»Vielleicht solltest du dir Hilfe holen. Du hast ganz offensichtlich ein Problem«, fauchte Kam.

»Du denkst, lesbisch zu sein ist ein Problem? Herr im Himmel, Kam, du klingst wie deine dumme, ignorante Mutter …«, schnaubte Cecily verächtlich.

»Wie schwierig es doch ist, bei der Traurigkeit zu bleiben«, bemerkte ich.

Kam sah mich an. »Wird das den Kindern sehr schaden? Ich mache mir jetzt nur um sie Sorgen.«

»Das kommt darauf an, wie Sie sich trennen. Es kommt darauf an, wie Sie die Dinge nach der Trennung regeln.«

Ich gab ihnen einen Einblick in die Forschung und sagte ihnen, dass sich Kinder gut von einer Scheidung erholen können. Doch wie die Eltern ihre Beziehung miteinander führen, habe stets einen großen Einfluss auf sie, auch nach einer Trennung. Wenn sie zusammenarbeiten und versuchen, Streit und Schuldzuweisungen zu vermeiden, würden die Kinder wahrscheinlich gut damit fertigwerden. Ich sprach auch davon, dass es nicht unbedingt besser sei, wenn Eltern zusammenblieben, die tief unglücklich und ständig wütend aufeinander seien.

Eine Woche später kam Kamal allein, da wir besprochen hatten, es sei vielleicht besser, wenn sie ein paar Sitzungen nur für sich hätten. Als er ins Behandlungszimmer kam, überreichte er mir einen kleinen Juteleinenbeutel, auf dessen Vorderseite ein roter Hahn gedruckt war.

»Für Sie«, deutete er mit einem Kopfnicken in meine Richtung an, während er sich aus seiner Jacke schälte.

Ich sah ihn fragend an und legte den Beutel auf den Boden nahe der Tür.

»Rainier-Kirschen – die besten. Wir importieren sie. Sie sind heute erst angekommen. Die Saison ist *seeehr* kurz. Drei Wochen, wenn überhaupt.«

Ich lächelte.

»Ich wollte mich bei Ihnen bedanken. Ich denke, uns geht es viel besser, und wir wissen jetzt, dass wir uns wohl trennen werden.« Er hielt inne. »Es ist okay. Wir treffen uns nächste Woche – wir wollen besprechen, was wir den Kindern sagen. Ist das in Ordnung?«

»Natürlich.«

»Ich wollte über mein … äh … Problem sprechen. Sie wissen schon. Beim Sex.«

Ich nickte. Als ich nach unten blickte, konnte ich aus dem Augenwinkel den Beutel und das Bild des roten Hahns sehen, und mir kam der Gedanke, dass dies ein klares Symbol männlicher Potenz war.

»Sie haben in der Sitzung, in der ich allein bei Ihnen war, gesagt, dass Sie glauben würden, mein Problem habe etwas mit meiner Wut auf Cecily zu tun.«

Ich nickte.

»Ich bin mir nicht sicher, ob das stimmt.« Es folgte eine lange Pause, und ich wartete darauf, dass er mehr sagen würde. »Als ich etwa 15 Jahre alt war, erwischte mich meine Mutter dabei, wie ich mir einen Porno ansah.« Daraufhin blickte er sich auf eine Weise im Raum um, als sei er auf der Suche nach einem Fluchtweg.

Zögerlich schilderte er mir, was für einen Porno er sich angesehen hatte, und obwohl es ihm schwerfiel, explizit zu sein, verstand ich nach und nach, dass er inzestuöser Natur gewesen war und von einem Jungen und seiner jüngeren Schwester gehandelt hatte. Seine Mutter sei außer sich gewesen und habe ihn als krank und pervers bezeichnet. Er habe das Gefühl gehabt, dass sie ihn danach nie wieder so angesehen habe wie vorher. Wir sprachen darüber, wie sehr er sich geschämt hatte, und Kamal überlegte, ob er aufgrund dieser Erfahrung in Sachen Sex etwas »komisch« sei. Er fühle sich auf jeden Fall häufig schlecht deswegen. Er fühlte sich schlecht, wenn er nicht versuchte, mit Cecily zu schlafen, und sehr schlecht, wenn sie miteinander schliefen.

»Sie haben mir nie von Ihrer Schwester erzählt, Kam«, sagte ich nach einer Weile.

»Nein. Wir verstehen uns nicht. Sie ist nach Istanbul zurückgegangen und lebt in der Nähe meiner Eltern. Ich sehe sie nicht wirklich. Auch nicht, wenn wir zu Besuch kommen.«

Jasmina, erzählte er mir, sei ein Jahr jünger als er und immer »die Schwache« in der Familie gewesen, was sie dazu genutzt hatte, seine Eltern zu manipulieren. Sie beschwerte sich am laufenden

Band und war richtig nervtötend, aber seine Eltern trugen sie auf Händen.

»Mussten Sie auf sie aufpassen, als Sie noch Kinder waren?«, fragte ich.

»Nicht wirklich. Meine Mutter hätte mir nicht vertraut, ich bin zu gemein zu ihr gewesen! Ich wurde jedes Mal geschimpft, weil ich nicht nett genug zu ihr gewesen bin, oder weil ich sie geschlagen oder ihr das Spielzeug weggenommen habe.« Er lachte. »Sie hat meine Eltern um den Finger gewickelt ... noch immer.«

»Haben Sie das Gefühl gehabt, dass sie deren Liebling war? Dass Ihre Eltern sie vorgezogen haben?«

»Aber hallo! Meine Mutter sagte mir immer ›Sei lieb zu ihr!‹ oder ›Nimm dir ein Beispiel an deiner Schwester.‹«

Dann fügte er schamvoll hinzu: »Der Porno ... Da ging es nicht um sie. Das Mädchen im Video war überhaupt nicht wie Jasmina.«

Für eine Weile schwiegen wir, wir beide dachten über diese Verbindung nach. Dann sagte ich: »Ich denke, Kam, dass sich hinter Ihrem ›Symptom‹ viele Dinge verstecken. Einerseits sind da diese gemischten Gefühle, die Sie Cecily und der Tatsache gegenüber haben, sehr oft ihren Bedürfnissen Platz machen zu müssen – vielleicht auf ähnliche Weise, wie man es von Ihnen in Bezug auf Ihre Schwester erwartet hatte. Und andererseits ist da diese Ambivalenz – Sie lieben Cecily und Ihre Schwester, aber manchmal hassen Sie sie auch, oder?«

Er nickte. »Cecily und meine Schwester haben recht viel gemeinsam. Nicht was das Aussehen angeht, aber auf eine gewisse Weise sind sie beide sehr ...«, er suchte nach den richtigen Worten, »... schwierig, und gleichzeitig sehr zerbrechlich.«

»Wenn Sie sich sexuell von Cecily erregt fühlen – von der Sie glauben, sie sei zerbrechlich –, ist sich dann ein Teil von Ihnen vielleicht nicht sicher, ob Ihre Gefühle liebevoll oder zerstörerisch sind? Und ob Ihr Penis etwas Gutes oder eher etwas Schlechtes ist? Und Sie bringen mir Kirschen in einem Beutel, auf dem ein großer Hahn prangt!«, bemerkte ich lächelnd.

Er lachte und sah mich dann unverwandt an. »Ich glaube, für meine Mutter war Sex einfach nur etwas Schlechtes. Besonders für eine Frau.«

»Nun, das ist eine starke Botschaft, die Sie da von ihr mitbekommen haben. Beschützen Sie Cecily, wenn Sie nicht in ihr kommen? Oder vorenthalten Sie ihr dadurch vielleicht auch etwas, sozusagen als Strafe?«

Ich würde Ihnen gern erzählen können, dass nach diesen Sitzungen alles gut wurde. Aber so ist Psychotherapie leider nicht. Nach jedem Schritt nach vorn geht man oft mehrere Schritte zurück. Eine Therapie verläuft wie eine Spirale – man dreht mehrere Runden, arbeitet alte Konflikte auf und umkreist neue Herausforderungen. Jung beschrieb das sehr gut, indem er sagte, als Therapeut*in könne man sich des Gefühls kaum erwehren, dass unbewusste Prozesse spiralenförmig um ein Zentrum verlaufen, dem sie nach und nach näher kommen, was die Beschaffenheit dieses Zentrums immer deutlicher werden lässt.

Cecily und Kamal kamen noch weitere sechs Monate zur Therapie, bevor Cecily auszog, um mit Frankie zusammenzuleben. Während dieser Monate weinten sie sehr viel. Aber nach und nach gingen sie auch zärtlicher miteinander um und waren entschlossener denn je, an einem Strang zu ziehen, um die Kinder so gut wie möglich zu schützen. In den letzten Sitzungen, zu denen sie einzeln kamen, spürte ich, wie erleichtert sich beide fühlten. Cecily schien geerdeter und glücklicher, und Kam erzählte mir leicht nervös, dass er sich nun mit einer Frau traf, die er auf der Arbeit kennengelernt habe und die um einiges jünger sei als er.

Während dieser sechs Monate war ich mir nie ganz sicher, wie es ausgehen würde. Würden sie einen Weg finden, um zusammenzubleiben, oder käme es zu einer Trennung? Wenn Paare diese Grenze zwischen Trennung und Zusammenbleiben umtänzeln, fühlt sich das für mich jedes Mal unglaublich geheimnisvoll an. Ich weiß nie, wann diese Grenze überschritten wird und man sich entscheidet, in der Beziehung zu bleiben, egal wie enttäuschend sie auch sein mag, oder auf die andere Seite wechselt, raus aus der Beziehung. Ich empfinde diesen Vorgang sogar als geheimnisvoller, als sich zu verlieben und ein Paar zu werden. Manchmal stehen Paare auch direkt vor einer Trennung und machen später einen Rückzieher. Dies kann daran liegen, dass statt eines tatsächlichen räumlichen Auszugs eine psychische Trennung stattgefunden hat, in der beide Partner*innen mehr zu sich selbst finden konnten und so weniger miteinander verstrickt sind. Und manchmal trennen sich Paare auch gar nicht richtig. Beide ziehen in ein neues Zuhause, suchen sich neue Partner*innen, bekommen vielleicht noch weitere Kinder und können den anderen aber doch nie richtig loslassen.

# Als Rhoda vom vergifteten Apfel naschte

Ich war gerade erst aus meiner Osterpause zurückgekommen, als ich folgende E-Mail in meinem Postfach vorfand:

*Liebe Susanna,*

*meine Tochter sagt, ich brauche einen Seelenklempner. Ich habe Ihren Namen im Internet gefunden. Wie viel verlangen Sie für eine Sitzung?*

*Mit freundlichen Grüßen*
*Rhoda*

Ich schrieb zurück:

*Liebe Rhoda,*

*vielen Dank für Ihre Anfrage. Wir könnten uns nächsten Mittwoch um 10:15 Uhr für eine Vorbesprechung in meiner Praxis in der Queen Anne Street treffen. Würde Ihnen das passen?*
*Mein Honorar beträgt £ XX.*

*Herzliche Grüße*
*Susanna*

Eine Stunde später erhielt ich ihre Antwort:

*Ich werde darüber nachdenken.*

Es mag zwar keine Seltenheit sein, dass Anfragen ergebnislos verpuffen, allerdings ist es doch ungewöhnlich, wenn eine potenzielle Patientin ihre Zweifel bezüglich einer Therapie so direkt kommuniziert. Das empfand ich, um ehrlich zu sein, als recht erfrischend. Ich erinnere mich noch, wie ein älterer Kollege vor vielen Jahren einmal zu mir sagte, dass ein Patient im Moment der ersten Kontaktaufnahme immer die größten Zweifel bezüglich einer Therapie habe. In den verschiedenen Kliniken, in denen ich bereits gearbeitet hatte, ging man stets davon aus, dass es bei mindestens einem Drittel aller Anfragen nicht zu einer Behandlung führen.

Wie dem auch sei – wenige Tage später erreichte mich folgende E-Mail:

*Ich habe darüber nachgedacht.*
*Ich komme am Mittwoch um 10:15 Uhr, wie Sie vorgeschlagen haben.*
*Bitte lassen Sie mir Ihre Bankverbindung zukommen, damit ich Ihnen den geforderten Betrag überweisen kann. Ich muss Ihnen allerdings sagen, dass mir Ihr Honorar recht hoch vorkommt.*

*Mit freundlichen Grüßen*
*Rhoda*

In Anbetracht dieser brüsken Kommunikationsweise sah ich dem Termin mit Rhoda am Mittwochmorgen leicht nervös (und neugierig) entgegen.

Ich lächelte, als ich ihr die Tür aufmachte, und bedeutete ihr hereinzukommen, da sie zunächst zögerlich auf der Schwelle stehen blieb. Sie erwiderte das Lächeln nicht.

»Wo soll ich mich hinsetzen?«, fragte sie. »Soll ich mich dort hinlegen?«, fragte sie und zeigte auf mein Sofa.

»Nehmen Sie heute doch einfach auf einem Stuhl Platz«, schlug ich vor, woraufhin sie sich recht umständlich auf den Stuhlrand setzte und ihre Augen zusammenkniff, um mich genauestens unter die Lupe zu nehmen. Sie war eine kleine Frau, elegant und sportlich, mit kurz geschnittenem silbernem Haar. Ihre Hände, die sie auf ihrem Schoß zusammengefaltet hatte, sahen kräftig und zupackend aus.

Dann setzte sie zu einer Rede an, die vorbereitet klang und in deren Verlauf sie mir unmissverständlich zu verstehen gab, sie hielte es für sehr unwahrscheinlich, dass ich ihr helfen könne. Sie sei nur hier, weil ihre Tochter Tamar es für eine gute Idee hielt. Sie erwähnte mehrmals, dass ich teuer sei, und fragte mich irgendwann sogar unverblümt, warum ich so viel verlangte. Ich erklärte ihr, dass dies mein übliches Honorar sei, wir allerdings darüber reden könnten, falls sie finanzielle Probleme habe. Sie winkte ab, und es gelang ihr schließlich, mir zu erzählen, was sie in meine Praxis gebracht hatte. Ihre Sorgen drehten sich um ihre Kindheitsfreundin Michelle, mit der sie keinen Kontakt mehr habe. Die beiden würden sich seit ihrer Kindheit kennen, da ihre Mütter eng befreundet gewesen seien. Von dem, was sie erzählte, bekam ich den Eindruck, dass sie und Michelle für einen Großteil ihres Lebens unzertrennlich gewesen waren. Doch dann hatten sie sich zerstritten, und Rhoda hatte Michelle aus ihrem Leben »gestrichen«. Als ich bemerkte, dass dies nach einer so langen Freundschaft sicherlich äußerst traurig gewesen sei, schnaubte Rhoda nur verächtlich.

Im Laufe der Sitzung hakte ich etwas nach, und Rhoda beschrieb, dass Michelle ihr Vertrauen auf unverzeihliche Weise verraten habe.

Als es jedoch um die Ereignisse ging, die zu ihrer Entfremdung geführt hatten, wurde sie zunehmend aufgeregter und konnte sich kaum verständlich machen.

»Noch nie in *meinem Leben* habe ich so mit jemandem gesprochen, wie *sie* es damals mit mir getan hat. Es war einfach nur unverschämt, wirklich unverschämt, und ...«, sie suchte nach dem richtigen Wort. »Unhöflich!«

Ich kam nicht umhin zu denken, wie ironisch es doch war, dass das Wort, mit dem sie Michelle beschrieb, genau das gleiche war, mit dem ich sie beschrieben hätte!

Rhodas Schilderungen waren ausführlich und verworren, doch bald konnte ich mir ein Bild davon machen, was zwischen ihnen geschehen war. Wie es schien, hatte die Freundschaft zwischen Michelle und Rhoda, die zwar sehr eng und vertraut war, öfter ihre Höhen und Tiefen gehabt. Im Laufe der Jahre hatten sie sich unter anderem wegen einer zerbrochenen Vase und eines gebuchten und dann stornierten Urlaubs zerstritten. Außerdem hatten sie ein Jahr lang nicht mehr miteinander gesprochen, weil Rhoda an Michelles neuem Hund Anstoß genommen hatte. Doch als Rhodas Ehemann sie verließ, hatten Michelle und Rhoda ihren Bund der Freundschaft erneuert und waren sich wieder sehr nahegekommen.

»Das klingt so, als ob Michelle diejenige war, an die Sie sich wandten, wenn es wirklich schwer wurde«, bemerkte ich vorsichtig.

»Nicht wirklich«, reagierte Rhoda gereizt, »wir haben nur Zeit miteinander verbracht. Sie war Single. Ich war plötzlich auf mich allein gestellt, und es war ... praktisch. Und es ist auch nicht ›wirklich schwer‹ gewesen. Mein Mann war ein Idiot. Als er gegangen ist, habe ich mich, um ehrlich zu sein, ziemlich großartig gefühlt.«

Ich wusste nicht recht, was ich darauf antworten sollte. Doch mir fiel der wütende Spott in ihrer Stimme auf und wie energisch sie meinen Versuch hatte abprallen lassen, eine Verbindung zu einer sanfteren Seite von ihr herzustellen.

»Das Problem mit Michelle ist, wie ich schon versucht habe, Ihnen zu erklären, dass sie recht konservativ, schrecklich etepetete und … voreingenommen ist«, schloss Rhoda, und ich sah sie fragend an, um sie zum Weitersprechen zu ermutigen. »Sie war nicht mit Nigel einverstanden.«

»Nigel?«

»Als ich angefangen habe, mich mit Nigel zu treffen, hat sie gedacht, es sei …«, sie zuckte mit den Schultern, »… falsch. Sie findet Affären nicht gut.« Rhoda rollte mit den Augen, lehnte sich zurück und wartete darauf, dass ich etwas sagte.

»Und deswegen haben Sie aufgehört, mit ihr zu sprechen?«

Dann erklärte sie mir, dass Michelle sie nicht zum Abendessen eingeladen habe. Michelle veranstalte jeden Freitagabend ein großes Abendessen, zu dem Rhoda regelmäßig hingegangen sei, aber nun sei sie plötzlich eine »persona non grata«.

»Sie hat mir glasklar zu verstehen gegeben, was sie fühlt. Sie mag es vielleicht nicht direkt gesagt haben, aber ich bin doch nicht blöd – sie hat mich wie eine Aussätzige behandelt, und mit Nigel ist sie sogar noch übler umgegangen.«

»Haben Sie darüber mit ihr gesprochen?«, fragte ich. Sie sah mich verachtungsvoll an, als wäre meine Frage lächerlich, und fuhr dann, meine Frage ignorierend, mit ihrer Erzählung fort.

»Jedes Jahr fahren wir alle zu meinem Haus auf der Isle of Wight. Michelle, ihre Kinder und meine Kinder. Das machen wir seit Jahren so. Aber dann, weil Nigel auch kommen sollte, wollte *sie* nicht mehr kommen. Und weil *sie* nicht mehr mitfahren wollte, wollten auch ihre Kinder nicht mehr mitfahren.«

»Sie kam nicht, weil sie Nigel nicht mag?«, fragte ich in dem Versuch, die Sache zu verstehen.

»Nein! Sie *missbilligt* ihn. Weil er, nun ja, irgendwie noch verheiratet ist. Er lebt die meiste Zeit nicht mal wirklich mit seiner Frau zusammen, also weiß ich gar nicht, warum sie deswegen so ein Theater gemacht hat.«

Sie fuhr fort und erklärte, dass Michelles Verhalten ihrer Meinung nach absolut inakzeptabel gewesen sei und sie ihr deswegen die Freundschaft gekündigt habe. Ich fragte Rhoda, wie Michelle dies aufgenommen habe, worauf Rhoda verächtlich antwortete, Michelle habe geweint und ein riesiges Theater gemacht.

»Aber sie ist sowieso ein bisschen eine Drama Queen, sie macht immer wegen irgendetwas Theater. Jedes Jahr schickt sie mir zu meinem Geburtstag eine Karte mit einem dummen, sentimentalen Spruch. Ich weiß nicht, warum sie sich diese Mühe macht. Es ist eine schreckliche Verschwendung von Zeit und Geld. Sie scheint es nicht in ihren Kopf zu kriegen, dass wir keine Freundinnen mehr sind.«

Ich stolperte über dieses »Jedes Jahr« und fragte mich, wie viel Zeit wohl seit ihrem Zerwürfnis vergangen war.

»Wann ist das Ganze denn passiert, Rhoda?«, fragte ich.

»Vor zehn, vielleicht elf Jahren. Ich kann mich nicht wirklich erinnern.«

»Oh!«, rief ich aus und konnte meine Überraschung nicht verbergen. »Nun, das ist eine recht lange Zeit. Da frage ich mich natürlich, warum Sie jetzt zu mir kommen. Warum glaubt Ihre Tochter, dass Sie jetzt eine Therapie machen sollten?«

»Sie denkt, ich sei besessen.«

»Besessen von Michelle? Sind Sie das?«, fragte ich.

Sie antwortete nicht. Stattdessen beantwortete sie meine Frage, indem sie in den darauffolgenden 20 Minuten über Michelle und die verschiedenen unverzeihlichen Dinge sprach, die sie getan hatte. Sie fühle sich betrogen und ungerecht behandelt. Außerdem sei sie wütend, weil Michelle »ungestraft davongekommen« sei. Ihre Tochter sei ebenfalls in die Schusslinie geraten, da sie den Kindern Michelles noch nahestehe und Michelle an Geburtstagen und an Weihnachten sehe.

»Meine Tochter will, dass ich mich wieder mit Michelle versöhne, damit sie sie zur Hochzeit einladen kann.«

»Zur Hochzeit?«

»Tamar heiratet an Weihnachten«, erwiderte sie barsch, so als ob ich irgendwie hätte wissen müssen, dass ihre Tochter heiraten würde.

Es gibt viele Formen des Verrats, und er kommt zwischen Liebespaaren, Kolleg*innen und Geschwistern vor. Allerdings scheint der Verrat zwischen zwei Freundinnen besonders desillusionierend und schwer zu verdauen zu sein. Im Laufe der Jahre konnte ich viel über das Wesen von Frauenbeziehungen und die besondere Qualität dieser Bindungen lernen. Wenn Frauen reifer werden, ihren Traum vom idealen Geliebten aufgeben – der selbstlose, heroische Prinz, der sich stets aufopferungsvoll um sie kümmern wird – und sich der Tatsache stellen, dass ihr Geliebter ihnen keine gute Mutter ist oder jemals sein wird, scheinen sie das häufig damit zu kompensieren, dass sie sich für diese bestimmte Form der bedingungslosen Fürsorge an Freund*innen wenden. Oft sind Freundschaften zwischen Frauen so gestrickt, dass sich die Freundinnen durch das Spiegeln und Harmonisieren gegenseitig bestätigen, wodurch sie einander vor der rauen Wirklichkeit beschützen. In diesem beruhigenden und gleichgesinnten Zustand versucht die weibliche Freundschaft, das romantische Ideal zu retten und eine behagliche Blase fernab von Enttäuschungen und Einschränkungen zu bieten. Allerdings ist es nicht immer einfach, Freundschaften aufrechtzuerhalten. Hat eine Freundin mehr als die andere, führt das womöglich zu Eifersucht, und ist die Blase einmal geplatzt, kann sich eine rachsüchtige Wut entfesseln. Das stillschweigende Abkommen, nichts infrage zu stellen, nichts zu missbilligen oder die andere herauszufordern, ist gebrochen, und tiefgründiger Hass tritt an die Stelle von Romantik.

Ich hatte mal eine Patientin – vor vielen, vielen Jahren –, die behauptete, eine Hexe zu sein. Sie zelebrierte die Sonnenwende, hielt viele Katzen und trug immer schwarze Kleidung. Sie verdiente sich ihren Lebensunterhalt mit Kerzen, die sie in Form von Penissen und Vulven herstellte. Außerdem schrieb sie personalisierte Zaubersprüche, die sie im Internet zum Verkauf anbot. Ihre Kund*innen waren meist andere Frauen, und in einer Sitzung zeigte sie mir eine Reihe von Karten, auf die solche Flüche gedruckt waren.

Beim Atem der Hexe
und beim sich verdunkelnden Sturm,
beschwöre ich meine Wut herauf
und wünsche dir schreckliches Leid.

Da deine Sicht beschränkt
und dein Herz lieblos ist,
beschwöre ich meine Wut herauf
und lasse deine grünen Augen erblinden.

Wenn die Dämmerung anbricht
und das Licht zurückkehrt,
werde ich meine Wut nicht mehr brauchen
und den Mangel nicht mehr spüren.

Doch du, meine Liebe, wirst leiden
in deinem wirren Geist
an dem Neid, der Angst und der Dunkelheit,
und an der Schuld, die dich fesselt und verzehrt.

Ich hatte mit Rhoda insgesamt ein Dutzend Sitzungen, bevor sie zu dem Schluss kam, dass sie meine Dienste nicht länger benötigte. Sie hatte bei mir ein Publikum für ihren Groll gesucht, keine Lösung oder einen Weg zur Heilung. Ich gab mir alle Mühe, mit ihr gemeinsam zu ergründen, warum sie diese Sache so umtrieb. Hing das Ganze womöglich mit einem Verlust oder Verrat zusammen, den sie in ihrer Vergangenheit erfahren hatte? Oder gab es eine offene Angelegenheit, wofür dieses Zerwürfnis mit Michelle nun stellvertretend stand? Ich erreichte jedoch nichts. Sie liebte ihren Groll und genoss es, ihn mit mir zu teilen. Offensichtlich konnte sie das Gift im glänzenden roten Apfel der Rache nicht sehen.

Während ich mich bemühte, ihr dabei zu helfen, die Sache hinter sich zu lassen, begriff ich langsam, dass das Gefühl, betrogen worden zu sein, zu einem wesentlichen Bestandteil ihrer Persönlichkeit geworden war. Um ihren Groll ablegen oder mildern zu können und ihre Gefühle für Michelle irgendwie zu ändern, hätte sie ihrem Verlust ins Auge sehen und ihn betrauern müssen – wovor sie jedoch zu viel Angst hatte. Und da es jedes Jahr, das sie durch diesen Groll vergeudete, zu rechtfertigen galt, mussten die Wut und die Bitterkeit, die sie gegenüber Michelle empfand, ebenfalls Jahr für Jahr größer werden. All dieser Hass lieferte ihr die Kraft, um ihren Standpunkt zu rechtfertigen, und ich hatte das Gefühl, dass sie in ihrer unnachgiebigen Weigerung, zu trauern und zu vergeben, ihr Bedürfnis nach Liebe zu ersticken versuchte.

Nachdem ich mir wochenlang ihre bitteren Vorwürfe angehört hatte, betrachtete ich Rhoda als eine Art Miss Havisham – die verschmähte und verbitterte alte Jungfer aus Charles Dickens' Roman *Große Erwartungen*, die von ihrem Verlobten betrogen wurde und dem Leben für immer den Rücken kehrt. Miss Havisham ist missgünstig und geizig und bringt ihrem jungen Schützling Estella bei, Männer zu hassen und ihre Herzen zu brechen, womit sie Estellas Fähigkeit zu lieben tötet. »Doch dass sie mit dem Licht des Tages unendlich viel mehr aus ihrem Leben ausgeschlossen hatte, dass sie sich in ihrer Abgeschiedenheit vor tausend natürlichen und heilsamen Einflüssen verschloss, dass ihr Gemüt, das in der Einsamkeit grübelte, krank geworden war ...«

Ich überlegte, ob Rhoda ebenfalls von Neid erfüllt war und – wie die böse Königin in *Schneewittchen und die sieben Zwerge* – sowohl vergiftet als auch giftig in ihrer Rache war.

Diese Problematik war mir bereits zuvor begegnet. Und schon damals hatte ich es immer als trostlos empfunden, wie manche Patient*innen von ihren schlechten Gefühlen eisern im Griff gehalten wurden. Bei Rhoda war es die Sucht nach einer übersinnlichen Rache, unter der sie sehr viel stärker litt als das Objekt ihres Hasses. Ich wies sie darauf hin, dass ihre Rachegefühle sie anscheinend nicht weiterbrächten und Michelles Versuche, den Kontakt wieder herzustellen, liebevoll und hoffnungsvoll klängen, wohingegen sie schrecklich zu leiden scheine. Ihre Wut war zu einer Art Gift geworden, das ihr gesamtes Leben krank machte, und nun lief sie Gefahr, sich ernsthaft mit ihrer Tochter zu überwerfen. Ich versuchte, sie zu der Einsicht zu bringen, dass Rache keinen Sinn machte, wenn der Akt an sich masochistisch war.

»Rhoda, es wirkt fast so, als ob es Ihnen egal sei, dass Sie sich selbst wehtun, solange Sie an der Vorstellung festhalten können, es Michelle heimzuzahlen. Das ist, wie wenn Sie jeden Tag mit Ihrem brandneuen BMW in Michelles Gartenmauer fahren würden – von der Mauer brächen dann vielleicht ein oder zwei Ziegel ab, aber Ihr brandneues Auto hätte einen Totalschaden.«

Doch nichts, was ich sagte, schien Rhoda nahezugehen. Sie blieb ungerührt und unerreichbar und beendete die Therapie, ohne – so schien es – einen Blick zurückzuwerfen.

# Als Don Juan erwachsen wurde
## und eine Familie gründete

Trotz seines Rufs als Schürzenjäger war James ein eher unscheinbarer Patient. Ende Juli kontaktierte er mich schriftlich. Er habe von mir einen Zeitungsartikel über Untreue gelesen, der ihm nun sehr zu denken gebe. Ob ich nicht zufällig einen freien Termin für ihn hätte? Ich antwortete, dass das momentan nicht der Fall sei, aber davon ausginge, im September, nach meinem Urlaub, einen Platz frei zu haben. »Könnten Sie warten?«, fragte ich. Er antwortete sofort, dass er nur zu gern warte und sich wirklich darauf freue, mich kennenzulernen.

Ich liebe es, in den Urlaub zu fahren, und viele Therapeut*innen planen ihre Auszeiten so, dass sie mit den Schulferien zusammenfallen. Die Zeit vor den langen Sommerferien kann für Psychotherapeut*innen jedoch sehr anstrengend sein. Einerseits ist da diese natürliche Müdigkeit, die jeder am Ende eines langen Arbeitsjahres spürt, andererseits kann es auch deswegen schwer werden, weil es für Langzeitpatient*innen üblich ist, ihre Behandlung kurz vor der Augustpause zu beenden. Daher haftet dieser Zeit – neben der Aufregung und Vorfreude bei dem Gedanken, einen Monat für mich zu haben – oft auch etwas Trauriges an, da sich die Therapie von Patient*innen, die sich mit mir auf eine lange Reise begeben haben, dem Ende zuneigt.

Es ist allgemein bekannt, dass die meisten Patientenüberweisungen an Psychotherapeut*innen an diesen zwei Zeitpunkten im Jahr erfolgen: im September, nach den Sommerferien, und im Januar, nach Weihnachten. In jenem September war es nicht anders: Mein E-Mail-Postfach und mein Anrufbeantworter quollen über vor Nachrichten potenzieller Patient*innen, die Termine wollten.

Darunter befanden sich auch welche von James, in denen er mich freundlich daran erinnerte, dass ich ihm nach meiner Rückkehr »verbindlich« einen Termin zugesagt hätte.

Aufgrund meiner Kommunikation mit James hatte ich eine dynamische und einnehmende Person erwartet. Als er jedoch meine Praxis betrat, wirkte er unscheinbar – wie jemand, den man auf der Straße keines zweiten Blickes würdigen würde. Sein schütteres Haar sah ungewaschen aus, seine Kleidung saß schlecht, und seine Sportschuhe waren von Dreck verkrustet. Er wirkte gramgebeugt und eher fragil.

Er erklärte mir, eine Therapie machen zu wollen, weil ihn ein Freund bei einem Feierabendbier als »einen größeren Schwerenöter als Boris Johnson« bezeichnet habe. Alle hätten gelacht, und obwohl die nur aus Männern bestehende Gruppe diese Beschreibung gutmütig und scherzhaft aufgenommen habe, sei es James äußerst unangenehm gewesen. Später dann, allein zu Hause, sei ihm »speiübel geworden«. In der Nacht habe er nicht schlafen können, und diese Übelkeit gepaart mit Schlafstörungen sei seitdem die Regel. Er erzählte ausführlich davon, wie gut er zuvor immer geschlafen habe, und dass er generell eher der sorglose Typ sei, doch seit diesem Ereignis gelinge es ihm nicht mehr, abends zur Ruhe zu kommen.

Gemeinsam versuchten wir herauszufinden, was an dieser beiläufigen Bemerkung ihn so sehr gestört hatte. Ob es das konkrete Bild von ihm als Schwerenöter sei? Ob er denn glaube, es entspreche der Wahrheit? Oder habe er sich vielleicht gedemütigt gefühlt?

Er hörte mir aufmerksam zu, schien aber nicht bestimmen zu können, was genau ihn so verstört hatte, oder ob dieser flapsige Vergleich mit Boris Johnson einen gewissen Wahrheitsgehalt hatte. »Ich versteh das einfach alles nicht. Normalerweise geht so etwas spurlos an mir vorbei, aber das hat mich wirklich getroffen.« Dann lächelte er mich breit an und fügte hinzu: »Sie können mir hoffentlich sagen, warum.«

Es gibt viele verschiedene Gründe, warum Menschen Affären eingehen, aber meiner Erfahrung nach hat es vor allem etwas mit dem Paar selbst zu tun. Eine Affäre kann eine Reaktion auf ein Problem sein, mit dem das Paar nicht umgehen kann, denn manchmal wirkt der Betrug wie ein nützliches rotes Warnsignal. Es ist auch möglich, dass der Seitensprung eine Reaktion auf die schwächer werdende Bindung zum Partner und ein Schritt hin zu etwas Neuem ist. In diesem Fall schien es jedoch wahrscheinlicher, dass James' ständige Untreue nichts mit seiner Freundin, sondern mit ihm selbst und seinem grundsätzlichen Problem mit Intimbeziehungen zu tun hatte.

Die restliche Sitzung verging im Schneckentempo. Die Atmosphäre war steif und mir manchmal sogar äußerst unangenehm. Das, worauf ich ihn hinwies, schien bei ihm nicht anzukommen und mein Schweigen ihn nervös zu machen. Als wir zum Ende kamen, besprach ich mit ihm mein Honorar, die Uhrzeit, die ich ihm regelmäßig anbieten konnte, und andere administrative Einzelheiten bezüglich des Therapiebeginns. Schließlich sagte ich ihm, dass ich während unseres Gesprächs den Eindruck gewonnen hätte, dass es für uns nicht leicht werden würde herauszufinden, welche Gefühle ihn nachts wach hielten, wir uns jedoch gern ein weiteres Mal treffen und dann noch etwas mehr über alles nachdenken könnten. Sofort erwachten seine Lebensgeister, und er bekräftigte, definitiv wiederkommen zu wollen, dass er mit allen Bedingungen einverstanden sei und mich nächste Woche wiedersehen würde.

Nachdem er gegangen war – daran erinnere ich mich noch –, war ich mir zunächst nicht sicher, ob ich ihn wirklich wiedersehen wollte. Ich hegte ernsthafte Zweifel daran, ob er in der Lage sein würde, sich auf die Behandlung einzulassen. Und ich fragte mich, ob wir beide gut zueinander »passten«. Allerdings war ich auch – obwohl die Aussicht, James wiederzusehen aufgrund unserer ersten Sitzung mein Herz sicherlich nicht vor lauter Vorfreude überschlagen ließ –, neugierig darauf geworden, warum ich diese Gefühle hatte. Am Telefon und in den Nachrichten wirkte er so zugänglich und charmant. In unserer Sitzung wiederum hatte er sich eher als unattraktiver Mann, dem jegliches Charisma fehlte, präsentiert. War meine lauwarme Reaktion auf ihn eine Spiegelung *seines* Gefühls, tief in seinem Inneren wenig liebenswert zu sein?

Zu meiner großen Überraschung verlief unser Wiedersehen ganz anders als unser erstes Treffen. Diesmal trug James einen elegant geschneiderten Anzug und machte – trotz seiner Schmächtigkeit und des schütteren Haars – einen geschmeidigen, sportlichen und gut gekleideten Eindruck. Da es ein warmer Tag im September war, zog er sein Jackett sofort aus und gab so den Blick auf ein äußerst gut geschnittenes Hemd frei. Ich kam nicht umhin zu bemerken, wie sehr es seine schmächtige, aber sportliche Figur umschmeichelte. Definitiv maßgeschneidert, dachte ich. Als wir uns zu unterhalten begannen, war er nicht wiederzuerkennen. Dieser James war nicht mehr der gleiche fragile und unsichere Typ, den ich in der Vorwoche getroffen hatte. Mir fiel sofort auf, wie präsent er wirkte und wie viel weniger zerbrechlich und auch selbstbewusster. Nach und nach erkannte ich, dass es an James zwei Seiten gab, und er beschlossen hatte, sie mir beide zu zeigen. Den ungeliebten, unliebenswürdigen James, und nun dieses selbstbewusste, strahlende Selbst. Was war real? Was war gespielt?

Nachdem er sich hingesetzt und sein Hosenbein vorsichtig hochgezogen hatte, um die frischen Bügelfalten zu schützen, begann er, mir mehr von sich zu erzählen. Er sei nun fast 40 Jahre alt und befinde sich nicht zum ersten Mal in einem Beziehungswirrwarr, das aus seiner aktuellen Partnerin Grazyna, mit der er seit drei Jahren zusammen sei, und zwei anderen Frauen bestehe. Er erklärte, nie eine echte monogame Beziehung geführt zu haben und dazu zu neigen, sich gleichzeitig mit mindestens zwei, wenn nicht sogar drei Frauen zu treffen. Sein falsches Spiel werde oft aufgedeckt und er daher regelmäßig verlassen. Er beende eine Beziehung nur selten, meist würden die Frauen ihn abservieren.

»Macht es Ihnen etwas aus, ›abserviert‹ zu werden?«, fragte ich.

»Nicht wirklich«, sagte James lächelnd. »Es bringt mich irgendwie durcheinander, aber ich weiß meist, wann es kommt, und habe dann schon etwas Neues aufgetan.«

Er erklärte mir, er glaube, süchtig nach »der Jagd« zu sein. Und er fühle sich sehr schlecht, Frauen auf diese Weise zu behandeln, bis jetzt habe er es allerdings nicht geschafft, damit aufzuhören. Er überlegte, ob sein Problem auch etwas damit zu tun haben könnte, dass es sich mit Grazyna irgendwie anders anfühle. Sie sei etwas Besonderes.

»Sie ist zu gut für mich, Susanna. Ich spiele definitiv nicht in ihrer Liga«, sagte er lachend. Mir fiel auf, dass seine Zähne strahlend weiß und ebenmäßig waren. Sie schienen sinnbildlich dafür zu stehen, wie er seine dunklere Seite hinter einer glänzenden, charmanten Fassade versteckte.

»Es wird jedoch bald kritisch. Aktuell arbeitet sie in Paris, aber bald läuft ihr Vertrag aus, und dann will sie nach London zurückkommen und mit mir zusammenziehen.« Er hob seine Augenbrauen und zog eine Grimasse, so als wäre das eine lächerliche Vorstellung. »Wir besprechen und organisieren das schon seit einiger Zeit, es ist also keine Neuigkeit.« Er lachte wieder und zeigte diese perfekten Zähne.

»Sie haben mir noch nicht gesagt, was Sie davon halten, dass sie bei Ihnen einzieht«, bemerkte ich, um ihn dazu zu ermutigen, etwas tiefer in sich hineinzusehen. Er lächelte mich warm an und behauptete, zu glauben und zu wissen, dass es an der Zeit sei, sich auf jemanden einzulassen und eine Familie zu gründen. Allerdings werde ihm bei dem Gedanken, seine anderen Frauen aufzugeben, »ganz flau im Magen«.

»Ist das das gleiche Gefühl, dass Sie auch nachts haben, James?«, fragte ich. »Dieser ›flaue Magen‹, der Sie nicht schlafen lässt?« Er sah mich mit großen Augen so an, als hätte ich etwas Außergewöhnliches gesagt, und nicht einfach nur eine simple und recht offensichtliche Verbindung gezogen.

»Ja«, rief er aus, »jetzt, wo Sie es sagen, glaube ich das. Denken Sie, dass ich wegen Grazyna nicht schlafen kann? Und dass es vielleicht gar nichts damit zu tun hat, dass Steve mich an den Pranger gestellt hat?«

»Ja, denn Sie scheinen mir sagen zu wollen, dass Sie an einer Art Scheideweg in Ihrem Leben stehen. Ein Teil von Ihnen will Grazyna näherstehen und verbindlicher werden, aber ein anderer Teil von Ihnen weiß nicht, ob Sie dazu in der Lage sein werden.« James nickte und sah nachdenklich aus.

James' Enthusiasmus gegenüber meinen Beobachtungen und die warme Dankbarkeit, die er mir zu Ende der Sitzung ausdrückte, ließen mich sehr viel hoffnungsvoller auf die Therapie blicken. Ich konnte spüren, wie sich etwas in mir wandelte. Gleichzeitig war ich erleichtert, dass er sich als so angenehm und arbeitswillig herausgestellt hatte. Es stimmte wohl, die Dinge würden nur langsam in Bewegung kommen – er kannte sich selbst kaum und tat sich schwer damit, die Zusammenhänge zwischen seinen Gefühlszuständen und seinen Verhaltensweisen zu sehen –, doch nun gab es Grund zur Hoffnung, und wir machten uns an die Arbeit.

Im Laufe der darauffolgenden Wochen erfuhr ich, dass James ein erfolgreiches PR-Unternehmen in der Innenstadt führte, ein »Senkrechtstarter« gewesen war und viel Geld verdiente, nun aber Schwierigkeiten damit hatte, seinen frühen Erfolg zu konsolidieren.

Er gestand mir, an der Universität eine Kokainabhängigkeit entwickelt zu haben, dann allerdings wieder »clean« geworden zu sein. Nun sei er ein treuer Fitnessstudiogänger und kurz davor, sich komplett vegan zu ernähren. Und obwohl ihm die Arbeit hin und wieder Kopfzerbrechen bereite, empfinde James sein Leben als »eigentlich perfekt, abgesehen von meinem Problem mit Frauen«. Als ich darauf nichts erwiderte, wurde es kurz still. Dann sagte James, er habe vor Beginn der Therapie beschlossen, ganz offen zu mir zu sein. Er habe gewusst, dass er mir nicht helfen könne, wenn er mir nicht alles erzählte.

»Sie müssen wissen, dass niemand weiß, wie ich wirklich bin. Nur Sie. Ich verwende viel Zeit darauf, andere davon zu überzeugen, dass ich ein ehrlicher, liebenswürdiger und anständiger Typ bin ... Aber das bin ich nicht.«

Ich fragte mich kurz, ob er mir das erzählte, damit ich mich irgendwie besonders fühlte, und ob dies eine der Maschen war, mit denen er Frauen verführte. Doch dann konzentrierte ich mich mehr auf James' negative Gefühle sich selbst gegenüber und kommentierte, wie interessant es doch sei, dass er im PR-Bereich arbeite, da das scheinbar auch seine Art sei, mit Menschen in Beziehung zu treten – nämlich als müsse er seine öffentliche Person »pflegen«. Er stimmte meiner Interpretation zu und sagte, er arbeite für gewöhnlich hart daran, dass andere ihn mögen würden.

Allmählich bekam ich das Gefühl, dass unsere Zusammenarbeit intensiver wurde, da er sich mir mehr und mehr öffnete. Auf der anderen Seite kam James oft zu spät zur Therapie. Es war nichts Ungewöhnliches für mich, 20 Minuten vor dem Sitzungstermin eine Nachricht zu erhalten, in der er mir mitteilte, dass er zu spät kommen oder es zu seinem Bedauern sogar gar nicht schaffen würde. Viel interessanter jedoch waren die Nachrichten, in denen er mich darum bat, ihn daran zu erinnern, um wie viel Uhr seine Sitzung stattfinden würde. Das war besonders überraschend, da ich ein großer Freund der drei folgenden Therapieprinzipien bin: Rhythmus, Regelmäßigkeit und Verlässlichkeit. Das bedeutet, dass Therapiesitzungen jede Woche am gleichen Tag und zur gleichen Zeit angesetzt werden. Ich fragte mich, wie er das jedes Mal wieder vergessen konnte.

Analytische Psychotherapeut*innen achten sehr darauf, wie die Beziehung zwischen ihnen und ihren Patient*innen entsteht. Wir versuchen auch, die Gefühle zu beobachten, die unsere Patient*innen in uns hervorrufen. Mögen wir sie? Fühlen wir uns überflüssig? Sind wir motiviert? Auf diese Gefühle achten wir, weil sie uns manchmal nützliche Hinweise auf die innere Welt der Patient*innen geben, und auf die Art, in der sie unterbewusst ihre Beziehungen aufbauen.

Mir fiel auf, dass James mich auf zwei unterschiedliche Weisen behandelte. Manchmal gab er mir das Gefühl, eine gute Therapeutin zu sein, der er wirklich vertrauen konnte. Bei diesen Gelegenheiten ließ er mich dann wissen, dass ich ihm am Herzen lag und ihm diese Therapie mit mir wichtig war. Andere Male gab er mir jedoch das Gefühl, dass ich bei dem, was ihm wirklich etwas bedeutete, nur eine nebensächliche Rolle spielte. Und dass ihm an mir oder an unserer gemeinsamen Arbeit nichts lag und er unsere Sitzungen von einem Moment auf den anderen aus seinem Kopf und seinem Terminkalender streichen könnte. Mit anderen Worten: Ich wusste nie, woran ich bei ihm war, und ich vermutete stark, dass er viele Menschen in seinem Leben so behandelte, nicht zuletzt die Frauen, auf die er sich einließ.

Nach und nach erzählte er mir auch Genaueres über seine Beziehung zu den anderen beiden Frauen, Dominique und Marcie. Er war seit fast zwei Jahren mit ihnen zusammen und gab zu, dass dies eigentlich einem Muster entspreche, da er immer mindestens zwei

Beziehungen parallel führe. Die Affären mit Dominique und Marcie seien jedoch etwas Neues, da sie sich kennen würden und auch wüssten, dass sie beide mit ihm schliefen. Da er diese Enthüllung so im Raum stehen ließ, fragte ich mich, ob er gerade von einem Dreier sprach. Er machte mich neugierig, und ich fühlte mich nun auf die Folter gespannt. Außerdem wurde mir bewusst, dass sich bei mir bezüglich seines geheimen Lebens ein Gefühl der Spannung aufbaute. Er erzählte mir gerade genug, um mein Interesse zu wecken, und zog sich daraufhin wieder zurück. Plötzlich begriff ich, dass er es wieder tat – er lockte mich an, nur um mich dann auf Abstand zu halten. Ich fühlte mich ausgeschlossen und ein bisschen nutzlos. Während ich beobachtete, wie er mich behandelte, bekam ich einen Eindruck davon, wie er auf Frauen wirkte. Lockte er Grazyna, Dominique und Marcie womöglich auf die gleiche Weise an, um sie dann ebenfalls hinzuhalten?

»Sie sagen, James, dass Sie sich geschworen haben, mir gegenüber absolut ehrlich zu sein. Aber mir fällt auf, dass Sie mir die Dinge nur halb erzählen. Ich frage mich, ob Sie auf diese Art sichergehen wollen, dass ich interessiert bleibe und Sie ein Gefühl von Kontrolle behalten. Ich glaube, dass Sie meine Hilfe wirklich wollen, aber gleichzeitig wollen Sie auch die Zügel in der Hand behalten, indem Sie Dinge für sich behalten. Denn wenn Sie mir alles erzählen würden, könnten Sie sich angreifbar machen, richtig?«

James saß ungefähr 30 Sekunden lang mit fest zusammengeballten Fäusten da. Ich beließ es dabei, da er ganz klar über meinen Worten brütete. Ich konnte hören, wie die Vögel draußen sangen, bevor sie sich zum Ende des Sommers hin auf den Weg in Richtung Süden begeben würden. Irgendwann öffnete James eine seiner zusammengeballten Fäuste und sagte einfach nur: »Okay.«

Was dieses »Okay« bedeutete, wurde in den folgenden Sitzungen deutlich, in denen James versuchte, etwas offener zu sein. Er erklärte mir, dass er eigentlich bisher weder mit Dominique noch mit Marcie geschlafen habe. Stattdessen würden die drei zusammen auf Sexpartys gehen und einander beim Sex mit anderen beobachten. Er fände diese Partys aufregend und verstörend zugleich. Er befürchte oft, »nicht zu performen«, aber wenn er es dann doch tue, gehe er beschwingt nach Hause und fühle sich »die ganze Woche lang super«. Er wolle seinen Lebensstil nicht aufgeben und zweifle sogar daran, dass er das könne, selbst wenn Grazyna nach London zurückkommen und bei ihm einziehen würde.

Eines Tages erschien James ganz aufgewühlt zu seiner Sitzung und berichtete mir wieder von seinen schlechten Nächten und dass er, wenn es ihm dann endlich gelinge einzuschlafen, von Träumen geplagt werde. Ich bat ihn, mir alles zu erzählen, woran er sich erinnern konnte. Zunächst wich er aus und sagte, dass er nur wisse, seine Träume seien beängstigend und seltsam, an Einzelheiten könne er sich jedoch nicht erinnern. Ich wartete und sagte dann: »Wirklich? Sie können sich an nichts erinnern?« Dann begann er, mir ein immer wiederkehrendes Bild zu beschreiben, das ihn besonders hartnäckig verfolge.

»Da ist dieser lange Weg in einem Park, mit Hecken auf der einen Seite und Eichen auf der anderen. Ich glaube, das ist im Regent's Park, in dem ich früher joggen ging, als ich gerade erst nach London gezogen war. Ich erinnere mich, dass ich extrem durstig bin und dringend etwas trinken will. Ich glaube, dass in der Nähe ein Brunnen ist, ich kann ihn allerdings nicht sehen. Ich höre nur das Wasser überall um mich herum sprudeln und plätschern. Ich laufe die ganze Zeit in die Richtung, in der ich das Wasser vermute, komme ihm aber überhaupt nicht näher und sehe nicht, woher es kommt. Da kriege ich Panik, weil ich dabei bin zu verdursten.« Er hielt inne, runzelte die Stirn und sagte: »An mehr kann ich mich nicht erinnern. Vielleicht, weil ich dann aufgewacht bin?«

Ich wartete etwas ab, um zu sehen, ob er mehr sagen würde, und fragte dann: »Was sagt *Ihnen* das?«

Er überlegte eine Weile.

»Ich lag nach diesem Traum lange wach. Ich konnte nicht wieder einschlafen. Ich habe mich sehr unwohl gefühlt und habe ihn seitdem nicht mehr aus meinem Kopf bekommen.« Er verstummte wieder, und wir verfielen in ein gemeinsames Schweigen. Dann sagte er: »Dieser Pfad, im Traum, ist sehr beängstigend – es macht mir Angst, zum Brunnen zu gehen oder was auch immer es ist.«

Ich fragte ihn, ob er denn wisse, warum er so lange gezögert habe, mir von seinem Traum zu erzählen. Er wirkte so, als verwirre und beängstige ihn dieser Traum sehr, und trotzdem hatte ich ihn bearbeiten müssen, damit er mir davon erzählte.

Er antwortete, seine Nächte seien so ganz anders als seine Tage, und er sei sich nicht sicher, ob er wolle, dass ich so viel über ihn wisse. »Tagsüber fühle ich mich meist okay, gut sogar. Aber abends, vor allem dann, wenn ich nicht schlafen kann, fühle ich …« Er suchte nach den richtigen Worten. »Ich nehme an, es ist etwas armselig, wenn ich Ihnen erzähle, dass mir ein dummer Traum solche Angst macht.«

Woraufhin ich sagte: »Vielleicht geht es in Ihrem Traum ja genau darum?« Er sah mich fragend an, also fuhr ich fort. »Vielleicht steht dieser Brunnen in Ihrem Traum für mich? Sie wissen, dass Sie Hilfe brauchen, aber schämen sich, darum zu bitten. In Ihrem Traum brauchen Sie etwas verzweifelt, haben aber Angst, in die richtige Richtung zu gehen. Vielleicht handelt dieser Traum ja von Ihrer Angst, mich zu brauchen … Oder jemanden zu brauchen?«

Er musterte mich und sagte dann nur: »Vielleicht.«

In der Woche darauf erschien James nicht. Keine Nachricht und kein Anruf, um seine Abwesenheit zu erklären. Am späteren Abend schrieb ich ihm in einer E-Mail, dass ich es schade fand, dass er nicht gekommen sei, und hoffte, alles sei in Ordnung.

Es vergingen drei Tage, bis ich etwas von ihm hörte. Er hinterließ mir eine Nachricht, in der er mir mitteilte, dass es ihm leidtue, nicht zur Sitzung gekommen zu sein. Er habe beruflich nach New York fliegen müssen und befände sich noch immer dort. Er hoffte, in der darauffolgenden Woche zur Sitzung kommen zu können. War dies seine Art, sich von der Möglichkeit zu distanzieren, dass er die Arbeit mit mir wirklich nötig hatte? Ich bekam das Gefühl, dass er so »die Kontrolle zurückgewinnen« und mich wissen lassen wollte, dass die Andeutung, er habe Angst davor, auf mich angewiesen zu sein, übertrieben gewesen sei. Wahrscheinlich hatte ich genau ins Schwarze getroffen, aber das hieß schließlich nicht, dass ihm das gefiel oder er dieses Wissen gut vertrug.

James hatte mir ein bisschen von seiner Kindheit erzählt, allerdings erst als ich ihn direkt darauf angesprochen hatte. Seine Eltern hätten sich scheiden lassen, als er noch ein Baby gewesen sei, und ein paar Jahre später hätten beide wieder geheiratet und jeweils eine neue Familie gegründet. Mit fünf Jahren sei er plötzlich kein Einzelkind mehr gewesen, sondern sei von Halbbrüdern und Stiefgeschwistern umgeben gewesen. Seine Zeit habe er damit verbracht, zwischen dem Haus seines Vaters in Wandsworth, dem seiner Mutter in Woking und – ab seinem achten Lebensjahr – einem Internat in Suffolk zu pendeln. Er erklärte mir, dass er sich auf dem Internat zwar immer am wohlsten gefühlt, aber im Grunde nie wirklich das Gefühl gehabt habe, irgendwohin zu gehören. In einer unserer Sitzungen erzählte er mir auch von einem Weihnachten, das die Familien gefeiert hätten, als er ungefähr elf Jahre alt gewesen sei. Eigentlich hätte er den ersten Weihnachtsfeiertag mit seiner Mutter und seinem Stiefvater verbringen sollen, doch in der letzten Minute sei sein kleiner Halbbruder sehr krank geworden. Sein Vater habe ihn daher in Woking abgeholt und am späten Heiligabend nach Wandsworth zurückgebracht. Am nächsten Morgen hätten sie festgestellt, dass all seine Geschenke in Woking geblieben seien. Er habe nichts zum Auspacken gehabt, nicht einmal einen Strumpf, und habe den anderen dabei zuschauen müssen, wie sie ihre Geschenke auspackten.

Als er diese Erinnerung mit mir teilte, war ich tief bewegt, denn in seinen Worten schwang mit, wie weh es ihm getan hatte, ausgeschlossen zu werden und sich vernachlässigt zu fühlen. Während er mir das erzählte, weinte er zwar nicht, griff jedoch nach einem Taschentuch. Sein Atem wurde tiefer und langsamer, so als versuche er, die Kontrolle über seine Gefühle zu gewinnen.

Bei seiner nächsten Sitzung beschäftigten wir uns intensiver mit der Frage, warum er das Gefühl nicht leiden konnte, jemanden zu brauchen. Er erzählte mir, dass er sogar seine Böden selbst schrubbe, weil es für ihn kaum zu ertragen gewesen sei, als seine frühere Putzfrau ihn verlassen habe. Wir sprachen auch über seine Angst, von Grazyna im Stich gelassen zu werden, und ich äußerte die Vermutung, dass er vielleicht aus diesem Grund immer mindestens zwei Freundinnen brauche – damit er durch »mehrere Eisen im Feuer« geschützt sei. Er hatte immer ein Back-up. Wenn Grazyna nicht verfügbar war, gab es Marcie. Wenn Marcie kühl oder distanziert war, hatte er Dominique. Auf diese Weise musste er nie fürchten, enttäuscht zu werden. Er wahrte seine Distanz und hielt sie bedürftig, sodass er selbst es niemals sein musste.

In jener Sitzung versuchten wir auch zu ergründen, warum ihm die Sexpartys so wichtig waren. Was genau empfand er als erregend, wenn er Marcie und Dominique dabei zusah? Es blieb mir zunächst ein Rätsel. In der darauffolgenden Woche erzählte er mir jedoch von seinen Zwillingshalbbrüdern und dass er am vergangenen Wochenende eines ihrer Konzerte besucht hatte. Sie seien, erklärte er, außergewöhnlich talentiert und schon als Kinder in Fernsehshows aufgetreten. Der jüngere Zwilling sei zudem ein exzellenter

Fußballspieler gewesen. Gerade tourten sie als Folk-Duo durchs Land und waren recht erfolgreich. Ich fragte, ob ihre Erfolge für ihn als Heranwachsenden ein Problem gewesen seien, ob er eifersüchtig gewesen sei oder versucht habe, mit ihnen mitzuhalten.

»Ich habe in meiner Jugend viel Zeit damit verbracht, zu ihren Spielen, Auftritten oder Ähnlichem zu gehen. Es war mir manchmal etwas viel«, gestand er sich lachend ein. »Ich habe versucht, ein guter großer Bruder zu sein, aber es war frustrierend, dass sich nie jemand dafür interessiert hat, was ich so mache. Wenn ich über das Wochenende vom Internat nach Hause gekommen bin, musste ich Danny beim Fußballspielen zugucken oder zu irgendeinem blöden Weihnachtskonzert gehen. Und wenn ich zu meinem Vater gegangen bin, hat das irgendwie immer damit geendet, dass ich mir irgendeine Ballettvorführung von Lily ansehen musste. Kein großer Spaß für einen pubertierenden Jungen!«, sagte er und lächelte dabei reumütig.

Ich sagte ihm, es sei interessant, dass er das Gefühl habe, einen großen Teil seiner Kindheit damit verbracht zu haben, ein Zuschauer zu sein, und erinnerte ihn an jenes Weihnachten, das er mir beschrieben hatte, an dem er allen beim Auspacken ihrer Geschenke hatte zusehen müssen, während es für ihn keine gegeben hatte. Meiner Meinung nach sei diese Rolle des Außenseiters, der immer nur zusehe, wahrscheinlich sehr schmerzvoll für ihn gewesen und habe ihm das Gefühl gegeben, vernachlässigt zu werden und nicht wirklich dazuzugehören.

Er sah mich an und sagte: »Ja, das ist genau das Gefühl, das ich am Wochenende auf dem Konzert gehabt habe. Ich habe meine Mutter beobachtet – sie hat nur Augen für meine Brüder gehabt.«

Wir saßen eine Weile schweigend da. Dann sagte ich: »Wenn man bedenkt, was Sie mir gerade geschildert haben, ist es erstaunlich, dass Sie diese Zuschauerrolle auch auf den Sexpartys einzunehmen scheinen.«

»Ja, mag sein.«

Dann sprachen wir darüber, dass es zwar schwer für ihn war, ein Beobachter zu sein, er es auf den Partys allerdings genoss zuzusehen.

»Ich denke, dass Sie bei den Sexpartys die Kontrolle haben«, äußerte ich vorsichtig. »Und so verwandeln Sie die schmerzliche Erfahrung des Zuschauens in etwas Aufregendes, das Sie auf gewisse Weise inszenieren. Womöglich ist das Ihr Weg, die Kontrolle über das zu gewinnen, was Sie am meisten fürchten.«

Er nickte. »Was ich am meisten fürchte?«, fragte er.

»Ja, die Angst, ausgeschlossen zu werden. Der Außenseiter, der nirgendwohin gehört ...«

Angst vor Ausgrenzung ist eine universelle Erfahrung. Ich erinnere mich noch, wie sehr ich es als Kind gehasst hatte, mich in irgendeiner Form ausgeschlossen zu fühlen. Dabei war es egal, ob ich nicht ins Volleyballteam gewählt worden war oder abends gehört hatte, wie meine Eltern unten im Wohnzimmer in ein Gespräch vertieft waren, während ich oben allein im Bett lag. Und noch heute, als erwachsene Frau, zittere ich innerlich, wenn sich am Ende eines Termins die Gruppe auflöst, um locker miteinander zu reden. In diesen unangenehmen Momenten befürchte ich dann, niemanden zu finden, mit dem ich mich unterhalten kann, und traue mich daher selten, im Raum zu bleiben, um es herauszufinden!

Diese Angst vor Ausgrenzung rührt von der frühen Erkenntnis, dass unsere persönlichen Bindungen zu unseren Müttern und Vätern eigentlich nicht exklusiv sind. Unsere Eltern »gehen fremd« – mit ihren Partner*innen und mit unseren Geschwistern. Sie sind uns »untreu«, denn sie interessieren sich für andere und beschäftigen sich mit anderen. Was für eine Tragödie! Was für ein Verrat! Wir stehen nicht an erster Stelle! Das ist eine schockierende, schmerzliche und potenziell lebensbedrohliche Erkenntnis, denn bei dieser Entdeckung sind wir tatsächlich noch absolut abhängig von unseren Eltern. Wir sind von ihnen abhängig in Bezug auf Ernährung, Schutz und Pflege, unser Überleben selbst hängt sogar von ihnen ab. Bei vielen Menschen lassen intime Beziehungen diesen frühen Schock wieder aufleben, was zu einer Verwechslung zwischen erwachsener und kindlicher Abhängigkeit führt. Diese Verwechslung, die tief liegende Ängste um unser Überleben weckt, sorgt dafür, dass wir uns schützen wollen. Wir ziehen also Mauern hoch und entwickeln Verteidigungsmechanismen, um jede Situation zu vermeiden, in der wir uns abhängig und verletzlich fühlen könnten.

In James' Fall bedeutete dies, eine Persona zu entwickeln, die seine Verletzlichkeit verbergen und mit der er seine Geliebten bezaubern und manipulieren konnte, wodurch er auch die Illusion von Kontrolle aufrechterhielt. Doch das Traurigste daran war, dass das, was er am meisten fürchtete, die Katastrophe, die er zu vermeiden versuchte – nämlich verzweifelt und hilflos zu sein wie als Kind –, eigentlich bereits eingetreten war. Donald Winnicott, ein weiser Psychoanalytiker, der sehr eindrücklich die innere Welt von Kindern beschrieb, erklärt uns, dass der Mensch, wenn ihm traumatische Dinge in der Kindheit widerfahren, nicht in der Lage ist, diese Erfahrung einzuordnen und zu verarbeiten. In dieser Phase des Lebens ist es Kindern unmöglich, all die Gefühle zu verstehen, die mit diesem Trauma in Verbindung stehen. Daher nehmen diejenigen, die in ihrer Kindheit Traumatisches erlebt haben, diese unverarbeiteten Gefühle in ihr Erwachsenenalter mit. Tief in ihnen vergraben, werden sie zur Angst vor einem drohenden Desaster, das eigentlich bereits hinter ihnen liegt.

Der Auslöser für James' Trauma schien das Zusammenbrechen der Ehe seiner Eltern gewesen zu sein und der anschließende Verlust einer sicheren Basis, die ihm Schutz und Geborgenheit gegeben hatte. In den folgenden Monaten widmeten wir uns zunehmend seiner Kindheit, und ich bekam ein sehr genaues Bild von diesem kleinen Jungen, der zwischen seiner Mutter und seinem Vater hin- und hergeschubst wurde, da beide mit sich selbst, ihren neuen Partner*innen und ihren Babys beschäftigt waren. Es war, als wäre er zu früh aus den Köpfen seiner Eltern verschwunden, weshalb er sich, da er nicht mit diesen Gefühlen der Ausgrenzung und Ablehnung umgehen konnte, eine innere Festung gebaut hatte, um sich vor diesem Schmerz zu schützen.

Bedeutete diese Erkenntnis eine Wende? Die Dinge schienen eigentlich ihren gewohnten Gang zu gehen, nur dass er nun mehr über Grazyna sprach. Zum ersten Mal bekam ich ein Gefühl für sie als echte Person, und ich erkannte, wie viel sie James tatsächlich bedeutete.

Im März kam es dann zu einer großen Krise. Sie kam für mich nicht unerwartet, und im Nachhinein war sie eigentlich unvermeidbar gewesen. Es war ein Sonntagabend, als James mich in einer Textnachricht fragte, ob ich auch früher für ihn Zeit hätte, denn er könne nicht bis Donnerstag warten. Grazyna habe von ihm und Marcie erfahren und sich getrennt. Ich schrieb ihm zurück, und wir vereinbarten einen Termin am kommenden Dienstag.

James sah aus wie ein gebrochener Mann – nicht frisch und selbstsicher, sondern fragil und ungepflegt. Sofort erzählte er mir, dass er bei Grazyna in Paris gewesen sei. Er sei spät angekommen und sofort unter die Dusche gesprungen. Sein Handy habe er in der Küche liegen lassen auf der Arbeitsfläche, auf der Grazyna gerade ein Abendessen für ihn zubereitet hatte. Sein Handy habe gebrummt, woraufhin Grazyna es in die Hand genommen und eine anzügliche Nachricht von Marcie gelesen habe, die keinen Zweifel daran gelassen hatte, dass da etwas Sexuelles zwischen ihnen gewesen war.

Diesmal weinte James in meinem Behandlungszimmer. Was solle er nur tun? Er habe alles vermasselt und nun sei alles hoffnungslos. Er habe versucht, seine Probleme mithilfe dieser Therapie in den Griff zu kriegen, aber nun sei es zu spät. Er habe Grazyna verloren.

Zwei Tage später war er wieder für seine reguläre Sitzung da. Er trug einen Trainingsanzug und erklärte, sich ein paar Tage freigenommen zu haben, um sich mit Grazyna in Paris zu treffen. Sie sei noch immer sehr wütend auf ihn, er sei jedoch guter Hoffnung, sie zurückgewinnen zu können. Er erzählte mir, dass er wieder diesen Traum gehabt habe. Er sei wieder in dem Park gewesen und habe einen Brunnen gehört. Als er davon habe trinken wollen, habe er das Wasser nicht finden können. Dieses Mal habe er den Brunnen allerdings sehen können – einen dieser großen, viktorianischen Schalenbrunnen, der weiß geglänzt und ganz zerbrechlich ausgesehen habe, so als könnte er jeden Moment in sich zusammenfallen. Er habe den Brunnen aber wieder nicht erreichen können, obwohl er noch immer verzweifelt etwas zu trinken brauchte.

Ich fragte ihn, ob ihm noch etwas anderes zu dem Traum oder dem Brunnen einfalle, und er sagte, der Brunnen habe eigentlich wie ein riesige Torte ausgesehen. »Wie eine Hochzeitstorte?«, fragte ich. Er nickte energisch – ja, genau so.

Im Juli, fast ein Jahr nachdem wir mit der Therapie begonnen hatten, zog Grazyna bei ihm ein, und als ich im September aus dem Urlaub zurückkam, erzählte er mir in unserer Sitzung ganz aufgeregt, dass sie schwanger sei. Etwas in ihm hatte sich gewandelt. Wir wussten jedoch beide, dass damit unsere Arbeit bei Weitem noch nicht zu Ende war.

James' Weg zum ehelichen Glück beinhaltete eine Konfrontation mit eben jener Hilfsbedürftigkeit und Verletzlichkeit, die er sein Leben lang versucht hatte zu vermeiden. Durch seine Affären und seinen sorglosen Umgang mit Frauen hatte er die Illusion von Macht und Kontrolle aufrechterhalten, wodurch er über diesen Teil von ihm triumphieren konnte, den er hasste und für zu hilfsbedürftig und fragil hielt. Die Therapie legte diese verschiedenen Teile von ihm offen, und durch dieses Gefühl, erkannt und gesehen zu werden, begann er langsam, dieses gewöhnliche menschliche Bedürfnis nach Liebe und Schutz zu verstehen und zu akzeptieren.

# Als Rotkäppchen den Wolf
# im Schafspelz beschützte

Verrat gehört zum Leben dazu. Ich bezweifle, dass es auf der Welt einen Erwachsenen gibt, der dies noch nicht zu spüren bekam. Jemandem zu vertrauen, birgt immer das Risiko, verraten zu werden. Daher gehört zu einem realistischen Vertrauen dazu, dies zu wissen und zu akzeptieren. Zu akzeptieren, dass geliebte Menschen einen manchmal belügen, betrügen oder enttäuschen, heißt jedoch nicht, dass jede dieser Taten auch verzeihlich ist.

Pippa und Claudine, ein Ehepaar Anfang 40, kamen zu mir, weil Claudine seit mehreren Jahren unter einer mysteriösen Krankheit litt, die sie bisweilen sehr krank machte. In den vergangenen drei Jahren hatte man Claudine auf Schlaganfälle, Asthma, Multiple Sklerose und Labyrinthitis untersucht – alles Erkrankungen, die hätten erklären können, warum sie manchmal ihr Gleichgewicht verlor und stürzte, regelmäßig ohnmächtig wurde oder sich vor Erschöpfung ins Bett legte. Die Untersuchungen blieben jedoch ohne Befund. Daher beschloss das Paar für sich, dass Claudine an einer atypischen Form des Chronischen Fatigue-Erschöpfungssyndroms erkrankt war, manchmal auch als Myalgische Enzephalomyelitis (ME) bezeichnet.

Wenige Monate nach dieser »Diagnose« ging es Claudine zunehmend schlechter, was dazu führte, dass sie ihr Bett kaum noch verließ. Sie konnte nicht mehr arbeiten oder im Haushalt helfen, und Pippa, die zunehmend verzweifelt war, bestand auf weitere Untersuchungen. Nach Überweisung durch ihren Hausarzt wurde Claudine dann im Krankenhaus weiteren Tests unterzogen, die ebenfalls nicht aussagekräftig waren. Kein Arzt schien dazu in der Lage, bei ihr eine Grunderkrankung festzustellen, die ihre völlige

Erschöpfung, ihre gelegentlichen Ohnmachtsanfälle und die unzähligen anderen Symptome, unter denen sie litt, erklären konnte.

Die Monate vergingen, und Claudine blieb weiterhin arbeitsunfähig, bis eines Tages ein guter Freund Pippa vorschlug, einen Spezialisten hinzuzuziehen, der in Paris arbeitete. Dieser Arzt leitete eine Klinik, in der man hauptsächlich chronische, invalidisierende und diffuse Erkrankungen behandelte, worunter wohl auch Claudine litt. Die Untersuchung war kostspielig und ihr Geld knapp, es schien jedoch keine andere Möglichkeit zu geben, als es zu versuchen.

Derweil ernährte Pippa mit ihrem Gehalt die Familie und führte den Haushalt. Außerdem kümmerte sie sich nicht nur um Claudine, sondern auch um Claudines zwölfjährige Tochter Milly. Pippa war verrückt vor Sorge, denn sie befürchtete, Claudine würde niemals gesund werden, und ohne eine Diagnose quälte sie der Gedanke, dass etwas Schreckliches passieren und Claudine sogar sterben könnte.

Irgendwann hatten sie das Geld zusammen und, nachdem sie Milly bei einem Freund untergebracht hatten, reisten nach Paris. Trotz des wenig erfreulichen Grunds ihrer Reise waren sie aufgeregt. Sie waren noch nie zuvor mit dem Eurostar gefahren, und es war das erste Mal seit Jahren, dass sie allein verreisten. Beim ersten Termin nahm eine Krankenschwester Blut- und Urinproben. Die Ergebnisse, die einige Stunden später vorlagen, waren sowohl schockierend als auch verheerend. In Claudines Blut befand sich eine extrem hohe Konzentration an Opioiden. War bei den Tests etwa ein Fehler unterlaufen? Was hatte das zu bedeuten?

Das Paar verbrachte eine schreckliche Nacht mit heftigen Beschuldigungen und tränenreichen Dementi. Doch am nächsten Morgen, in Anwesenheit des Arztes, gestand Claudine schließlich, dass sie seit Jahren opioidhaltige Schmerzmittel missbrauchte. Ihr

Konsum variierte zwar, sie hatte aber nur dann gar keine Medikamente eingenommen, wenn Untersuchungen angestanden hatten. Sie litt also an keiner atypischen Form von ME/CFS oder einer anderen unbekannten Erkrankung, sie war schlichtweg drogenabhängig. In diesem Moment der Krise, und nachdem Claudine einen Entzug hinter sich hatte, suchten sie mich auf.

Diese Unehrlichkeit fühlte sich für Pippa wie ein ungeheuerlicher Verrat an, und sie sagte zu mir, Claudines heimlicher Drogenmissbrauch sei für sie genauso unverzeihlich wie eine Affäre. Pippa gab in jener ersten Sitzung zu, dass sie kurz davor sei, die Trennung einzuleiten, und das konnte ich ihr nicht verdenken. Doch tatsächlich zu gehen, sei ihr unmöglich, da sich Claudine angesichts dieser Drohung in ihr tiefstes und tödlichstes Schweigen zurückziehen würde, wovor Pippa unglaubliche Angst habe.

Es war eine echte Herausforderung für mich, bei meiner und der für jeden Paartherapeuten wesentlichen Rolle zu bleiben, die darin besteht, mein Interesse und meine Aufmerksamkeit auf die *gemeinsamen* Aspekte der vorliegenden Probleme zu richten. Denn in diesen ersten Sitzungen fühlte ich, wie ich Claudine regelrecht bestrafen und Pippa beschützen wollte. Allerdings wurde nach und nach deutlich, dass es zwischen dem Paar zu einer Kollusion – einem starken unbewussten Einvernehmen – gekommen war und Pippa die Augen vor Claudines Drogenmissbrauch verschlossen hatte, um etwas sehr viel Schlimmeres zu vermeiden.

Während sie mir mehr über Vergangenes erzählten und Pippa all die Lügen verfluchte, begann ich mich zu fragen, warum Pippa so viele verräterische Zeichen ignoriert hatte. Warum hatte sie darüber hinweggesehen, dass sich Claudine ohne eine zufriedenstellende Erklärung so viel Geld vom gemeinsamen Konto hatte auszahlen lassen? Ich wurde skeptisch, als Pippa mir erzählte, sie habe wirklich geglaubt, dass die hinter dem Schuppen versteckten

Tablettenschachteln, die sie gefunden hatte, von den Nachbarskindern über den Zaun geworfen worden seien, wie Claudine es behauptet habe. Es wurde immer klarer, dass Pippa all die Anzeichen einer Drogensucht übersehen hatte. Weniger klar war jedoch, warum.

Wir brauchten einige Wochen, um über etwas anderes als den Drogenkonsum und Lügen sprechen zu können. Jede Sitzung verlief hitzig und war voller Wut und Scham, das ließ keinen Raum für eine behutsame Ergründung ihrer Probleme. Da mich dieses Paar jedoch zunehmend ratloser machte, bestand ich in einer unserer Sitzungen darauf, dass sie – zwischen der forensischen Untersuchung der Vertrauensbrüche – Platz dafür schafften, mir etwas über ihre Kindheit und ihre Familien zu erzählen.

»Ich bin mir nicht sicher, ob Claudine darüber sprechen kann. Nicht wahr?«, sagte Pippa beschützend. »Ich kann Ihnen aber von meiner erzählen, wenn das etwas hilft?« So war Pippa immer – gesprächig und kooperativ, während Claudine oft sehr still blieb. Ich nickte, und Pippa begann.

»Wow! Ich habe seit Jahren nicht mehr über *meine* Familie nachgedacht! Ich sehe meine Schwester hin und wieder, aber meinen Bruder oder meinen Vater nie. Mein Bruder lebt im Oman. Mein Vater, nun ja, er ist ein komischer Kauz. Ich denke nicht, dass er mich sehen will, und ich will ihn auch nicht sehen. Es beruht also auf Gegenseitigkeit!«, schloss sie lachend. Ich wartete und hoffte, sie würde mehr sagen. Aber sie schien zu denken, das sei genug, und stupste Claudine mit ihrem Ellbogen an, um sie zum Sprechen zu bewegen. »Claudine hat wirklich was erlebt. Sie hat eine schwere Kindheit gehabt.«

Claudine war kaum mitteilsamer als Pippa. Sie erzählte mir allerdings widerwillig, dass sie in ihrer Kindheit mehrmals ins Heim gekommen war, bis sie mit zwölf Jahren, zunächst als Pflegekind und dann als Adoptivkind, von Delia aufgenommen worden war, die sie nun als ihre Mutter betrachtete. Seit Jahren hatte sie ihre leiblichen Eltern weder gesehen noch gehört, aber als Milly geboren worden war, hatte sie Kontakt zu ihrer biologischen Mutter aufgenommen.

»Das ist ein Fehler gewesen. Ich dachte, dass sie vielleicht älter, weiser und bereit dazu sein könnte, Großmutter oder so zu sein. Aber sie ist niemand, mit dem ich je etwas zu tun haben möchte.«

»Warum kamen Sie in Pflege, Claudine? Wissen Sie das?«, fragte ich und überlegte, was sie als Kind wohl durchgemacht haben musste.

»Man sagte mir, dass ich ungefähr ein Jahr alt gewesen sei, als mich meine Mutter zum ersten Mal in Pflege gegeben hatte. Sie spritzte sich Heroin. Damals war sie noch mit meinem Vater zusammen.« Sie hielt inne, presste ihre Lippen fest aufeinander, und es wurde klar, dass sie es wie Pippa dabei belassen wollte, also drängte ich sie nicht.

Nachdem sie gegangen waren, ging ich hoch. Es war kälter, als ich ursprünglich angenommen hatte, und ich musste mir eine Strickjacke holen, bevor mein nächster Patient kommen würde. Ich zog die Strickjacke an und ging zum Spiegel, der in der Nähe eines offenen Fensters stand. Da hörte ich unten auf dem Gehweg eine laute Stimme. Als ich aus dem Fenster sah, erkannte ich Pippa und Claudine, die auf der anderen Straßenseite bei einem alten und verbeulten grünen Fiat standen. Pippa hatte ihre Stimme erhoben, und obwohl ich ihre Worte nicht verstehen konnte, hörte ich ihren Tonfall und konnte an Claudines zusammengesacktem Körper erkennen, dass ihr gerade eine ordentliche Standpauke gehalten wurde.

Während wir mit der Therapie fortfuhren, half mir das wenige, was sie mir über ihre Kindheit erzählt hatten, dabei, ihre intensive und unausgeglichene Beziehung zu verstehen. Es war offensichtlich, dass sich Claudine auf vielerlei Arten wie ein Kind verhielt.

Selbst jetzt, trotz ihrer Behauptung, seit fast sechs Monaten keine Medikamente mehr zu missbrauchen, brachte Pippa ihr das Frühstück noch ans Bett. Claudine, die als freiberufliche Lektorin arbeitete, hatte wieder angefangen, Projekte anzunehmen, hatte jedoch noch Schwierigkeiten, sie auch zu Ende zu bringen. In solch einem Fall sprang Pippa ein, um ihr zu helfen, und Claudine trat sofort zurück, damit sie übernehmen konnte. Offensichtlich wollte sie von Pippa bemuttert werden – oder brauchte es –, und ihre Hilflosigkeit triggerte diese Aufmerksamkeit. Ihr Medikamentenmissbrauch hatte schmerzhafte Gefühle unterdrückt und sie in einen abhängigen, kindlichen Zustand fallen lassen, in dem sie sich sicher war, dass Pippa sie auffangen würde.

Eines Dienstagmorgens, an dem die Luft kalt, aber der Himmel klar war, kam Pippa allein in die Praxis. Claudine wollte, wie es schien, nicht das Bett verlassen, um zur Sitzung zu kommen. Da ärgerte ich mich über sie. Und dieser Ärger wurde noch größer, als ich hörte, wie sehr Pippa versucht hatte, sie aus dem Bett zu bekommen. Sie hatte ihr das Frühstück gebracht, Milly an der Schule abgesetzt, anschließend war sie heimgefahren und hatte ihr eine Tasse Kaffee gebracht – alles vergebens. Claudine war nicht aufgestanden.

»Denken Sie, dass sie wieder etwas nimmt?«, fragte ich.

»Ich glaube nicht. Nein. Das würde sie nicht tun. Da bin ich mir sicher«, versicherte Pippa kopfschüttelnd. Es legte sich eine Stille zwischen uns, und ich beobachtete, wie Pippa meine Frage wirklich aufnahm.

»Wie kommen Sie denn darauf?« Ihre Stimme klang quengelig.

»Nun, ich könnte genauso gut Sie fragen, warum Sie das nicht in Betracht gezogen haben.«

»Ich glaube, Sie verstehen nicht, was gerade los ist. Auf keinen Fall würde Claud jetzt wieder etwas nehmen. Sie weiß, dass es mein Herz brechen würde!«

Ich schwieg. Ich wusste, dass sie ihren eigenen Weg zum Zweifel finden musste.

»Ich weiß nicht. Ich weiß nicht, was ich sagen soll. Was wollen Sie von mir hören?«, fragte sie mich wütend.

»Ich will gar nichts von Ihnen hören, Pippa. Ich bemerke allerdings, dass es Ihnen schwerzufallen scheint, sich einzugestehen oder auch nur zu erlauben, *irgendwie* sauer oder wütend auf Claudine zu sein. Es ist wohl einfacher, das auf mich zu richten. Und ich frage mich, warum das so ist.«

»Sie gibt sich wirklich Mühe, und Sie verstehen nicht, wie schwer das für sie ist.«

»Ich verstehe, dass es unglaublich schwer für sie ist. Meine Frage ist, warum Sie ignorieren, wie schwer es ist und war, und zwar für *Sie?*«

Sie ließ ihren Kopf hängen, und wir saßen eine Weile lang schweigend da. Ich betrachtete sie und dachte, wie müde und traurig sie doch aussah. Ihr ergrauendes schwarzes Haar war streng nach hinten gekämmt und zu einem Pferdeschwanz zusammengebunden, ihre Hände, die zusammengefaltet in ihrem Schoß lagen, sahen rot und aufgescheuert aus, und die Fingernägel waren bis zum Nagelbett abgebissen.

»Sie haben mir nie viel über Ihre Kindheit und Ihre Familie erzählt, Pippa.«

»Über meine Familie? Doch, das habe ich.«

»Nicht richtig. Nur dass Sie sie nicht oft sehen.«

Sie seufzte und zuckte mit den Schultern.

»Nun ja, es war nicht toll, wenn es das ist, was Sie denken. Mein Vater war – und *ist* – ein totaler Versager. Habe ich Ihnen erzählt, dass meine Mutter starb, als ich zwölf war? Es kann sein, dass sie Alkoholikerin war, was ich ihr bei diesem Mann ehrlich gesagt nicht verübeln kann …«

Es dauerte zwar etwas, aber irgendwann im Laufe der Sitzung konnte ich das klare Bild einer Kindheit zeichnen, in der Pippa, als das älteste von vier Kindern, regelmäßig als »kleine Mutter« eingesprungen war. Ihr Vater verhielt sich, obwohl er für ein verlässliches Einkommen sorgte, nie wie ein Erwachsener. Er war lustig und spielte gern mit den Kindern, aber kam und ging, wie es ihm gefiel, und schien nicht in der Lage, Verantwortung jedweder Art zu übernehmen.

»Und Ihre Mutter?«, fragte ich.

»Ich habe meine Mutter geliebt«, sagte Pippa nur. »Sie konnte wirklich lustig sein. Manchmal hat sie mir allerdings auch Angst gemacht.«

»Angst?«

»Ja. Sie ... Na ja, sie tickte schon mal aus, und dann, äh, wollte man nur verschwinden!«

»Ich frage mich, ob Sie viel Zeit damit verbracht haben, sicherzustellen, dass sie nicht austickte?« Pippa sah mich verwundert an. »Indem Sie eingesprungen sind, indem Sie *sie* bemuttert haben. Oder indem Sie *sie* beruhigt haben?«, vermutete ich.

Pippa nickte. »Ja. So war es. Genau so. Ich habe alles dafür getan, damit sie entspannt bleiben konnte. Ich erinnere mich noch, wie sie sich mal fürchterlich über Ameisen in der Küche aufgeregt hat. Sie ist wild herumgesprungen und hat mit kochendem Wasser um sich geworfen.« Pippa lachte.

»Das klingt eher beängstigend als lustig«, bemerkte ich und lächelte betrübt.

»Ja, stimmt. Mein Bruder hat sich verbrannt. Ich erzählte den Notfallsanitätern, dass ich das gewesen bin ... Mit dem kochenden Wasser.« Sie zuckte mit den Achseln.

Im weiteren Verlauf der Sitzung erzählte sie mir, dass ihre Mutter ganz plötzlich an den Folgen einer Blutvergiftung gestorben war.

Sie hatte starke Schmerzen im Arm gehabt, doch beim Arzt hatte man ihr gesagt, es handle sich nur um eine Muskelzerrung. Drei Tage später war sie an einer Sepsis im Krankenhaus gestorben. Danach war die zwölfjährige Pippa zur »kleinen Mutter« der Familie geworden. Ihr Vater hatte sich rar gemacht und ihr die Verantwortung für ihre Geschwister übertragen. Sie wurde zu einer kleinen Soldatenmama, die ihre »Brut« verteidigte.

»Als Sie dem Notfallsanitäter gesagt haben, Sie hätten Ihrem Bruder die Brandwunde zugefügt, haben Sie meiner Meinung nach versucht, Ihre Mutter zu schützen. Vielleicht wollten Sie sie auch als »gute« Mutter im Gedächtnis behalten. Ich denke, Sie tun das Gleiche nun mit Claudine. Sie versuchen, sie zu beschützen, und Sie versuchen, sie als ›gute‹ Ehefrau zu betrachten.«

»Sie ist gut, Susanna. Sie ist nur ...«, sie suchte nach dem richtigen Wort, »... geschädigt.«

Wiederholte Pippa mit Claudine etwa gewisse Aspekte ihrer Kindheit? Und verfiel sie deswegen in ein Verhaltensmuster, das sich bekannt und vertraut anfühlte? Mich hat die Theorie des Wiederholungszwangs, bei dem eine Person etwas wieder und wieder tut, weil es ihr vertraut ist, noch nie wirklich überzeugt. Denn schließlich hätte die natürliche Selektion doch dafür gesorgt, dass wir diese Gewohnheit im Laufe unserer Entwicklung ablegen. Allerdings steht im Zentrum all meiner Arbeit die Erkenntnis, dass Menschen sich anscheinend *tatsächlich* Partner*innen aussuchen, deren Kindheitserfahrungen den eigenen fast immer irgendwie ähneln. Warum ist das so? Warum wohl hatte sich Pippa Claudine ausgesucht – jemanden, der zwar in vielerlei Hinsicht liebenswert war, aber genau die gleiche Art von Zuwendung und Aufmerksamkeit brauchte wie Pippas Mutter? Hätte Pippa nicht eigentlich auf dem Absatz kehrtmachen und davonrennen sollen? Hätte sich Pippa nicht eigentlich jemanden suchen sollen, der sich um *sie* kümmerte?

Kurze Zeit später gelang es mir, eine gute Kollegin zu finden, die mit Claudine arbeiten würde. Wir hatten darüber gesprochen, wie wichtig es war, dass Claudine eine eigene Therapie machte, und nun war sie auch bereit dazu. Sie sah ihre Therapeutin zweimal pro Woche, und es dauerte nicht lange, bis sich eine Veränderung abzuzeichnen begann.

»Ich habe das Gefühl, dass mir diese Sitzungen nicht mehr helfen. Ich denke, wir sollten nicht mehr kommen«, verkündete Claudine eines Tages im Herbst ganz unvermittelt und zu Beginn der Sitzung.

Pippa, die gerade ihre blaue Jeansjacke auszog, wirkte schockiert. »Davon hast du mir gar nichts gesagt. Das kannst du nicht einfach allein entscheiden! *Ich* will nicht mit der Therapie aufhören, Claud.«

»Na ja, *du* kannst ja mit Susanna weitermachen. *Ich* muss das nicht. Ich habe jetzt meine eigene Therapeutin.«

»Drei Sitzungen pro Woche sind vielleicht etwas intensiv, Claudine?«, fragte ich vorsichtig und unterdrückte die Wut, die aufgrund dieser überstürzten und rücksichtslosen Entscheidung in mir aufsteigen wollte.

Bevor Claudine antworten konnte, schaltete sich Pippa wieder ein und nahm meinen Faden auf: »Wenn dir das zu viel wird, Schatz, dann hören wir auf. Es tut mir leid. Ich will nicht, dass du dich von mir unter Druck gesetzt fühlst. Du hast schon genug um die Ohren.«

»Warum machst du nicht allein weiter?«, fragte Claudine.

Pippa legte ihren Kopf schief, sah zuerst zu mir und dann wieder zu Claudine. Es wirkte, als zöge sie die Idee in Betracht. »Ich weiß nicht. Wofür? Vielleicht *sollten* wir aufhören. Oder vielleicht für eine Weile eine Pause einlegen?« Wieder sah sie mich an und prüfte meine Reaktion.

»Sagen Sie mir gerade alle beide, dass es in Ihrer Beziehung keine Probleme mehr gibt? Oder, dass die Probleme wirklich nur bei Claudine liegen?«

Pippa nickte, allerdings wenig überzeugt.

»Wir haben ja schon darüber gesprochen, dass Pippa für Sie, Claudine, ein Mutterersatz ist. Haben Sie jetzt, da Sie zu einer eigenen Therapeutin gehen, vielleicht das Gefühl, genug bemuttert zu werden? Und ich bin eine Mutter zu viel?«

Claudine lachte und nickte. »Vielleicht, mag sein. Ich will einfach nur nicht jedes Mal diejenige sein, die im Mittelpunkt steht, wissen Sie.«

Daraufhin ergründeten wir, was es für sie bedeutete, im Mittelpunkt der Aufmerksamkeit zu stehen, sowohl zu Hause als auch in der Therapiesitzung mit mir. Claudine gestand ein, dass ihr es zwar gefalle, wenn Pippa sich um sie kümmere, sie es jedoch nicht möge, von ihr nicht ernst genommen zu werden. Sie beschwerte sich darüber, dass Pippa sie herumkommandiere, und dann kam es zu einem Streit darüber, wer bezüglich Milly die Entscheidungen traf. Ich hörte aufmerksam zu und erinnerte mich an die Szene, die ich von meinem Fenster aus beobachtet hatte. Claudine dämmerte es langsam, dass es nicht nur Vorzüge hatte, in einer Beziehung das Kind zu sein.

Irgendwann sagte ich, dass es zwar so scheinen möge, als ob sich mit der Lösung von Claudines Problemen auch deren Beziehungsprobleme lösten, ich jedoch der Meinung sei, dass es einen wichtigen Aspekt in ihrer Paardynamik gebe, mit dem sie sich beschäftigen müssten.

»Meine Therapeutin denkt, dass auch Pippa viele Probleme hat, nicht nur ich. Es fühlt sich so an, als ob nur ich ständig etwas an mir ändern müsste. Was ist mit dir, Pippa?«, fragte Claudine und starrte dabei mich an.

»Sie denken, ich hätte dazu beigetragen, *Sie* zum Problem zu machen? Indem ich Pippa aus der Verantwortung genommen habe?«, fragte ich.

»Nun ja, das haben Sie. Irgendwie schon. Ich weiß, jetzt reden Sie davon, dass wir beide verantwortlich sind, aber das haben Sie davor meistens nicht getan«, sagte Claudine unverblümt.

Ich musste mir eingestehen, dass wahrscheinlich etwas Wahres daran war. Ich mochte sie nicht – oder missbilligte zumindest ihr Verhalten. Ich wusste, dass das nicht richtig und ich nicht unparteiisch oder fair gewesen war, doch das fiel mir sehr schwer. Claudine wirkte arrogant und egoistisch, und Pippa war zwar auf gewisse Weise abweisend, dennoch um einiges liebenswerter.

Die Sitzung endete ohne ein zufriedenstellendes Ergebnis, und wir verständigten uns darauf, das Thema in der kommenden Woche noch einmal aufzugreifen. Ich war verärgert. Ich spürte, wie sich die Wut auf Claudine, nun auf sie beide richtete. Ich hatte das Gefühl, dass sie ihre Hände in Unschuld wuschen, was die Therapie und mich betraf, und die Dinge genauso wie bisher weiterlaufen würden, ohne jeglichen Wunsch nach echter Veränderung. Es erstaunte mich sehr, wie schnell Pippa wieder dazu übergegangen war, ihre eigenen Bedürfnisse zu verleugnen und Claudine zu beschützen, selbst wenn sie sich wie ein verzogenes und selbstsüchtiges Kind verhielt.

Zwei Tage später erhielt ich eine E-Mail von Pippa.

*Liebe Susanna,*

*ich hoffe, es geht Ihnen gut. Ich wollte Ihnen nur kurz mitteilen, dass wir beschlossen haben, mit der Therapie zu pausieren. Ich denke, Sie haben genau ins Schwarze getroffen, als Sie sagten, es könnte Claud zu viel werden, und daher denke ich, dass wir erst*

*mal aufhören sollten. Vielen Dank für alles, Sie waren uns in dieser*
*schwierigen Zeit wirklich eine große Hilfe. Wir wissen das wirk-*
*lich zu schätzen.*

*Pippa*

Warum ziehen manche Paare ihre Therapie auf Biegen und Brechen
durch, während andere sich abwenden? Ich erkannte, dass ich mich
wahrscheinlich zu sehr auf Claudine und ihre Probleme konzentriert und sie unterbewusst als die »kranke« Patientin und Pippa als
ihr Opfer betrachtet hatte. Es war verständlich, dass sie nicht mehr
ständig das Gefühl haben wollte, in Ungnade zu stehen. Aber warum hatte sich auch Pippa für den Rückzug entschieden? Hatte sie
Angst vor Veränderung? Hatte die Therapie etwa begonnen, das
unausgesprochene Einvernehmen zwischen den beiden ins Wanken zu bringen, und war es genau das, wogegen sie sich sträubte?
Obwohl es eine ziemliche Last war, sich um Claudine zu kümmern,
konnte sich Pippa in ihrer Rolle als Erwachsene stark und in Kontrolle fühlen. Ihre eigenen Bedürfnisse lagen zwar auf Eis, allerdings
konnte sie sich so, indem sie die liebevolle, wenn auch manchmal
kontrollsüchtige und herumkommandierende Mama gab, auch von
ihrer eigenen kindlichen Zerbrechlichkeit distanzieren.

Während mir dies durch den Kopf ging, musste ich an einen Spa-
ziergang auf dem Land denken, den ich in der Woche zuvor mit
meiner nervösen, urbanen Freundin außerhalb von London unter-
nommen hatte. Wir unterhielten uns angeregt, bis wir ein Feld voller Kühe erreichten. Meine Freundin blieb stehen – sie hasse Kühe,
habe schreckliche Angst vor ihnen und erzählte mir weiter, dass
die Kühe von heute aufgrund ihrer Züchtung sehr viel gefährlicher
seien als früher. Es seien keine sanftmütigen, rehäugigen Bertas
mehr, mit einer niedlichen Glocke um ihre Hälse. Diese Tiere dort,

so sagte sie, seien ängstlich und unberechenbar, und wir müssten einen anderen Weg finden. Doch es gab keinen anderen Weg, weder einen Umweg noch eine alternative Route. Entweder gingen wir über das Feld, oder wir kehrten um und verzichteten auf das wirklich feine Mittagessen im Pub, das eigentlich am Ende des Spaziergangs auf uns wartete. Obwohl ich weder heldenhaft, mutig noch sehr sportlich bin, fühlte ich mich durch ihr flehentliches Bitten stark und entschlossen. Ich sammelte mich und beruhigte sie mit autoritärer Stimme. Dann liefen wir schnellen Schrittes über das Feld. Auf der anderen Seite triumphierte ich innerlich. Ich fühlte mich furchtlos. Meine eigene Angst war verflogen, da ich sie so entschieden auf meine Freundin projiziert hatte.

Pippas eigene Zerbrechlichkeit projizierte sie auf Claudine, und indem sie sich um ihre Geliebte wie ein kleines, hilfloses Baby kümmerte, kümmerte sie sich stellvertretend auch um sich selbst. Doch obwohl wir allmählich verstanden, welche Probleme Claudines Sucht zugrunde lagen, und ich begonnen hatte, Pippas Anteil an der Täuschung zu ergründen, fragte ich mich noch immer, ob Claudines Lügen verzeihbar waren, und wenn ja, was eine wirkliche Vergebung ermöglichen würde. Claudine hatte zugelassen, dass Pippa viel Aufhebens um sie gemacht und Arzttermine für sie vereinbart hatte, und dabei ignoriert, wie viel Kummer und Schmerz sie ihr damit bereitet hatte. Claudine hatte zugesehen, wie Pippa sich abgerackert hatte, um ihnen auch weiterhin ein Dach über dem Kopf geben zu können, und wie hart es für sie gewesen war, sich um alle zu kümmern, während sie in dieser ganzen Zeit heimlich Drogen nahm. Und in all der Zeit, in der sie zur Therapie gegangen waren, hatte sie sich nie richtig dafür entschuldigt.

Psychotherapeut*innen sind darauf trainiert, keinen moralischen Standpunkt einzunehmen. Wir müssen neugierig und offen bleiben, selbst angesichts großer Amoralität. Das soll allerdings nicht heißen, dass analytische Psychotherapie amoralisch ist. Tatsächlich will die Psychoanalyse den Patient*innen dabei helfen, sich ihrer Destruktivität direkt zu stellen, und mit der Zeit Verantwortung für den entstandenen Schaden zu übernehmen. Ich hatte Claudine nicht dabei helfen können, sich dem Leid zu stellen, das sie verursacht hatte, und Pippa nicht, sich zu behaupten und etwas Reue zu erwarten. Ich hatte das Gefühl, dass Pippa ihr Bestes geben würde, um Claudine zu halten – koste es, was es wolle. Das könnte allerdings dazu führen, dass sie sich weder näherkommen noch vertrauen würden.

Doch wie erholen sich Paare von einem großen Vertrauensbruch? Ist das überhaupt möglich, und ist es klug? Zuallererst muss ein Verrat auch als solcher *anerkannt* werden. Dann braucht es das dazugehörige Gefühl der Reue. Entschuldigen Sie sich. Entschuldigen Sie sich dann noch mal, und meinen Sie es auch so! Ich habe bereits Paare erlebt, bei denen der Betrug zwar aufgedeckt und die Lügen entlarvt wurden, der Betrügende aber weiterhin alles leugnete. Wer sich seiner Schuld nicht stellen und Verantwortung übernehmen kann, lässt seinen Partner nicht nur mit dem Trauma allein, enttäuscht worden zu sein, sondern auch mit dem zusätzlichen Schmerz, wenn dieses Trauma nicht als solches wahrgenommen wird. In solch einer Situation kann die Wunde nicht heilen und das Paar das Vertrauen zueinander nicht wieder aufbauen. Es kann eine lange Zeit dauern, bis verlorenes Vertrauen zurückgewonnen wird. Oft muss man mehrere Jahre lang gute Erfahrungen mit seinem Partner machen, damit sich die scharfe Kante des Zweifels und der Unsicherheit langsam abschleift. Man muss glauben, dass der Verrat sich nicht wiederholt, dass er der Vergangenheit angehört oder eine einmalige Sache war. Die Wiederherstellung eines guten Sexuallebens hilft ebenfalls, da natürlich ein unbefriedigendes

Sexleben häufig der Grund ist, warum es überhaupt zu einer Affäre kommt. Zu guter Letzt ist mir auch aufgefallen, dass die Paare, die einen Vertrauensbruch am besten verarbeiten, gleichzeitig diejenigen sind, die ein gemeinsames Narrativ um das »Warum« entwickelt haben. Diese Paare übernehmen die gemeinsame Verantwortung für die Grundursachen der Untreue, indem sie anerkennen, dass die Beziehung schon vor der Täuschung auf wackeligen Beinen stand, und verstehen, dass die Affäre ein Symptom dieser Probleme war.

# TEIL DREI
## FLEISCH UND BLUT

Komm hinfort, o Menschenkind!
Auf zu den Wassern und der Wildnis
Mit einer Fee, Hand in Hand,
Denn die Welt ist noch tränenreicher,
als ein Kind es je verstand.

W. B. Yeats, *Das gestohlene Kind*

Familienleben beginnt dort, wo das Märchen endet. Auch wenn viele Paare ein glückliches Leben miteinander verbringen, sind sie nicht *immer* glücklich. In einer Familie gibt es kein »glücklich bis an ihr Lebensende«.

Meistens sind die Kinder das Problem – wenn sie kommen und wenn sie nicht kommen. Sie sind zwar gewollt und werden vielleicht sogar gebraucht, sind aber auch sehr von ihren Eltern abhängig, und das für eine sehr, sehr lange Zeit. Kinder zu bekommen, ist die größte Herausforderung für ein Paar, da man Opfer bringen muss, wenn man seinen Job als Elternteil gut genug machen möchte. Es bedeutet, Platz zu machen und jemand anderen hineinzulassen. Es bedeutet, auf Teile von sich zu stoßen, die lange in der Kindheit begraben lagen – wie sollten wir sonst wissen, was unsere Kinder fühlen? Und was sie brauchen?

Und was ist mit der Familie? Wie es scheint, brauchen wir sie, damit es uns gut gehen kann. Sie gibt uns Halt, einen Ort, an den wir gehören, und sie prägt unsere Identität. Die Familie verbindet unsere Vergangenheit mit unserer Gegenwart und hält die Schlüssel zu unserer Zukunft in der Hand. Die Familie ist der Ort, an dem wir versuchen können, die Vergangenheit aufzuarbeiten und unser Leid zu lindern – genauso wie das Leid und den Kampf unserer Vorfahren, in einer endlosen Abfolge der Generationen.

# Als Bina und Shapiro ein Baby
# aus dem Hut zauberten

Die E-Mail, in der sich Bina nach einem Therapieplatz erkundigte, war außergewöhnlich höflich. Auch mit der darauffolgenden schriftlichen Kommunikation zwischen uns vermittelte sie mir, eine aufmerksame und respektvolle Person zu sein. Sie war sehr verständnisvoll, als ich schrieb, dass ich ihr momentan keinen freien Platz anbieten könne, und hatte überhaupt kein Problem damit, auf einen Termin zu warten. Sie unterzeichnete ihre E-Mails mit »Herzlichste Grüße, Bina ♥«. Das Herzchen schien mir zu viel des Guten, aber ich freute mich nichtsdestotrotz, Bina und ihren Mann Shapiro kennenzulernen.

Sie kamen sehr pünktlich – ein attraktives Paar, gut gekleidet und eloquent, das mich warm anlächelte, als ich ihnen bedeutete hereinzukommen. Als ich sie darum bat, mir zu erzählen, warum sie hier seien, lächelten sie wieder und wandten sich einander zu, um auszumachen, wer anfangen würde.

»Gute Frage«, sagte Shapiro anerkennend und zeigte mit dem Finger auf mich. »Um es kurz zu machen: Ich denke, es gibt drei Punkte, die wir besprechen wollen.« Er sah zu Bina, die zustimmend nickte. »Erstens«, er hob dabei seinen Daumen, »wie und wann wir eine Familie gründen werden. Zweitens«, hier hob er seinen Zeigefinger, »was genau wir unter Quality time verstehen und wie wir diesbezüglich zu einem Übereinkommen gelangen. Und drittens, wie wir aushandeln, wie genau wir Erwerbstätigkeit und Haushalt zwischen uns aufteilen, wenn das Kind da ist. Mit anderen Worten, Susanna, wir brauchen *Sie*, damit Sie *uns* dabei helfen, diese Beziehung zu einer ›Version 2.0‹ von uns zu machen, und wir brauchen erste schnelle Erfolge. Wir wollen es aber nicht übertreiben, denn wir haben bereits etwas Arbeit reingesteckt, um die richtigen Fragen zu stellen. Es wäre einfach gut, wenn Sie uns die richtige Richtung zeigen könnten. Richtig, Schatz?« Shapiro hielt inne und blickte rückversichernd zu Bina, die wieder einmal lächelte und nickte. Dann lehnte sich Shapiro zurück, der in seinem grauen Anzug und dem dazu passenden ergrauenden Haar sehr adrett wirkte, und wartete darauf, dass ich mir einen Plan einfallen ließ.

Es kommt nicht häufig vor, dass mir die Worte fehlen, doch ich muss gestehen, dass es Shapiro gelungen war, mich sprachlos zu machen. Mir wurde schwer ums Herz, und ich verstand kaum, wovon er sprach. Alles, was ich spürte, war ihr mächtiger Wunsch nach einer schnellen Lösung. Etwas, von dem ich wusste, es ihnen nicht geben zu können.

»Sie scheinen zu sagen, dass Sie sich beide dasselbe von dieser Therapie erwarten, und ich glaube zu hören, dass es hier auch um eine neue Lebensphase geht, die Sie einläuten wollen? Sie wollen eine Familie gründen?«

Beide nickten.

»Könnten Sie mir etwas mehr darüber erzählen, wie es in letzter Zeit zwischen Ihnen so lief? Haben Sie sich wegen irgendetwas gestritten? Gibt es Dinge, über die Sie sich uneins sind? Könnte das der Grund dafür sein, dass Sie zu mir kommen wollten?«

Wieder sahen sie einander an, um zu prüfen, wer auf meine Frage antworten würde, und ich bekam plötzlich das merkwürdige Gefühl, in einem Konferenzraum zu sitzen, während sie, die Redner, Fragen von mir, dem Publikum, entgegennahmen.

»Ich denke, wir sind aufgrund Ihres guten Rufs zu Ihnen gekommen. Wir sind die Sache sehr sorgfältig angegangen, und Ihr Name tauchte immer wieder auf. Wir hatten es zuerst bei einer anderen Therapeutin probiert, sie hatte aber keinen Platz mehr frei.

Sie sind also die Nummer zwei auf unserer Liste!« Shapiro strahlte mich an, als würde er mir zu diesem Erfolg gratulieren. »Wir wollen hier nicht unsere Zeit verplempern. Wir wollen ein paar Sachen klären und Vereinbarungen treffen ... Wenn das für Sie okay ist?«

Mir verschlug es die Sprache. Das fühlte sich an wie eine Mischung aus Schmeichelei und Manipulation, und ich war mir nicht sicher, wie ich darauf reagieren sollte. Ich sagte nichts und konnte sehen, dass Bina mein Schweigen langsam als unangenehm empfand, da sie nervös von mir zu Shapiro blickte, so als ob sie Ärger erwartete.

»Ist es schwer, in Ihrer Beziehung Dinge ›auszuhandeln‹, Bina?«, fragte ich direkt an sie gerichtet.

Da fing Bina endlich an zu reden. Zunächst zögerlich, doch dann erklärte sie mir, dass Shapiro sich ein Kind wünsche, sie jedoch noch Zweifel daran habe, ob dies der richtige Moment für sie sei. Sie habe gerade erst den Job gewechselt, sei befördert worden und stehe gerade kurz vor einer großen Akquisition. Dieses Geschäft müsse erst über die Bühne gehen, bevor sie sich eine Auszeit nehmen könne. Sie denke nicht, dass sie vor dem kommenden März schwanger werden könne.

»Ich habe dir doch gesagt, Schatz, dass es nächsten März nicht gehen wird. Dann eröffnen wir das Büro in New York, und ich werde nicht da sein. Wenn wir die Sache jetzt angehen, passt das viel besser für mich. Und du schaffst es hoffentlich bis Weihnachten, deine Akquisition unter Dach und Fach zu bringen. Das würde auch bedeuten, das Kind kommt im Mai, wenn im New Yorker Büro alles läuft. Dann kannst du dir auch den Sommer über eine Auszeit nehmen.«

Ich hörte verwundert zu. Sowohl Bina als auch Shapiro schienen die Illusion zu hegen, dass man ein Kind wie ein gekochtes Ei exakt timen könnte.

»Anscheinend ist der Gedanke, ein Kind zu bekommen, für Sie beide mit Komplikationen und Herausforderungen besetzt. Und ich frage mich, ob dieser Plan, den Sie da haben, eine Art ist, mit der Unsicherheit umzugehen, die ein Kinderwunsch mit sich bringt?«

Beide sahen mich perplex an. »Wir haben noch nicht wirklich angefangen, es zu probieren«, antwortete Bina. »Aber ich bin letztes Jahr aus Versehen schwanger geworden. Daher wissen wir, dass es funktioniert.«

»Ja. Da können wir von keinen Problemen berichten!«, warf Shapiro strahlend ein.

»Haben Sie die Schwangerschaft abgebrochen?«, fragte ich vorsichtig.

»Ja. Schwierige Angelegenheit. Aber damals die richtige Entscheidung«, sagte Shapiro, ohne näher darauf einzugehen.

Keiner der beiden schien bewusst überlegt zu haben, dass eine erneute Schwangerschaft womöglich nicht so einfach werden könnte. Daher versuchte ich im Laufe der restlichen Sitzung, ihre Sorgen bezüglich der Elternschaft zu verstehen, und gab ihnen etwas Raum, um ihre Gefühle und den Schwangerschaftsabbruch, den sie im vorigen Jahr hatten vornehmen lassen, zu erforschen. Das war jedoch ein hoffnungsloses Unterfangen, und ich spürte, dass Shapiro meine Fragen nicht nur als anspruchsvoll, sondern auch als nervig empfand. Er wollte, dass ich auf seinen Zug aufsprang und ihnen dabei half, eine »Vereinbarung auszuhandeln«. Er sah überhaupt keinen Sinn darin, ihre jeweilige Vergangenheit oder ihre Gefühle zu ergründen. Als die Sitzung zu Ende ging, waren all meine Versuche, das Paar zum Denken und Fühlen anzuregen, abgewehrt worden. Ich ging nicht davon aus, sie wiederzusehen. Ich hatte das Gefühl, von der zweitbesten Therapeutin ans untere Ende der Liste gerutscht zu sein – und von ihrer Gunst in Ungnade.

Am nächsten Morgen erhielt ich jedoch folgende E-Mail:

*Hallo Susanna,*

*die gestrige Sitzung war großartig, und wir würden gern für fünf weitere Sitzungen kommen. Unser einziges Problem ist, dass ich nächste Woche in den USA bin und Shapiro in der Woche darauf in Paris. Daher würden wir gern erst in drei Wochen beginnen, und können wir uns statt um 17 Uhr um 17:30 Uhr treffen? Und zu guter Letzt: Geben Sie uns einen Nachlass, wenn wir fünf Sitzungen buchen?*

*Wir freuen uns auf die Zusammenarbeit.*

*Bina* ♥

Ich schrieb bestimmt, aber höflich zurück und erklärte, dass ich sie nicht um 17:30 Uhr treffen könne, nicht mit einer bestimmten Anzahl an Sitzungen arbeitete und keinen Nachlass gäbe, den Therapieplatz allerdings zwei Wochen für sie reservieren könne. So langsam bekam ich von diesem Paar ein Bild, das mich neugierig machte. Eindeutig gefiel ihnen das Gefühl, alles konkretisiert und fest im Griff zu haben.

Würden sie in der Lage sein, sich auf die Therapie mit mir einzulassen? Ich bezweifelte es. Aber vielleicht könnte ich ihnen ja dabei helfen, die Sache etwas weniger handlungsorientiert und stattdessen mit mehr Bedacht anzugehen.

Drei Wochen später kamen sie wieder. Erneut traten sie mit einem breiten Lächeln auf ihren Gesichtern ein, und Shapiro streckte seine Hand zur Begrüßung aus. Ich schüttelte sie kurz und wartete, bis sie es sich auf der Couch bequem gemacht hatten. Bina sah sehr gepflegt aus. Ihr schimmerndes tintenschwarzes Haar glänzte, als wäre sie gerade beim Friseur gewesen, und ihre tiefbraune Haut wirkte wie poliert. Sie war gertenschlank, ihre Hände waren fachmännisch manikürt und lackiert, und ihren Ringfinger zierten zwei diamantenbesetzte Ringe.

Sie sahen mich erwartungsvoll an, so als würde ich gleich einen Beutel mit magischen Tricks hervorholen, doch unser Gespräch geriet ins Stocken – jeder Weg, den ich mit ihnen einzuschlagen versuchte, wurde versperrt, und jeder Gedanke, den ich ihnen anbot, war falsch. Die liebliche Höflichkeit, die sie in der ersten Sitzung an den Tag gelegt hatten, schien verflogen. Irgendwann sagte ich: »Vielleicht ist es Ihnen unangenehm, meine Hilfe zu brauchen … Oder überhaupt irgendeine Hilfe. Ich nehme an, dass Sie es gewöhnt sind, die Dinge selbst zu schaffen, immer zurechtzukommen, Probleme zu klären und sie dann hinter sich zu lassen. Aber vielleicht ist das hier – mit Ihrer Beziehung – etwas anderes? Etwas, das einer anderen Herangehensweise bedarf? Und zwar einer, bei der Sie über Dinge sprechen, die Sie normalerweise meiden, und Gefühle haben, die Sie sich normalerweise nicht erlauben?«

Kurz bevor ich etwas Abschließendes sagen konnte, fiel Shapiro mir ins Wort. »Ich denke, Sie haben recht, Susanna. Vielleicht müssen wir hier tatsächlich etwas mehr ins Detail gehen.«

Ich ignorierte seinen geschäftlichen Ton – vielleicht räumte er gerade auf seine Weise ein, dass sie die Arbeit blockierten. Dann bemerkte ich, dass über Binas Wangen leise Tränen liefen.

Shapiro beugte sich vor und griff nach der Schachtel mit Taschentüchern, mit der er dann in ihre Richtung wedelte, damit sie sie entgegennahm. Sie war jedoch in ihren eigenen Gedanken verloren und nahm ihn gar nicht wahr, also legte er die Taschentücher verunsichert neben sie auf die Couch. Er wirkte unbeholfen und durcheinander. Wir warteten.

»Tut mir leid, sorry«, sagte Bina, nahm sich ein Taschentuch und putzte sich die Nase. »Ich weiß nicht, warum ich weine. Vielleicht, weil es manchmal …«, sie stockte und fixierte Shapiro. »Manchmal ist alles so hoffnungslos.«

»Hoffnungslos?«, fragte ich.

»Ich glaube nicht, dass ich Shapiro glücklich machen kann. Er ist sich immer so sicher bei allem, und ich bin das, glaube ich, nicht. Ich will ein Kind … Glaube ich. Aber ich bin mir nicht sicher, ob ich dafür gemacht bin, Mutter zu sein *und* zu arbeiten. Meine Mutter hat nicht gearbeitet, und sie war *immer* total erschöpft. *Und* wir hatten im Haushalt viel Hilfe. Ich kann mir einfach nicht vorstellen, dass ich das alles schaffe.«

»Wir werden uns Hilfe holen, Bee, aber natürlich. Wir können zwei Kindermädchen haben, wenn du magst! Unterstützung ist nicht das Problem. Ich weiß, dass dir deine Karriere am wichtigsten ist. Mach dir deswegen keinen Kopf«, versuchte Shapiro sie zu beruhigen.

Bina begann dann, ausführlich über ihre Karriere zu sprechen, und was sie ihr bedeutete. Sie war eindeutig sehr erfolgreich und gleichzeitig getrieben, obwohl sie die Schule mit 17 Jahren verlassen hatte. So wie sie es beschrieb, bekam ich das Gefühl, ihr gesamtes Leben drehe sich um die Arbeit. Sie sprach von vielen Jahren der Plackerei, in denen sie sich habe beweisen müssen, aber nun wisse sie, dass sie verdammt gut in ihrem Job sei.

Ich überlegte, ob sich Bina und Shapiro in verschiedenen Stadien ihrer Entwicklung befänden und ob dies für ihre Beziehung gefährlich werden könnte.

Anscheinend hatten die beiden zuvor die gleiche Lebensmoral geteilt, bei der harte Arbeit und die Erfolge, die sie damit erzielten, an erster Stelle gestanden hatten. Sie investierten eindeutig sehr viel in ihre Karrieren, und Bina fragte sich nun, ob diese Investition in Gefahr war. Shapiro wiederum schien das »Projekt Baby« wie eine berufliche Herausforderung anzugehen, die er trotz Binas Zweifel vorantrieb. Ich dachte, dass sie eindeutig aneinander vorbeiredeten und sich ihre Vorstellung von der Zukunft nach und nach auseinanderentwickelte.

Unterschiede in der persönlichen Entwicklung sind oft ein Grund dafür, warum sich Paare Hilfe suchen. Es kann äußerst verwirrend sein, wenn ein Partner plötzlich seine Gefühle, Wünsche und Vorstellungen ändert. Und wenn sich die Interessen, Ansichten und Bedürfnisse eines Partners verändern, kann das auch den Status quo ins Wanken bringen. Es gibt unzählige Dinge, die diese Unausgeglichenheit herbeiführen können, allerdings sind die Familienplanung und die Kindererziehung häufig die größte Prüfung, der sich ein Paar jemals stellen muss. Schwangerschaft, Geburt, Stillzeit und die Gegebenheiten der Elternschaft ziehen körperliche, psychische und lebenstechnische Veränderungen nach sich, die Paare gegeneinander aufbringen können, wenn sie ihre voneinander abweichenden Bedürfnisse und Erwartungen artikulieren.

Als sie gingen, wirkte Shapiro zerknirscht und mürrisch. Mit meiner letzten Bemerkung hatte ich zur Diskussion gestellt, ob sie sich vielleicht unterschiedliche Dinge wünschten, und dann deutlich gespürt, dass ihm das überhaupt nicht gefallen hatte. Ich mochte Shapiro, hatte aber das Gefühl – obwohl er dachte, Bina alles zu geben, was sie sich wünschte, und glaubte, ihr versichern zu können, alles werde gut –, dass er nicht wirklich zuhörte.

Shapiro und Bina erschienen auch in den folgenden Wochen sehr pünktlich zu ihren Sitzungen. Allerdings kamen wir trotz ihres gewissenhaften Erscheinens kaum einen Schritt weiter. Manchmal hatte ich das Gefühl, eine Verbindung zu Bina aufgebaut zu haben, aber wenn ich dann versuchte, zu ihr durchzudringen, schien sie jedes Mal einen Weg zu finden, mich wieder in meine Schranken zu verweisen. Es wurde immer deutlicher, dass jede Form von Nähe eine Herausforderung für sie war. Wann immer ich das Gefühl bekam, sie sei emotional verfügbarer, reagierte sie plötzlich völlig sarkastisch oder war kurz angebunden.

In der ersten oder zweiten Sitzung bitte ich meine Patient*innen stets, mir ein wenig über ihre Kindheit zu erzählen. Oft dauert es jedoch Monate oder sogar Jahre, bis ich mir ein richtiges Bild davon machen kann, da sich Patient*innen erst nach und nach an bestimmte Dinge erinnern, mir mehr vertrauen und den Verbindungen zwischen der Vergangenheit und ihren aktuellen Problemen nur langsam ins Auge sehen. Bei Bina und Shapiro war es nicht anders. Ich bat sie, mir von ihren frühen Familienleben zu erzählen, was sie auch taten, aber komischerweise konnte ich mich später an nichts Genaues mehr erinnern. Als ich in meinen Notizen nachsah, stellten sie sich ebenfalls als sehr vage heraus. Seltsamerweise hatte ich sie nur handschriftlich gemacht und nicht abgetippt, und meine Schrift war undeutlich und chaotisch. Ich wusste noch, dass sie mir erzählt hatten, jeweils eine glückliche Kindheit gehabt zu haben – mit Eltern, deren Ehen sehr gut liefen. Ich wusste, dass beide Geschwister hatten, war mir aber nicht mehr sicher, wie viele. Ich wusste auch, dass beide ein Internat besucht hatten, mir jedoch nicht notiert, in welchem Alter. Kurz gesagt, ich hatte das Gefühl, sie trotz unserer sechs gemeinsamen Sitzungen eigentlich nicht wirklich zu kennen. War das mein Fehler? War ich nicht aufmerksam genug gewesen? Oder spiegelte dies vielleicht ihre mangelnde Nähe zu sich selbst, ihrem Partner und mir wider? In ihrem Leben war zwar viel los, allerdings fühlte es sich komplett farblos an. Mein verblichenes Gekritzel schien zusammenzufassen, wie unscharf und leer ihr Leben wirkte.

Ein paar wichtige Erkenntnisse konnte ich auch dadurch gewinnen, wie sie mich und die Arbeit, bei der ich ihnen zu helfen versuchte, behandelten. Ich konnte spüren, dass ihnen die Art von Therapie, die ich ihnen nahelegte, überhaupt nicht gefiel. Sie fühlten sich unwohl mit meinem Credo, dass es besser sei, die Dinge eher offen und explorativ zu halten, anstatt ein konkretes Ziel ins Auge zu fassen. Es war nicht wie die Meetings, die sie kannten – es gab keine Tagesordnung und keine Handlungsanweisungen –, und ich konnte sehen, dass beide das als frustrierend und verwirrend empfanden. Welche Kindheitserfahrung, fragte ich mich, hatte zu dieser ängstlichen Rigidität geführt? Es fühlte sich so an, als hätte man ihnen beigebracht, der Welt der Gefühle zu misstrauen, und ihnen davon abgeraten, die eigenen Gefühle ernst zu nehmen. Folglich hielten sie mich, ihren Partner und – so schien es – sogar sich selbst emotional auf Distanz. Mit jeder weiteren Therapiesitzung wurde mir klarer, auch wenn sie es mir nicht direkt sagten, dass sie meiner Herangehensweise immer mehr misstrauten. Sie wollten sich befreien – von mir und von der Tatsache, dass sie mich brauchten.

Als unsere sechste gemeinsame Sitzung anstand, fragte ich mich, was wohl als Nächstes passieren würde. Es schien mir zunehmend wahrscheinlicher, dass sie an ihrem ursprünglichen Plan, nur für sechs Sitzungen zu kommen, festhalten würden, auch wenn ich das Gefühl hatte, sie bräuchten sehr viel mehr als das. Da sie normalerweise überpünktlich waren, war ich besorgt, als der große Zeiger auf meiner Uhr an der vereinbarten Zeit vorbeiglitt. Und als sie schon zehn Minuten zu spät waren, war ich mir sicher, sie würden nicht mehr kommen. Da saß ich nun und war sehr enttäuscht. Es war harte Arbeit gewesen, sie am Ball zu halten, und sie hatten all meine Versuche konterkariert, sie dazu zu bewegen, sich mehr zu öffnen, aber sie waren mir sympathisch, und ich glaubte immer noch, dass unsere Arbeit einen Nutzen hatte. Allerdings hatte ich deutlich gespürt, wie schwierig die Sitzungen für sie waren. Daher kam es nicht überraschend, dass sie die Therapie abbrachen. Seltsam *war* jedoch, dass sie mir das nicht mitgeteilt hatten. Sie wirkten immer so höflich und geschäftsmäßig. Hatte es etwa ein Missverständnis zwischen uns gegeben? Dachten sie etwa, dass der Sitzungsblock nun vollständig sei und die Therapie damit einfach aufhörte? Ich ging davon aus, dass dies unsere sechste Sitzung sei, aber vielleicht glaubten sie ja, das sei bereits die von letzter Woche gewesen? All das ging mir durch den Kopf, während ich begann, eine E-Mail aufzusetzen. Da riss mich der Türsummer plötzlich aus meinen Gedanken.

Ein paar Sekunden später kam Shapiro durch die Tür. »Nur ich heute. Hoffe, das ist okay?«, sagte er, während er seine Jacke auszog. »Ich denke nicht, dass Bee kommt. Ich habe an der Straßenecke auf sie gewartet, sie kommt eigentlich nie zu spät. Ich habe versucht, sie anzurufen … Und ihr geschrieben«, erklärte er und sah dabei nervös auf sein Handy.

»Sie haben also mit ihr gerechnet?«, fragte ich.

»Mhm, war mir nicht sicher. Sie hat morgen eine wichtige Präsentation. Wahrscheinlich steckt sie in der Arbeit fest. Um ehrlich zu sein, war sie auch nicht sonderlich wild darauf zu kommen. Sie sagte, dass es keinen Sinn habe, zur letzten Sitzung zu kommen. Das würde nichts ändern.« Er zuckte mit den Achseln und sah wieder auf sein Telefon. Es piepste. »Sie sagt, sie kommt nicht mehr«, gab er wieder und hob seinen Kopf. »Vielleicht sollte ich auch gehen? Hat wenig Sinn, wenn ich ohne sie hier bin, oder?« Ich verstand dies als einen Appell an mich. Ich hatte das Gefühl, er signalisierte mir damit, dass er eigentlich nicht gehen, sondern reden wollte.

»Vielleicht gibt es Dinge, über die Sie allein mit mir sprechen wollen?«, fragte ich.

Darauf antwortete Shapiro, indem er sich zurücklehnte, um es sich auf der Couch gemütlicher zu machen. »Ich wollte Sie tatsächlich etwas fragen«, sagte er.

Ich wartete geduldig und sah Unsicherheit in seinem Gesicht aufflackern. Kurze Zeit später, nach ein paar allgemeinen Feststellungen, begann er über seine früheren Beziehungen zu sprechen. Er erinnerte mich daran, dass er neun Jahre älter sei als Bina und sie vorher nie eine feste Beziehung geführt habe, er jedoch bereits verheiratet gewesen sei. Er habe die Sorge, dass sich die Geschichte wiederhole, nur diesmal andersherum. Als ich ihn fragend ansah, erklärte er mir, seine erste Ehe sei gescheitert, da sie Kinder gewollt habe und er nicht. Sie hätten sich deswegen monatelang gestritten, und dann sei sie, trotz seines Widerwillens, schwanger geworden. Am Anfang habe er sich aufgeregt und sei wütend gewesen, aber dann, gerade als er begonnen habe, sich mit der Idee anzufreunden, habe sie das Kind in der 13. Woche verloren. Danach habe sich alles zwischen ihnen so falsch angefühlt und sie hätten beschlossen, getrennte Wege zu gehen. Sie sei nun mit einem alten Schulfreund von ihm verheiratet und habe viele Kinder. Er witzelte, dass sie versuche, ein Rugby-Team auf die Beine zu stellen, und machte Anstalten zu lachen, aber dann wirkte er wieder betrübt und voller Bedauern. Für eine Weile saßen wir schweigend da. Es machte mich traurig, und es tat mir leid, dass ich ihm nicht früher dabei geholfen hatte, darüber zu sprechen. Zum ersten Mal bekam ich Einblick in etwas Reales und Verletzliches bei ihm. War es sicherer für ihn, mir das nicht in Gegenwart von Bina zu erzählen? War es leichter für ihn, offener zu sprechen, da dies unsere letzte Sitzung war?

»Es ist erstaunlich, dass wir darüber noch nicht gesprochen haben, da es offensichtlich sehr wichtig ist. Weiß Bina davon?«, erkundigte ich mich.

»Ja, ja, natürlich. Ich meine, wir haben gleich am Anfang unserer Beziehung darüber gesprochen, dass keiner von uns beiden scharf auf Kinder ist. Aber dann, na ja, haben wir beide unsere Meinung geändert … Oder zumindest dachte ich, wir hätten beide unsere Meinung geändert.« Er verstummte und sah deprimiert aus. »Denken Sie, dass ich aufgeben sollte? Bezüglich der Kinder, meine ich. Ich will nicht, dass wir uns deswegen trennen. Ich glaube, ich habe

Bee da vielleicht etwas zu sehr unter Druck gesetzt. Zeit, einen Gang runterzuschalten. Soll ich zurückrudern?«, fragte er.

»Und was würden Sie mit dem Teil in Ihnen tun, der sich wirklich ein Kind wünscht, Shapiro?«, fragte ich.

Er wirkte unsicher.

»Was mir auffällt, Shapiro, und das habe ich Ihnen schon mal gesagt, ist, dass Sie Unsicherheit wirklich nicht zu ertragen scheinen. Sie wollen immer gleich eine Entscheidung treffen, handeln, bestimmen ... Selbst wenn Sie vielleicht noch Zeit zum Nachdenken brauchen. Richtig?«

Er nickte zustimmend und fing dann an, über seine Arbeit zu sprechen und dass seine Leidenschaft für Lösungen ihn bereits in Schwierigkeiten gebracht habe. Er verstehe langsam, dass es manchmal – als Chef – am besten sei, nichts zu tun.

»Da gibt es einen Typen, der für mich arbeitet. Er leitet eines unserer großen IT-Projekte. Er ist mindestens einmal pro Tag in mein Büro gekommen, um sich nur darüber aufzuregen, was kaputt ist, was nicht funktioniert oder wer gerade nicht seine Arbeit macht ... Na ja, der ist mit einem Problem nach dem nächsten gekommen, und das hat mir wirklich zu schaffen gemacht. Ich habe mich immer abgerackert, um diese Probleme zu lösen, und dann, am nächsten Tag – PENG! – war alles geregelt, aber nicht so, wie ich es vorgeschlagen hatte. Es hat sich einfach geklärt. In den letzten Wochen habe ich es dann verstanden: Er will gar nicht, dass ich etwas tue oder etwas für ihn in Ordnung bringe, er will nur ... dass ich ihm zuhöre.«

»Sprechen Sie da vielleicht auch von dem, was Sie von mir brauchen, von dieser Therapie? Keine Lösung, sondern einen Ort, an dem Sie Ihre Gedanken und Gefühle sortieren können und ich zuhöre?«

Meine Bemerkung schien ihn von einer Last befreit zu haben, da er in der restlichen Zeit ohne Unterlass redete, als wäre ein Damm gebrochen und als könnte er endlich all die Sorgen und Bedenken bezüglich seiner Beziehung mit Bina ergründen. Als die Sitzung zu Ende ging, legte ich ihm nahe, dass sie vielleicht mehr Zeit bräuchten, um all diese Dinge gemeinsam zu ergründen, und dass wir weitermachen sollten.

»Das würde ich sehr gern, Susanna, aber ich bin mir nicht sicher, ob ich Bee überzeugen kann.«

»Nun, ich schreibe ihr und schlage ihr das vor, und dann sehe ich Sie beide nächste Woche. Es sei denn, ich höre etwas anderes?« Shapiro nickte, ich konnte seine Zweifel jedoch in seinem Gesicht lesen.

Ich ging eigentlich nicht davon aus, sie in der nächsten Woche wiederzusehen. Ich war zu dem Schluss gekommen, dass ihre Weigerung, sich auf eine tiefer gehende Psychotherapie einzulassen, etwas mit der Angst zu tun hatte, an schmerzhaften Gefühlen zu rühren, durch die sie sich beide verletzlich fühlten. Allerdings hoffte ich auch, dass meine Sitzung mit Shapiro seine Ängste verringert und gerade genug Neugier in ihm geweckt hatte, um Bina davon überzeugen zu können wiederzukommen.

Ich täuschte mich.

Ich erhielt eine kurze E-Mail von Bina, in der sie mir dankte und mich wissen ließ, dass sie nicht das Gefühl hätten, weitere Sitzungen seien sinnvoll. Diesmal ohne Herzchen am Ende.

Es verging fast ein Jahr, bis ich folgende E-Mail von Shapiro erhielt.

*Hallo Susanna!*
*Ihnen geht es hoffentlich gut? Bee und ich haben uns gefragt, ob Sie vielleicht Zeit hätten, uns für eine Sitzung wiederzusehen. Bee ist schwanger und würde gern ein paar Dinge mit Ihnen besprechen.*
*Tschüss,*
*Shappy*

Eigentlich hatte ich keine Zeit, aber ich wollte wissen, wie es ihnen ging. Also schrieb ich zurück und schlug einen Termin in zwei Wochen vor.

*Hallo Susanna,*
*vielen Dank für Ihre Antwort. Wäre es vielleicht möglich, noch diese Woche vorbeizukommen? Es ist etwas dringend.*
*Tschüss,*
*Shappy*

Ich war neugierig und etwas beunruhigt. Ich dachte, dass wirklich etwas sehr Ernstes vorgefallen sein musste, um solch eine Bitte an mich zu richten. Ich antwortete, dass ich sie am Freitag treffen könnte – einem Tag, an dem ich normalerweise keine Patient*innen hatte.

Ich hatte bereits vor einigen Minuten den Türöffner betätigt, um die beiden hereinzulassen, und stand nun vor meinem Behandlungszimmer und fragte mich, wo sie blieben, als ich Binas Stimme aus dem Treppenhaus hörte.

»Oh Gott, diese Treppen«, stöhnte sie.

»Nur noch ein Stockwerk«, ermutigte Shapiro sie.

Bina war rot im Gesicht, schwitzte und sah ganz anders aus als die elegante Frau, die ich im Vorjahr kennengelernt hatte. Sie trug einen bedruckten Kaftan und Leggings, und ihre braunen Sandalen mit den niedrigen Absätzen zeigten ihre geschwollenen Knöchel. Ihr Haar, das an ihrer Stirn klebte, türmte sich zu einem unordentlichen Dutt, den eine große lilafarbene Spange zusammenhielt. Sie fühlte sich sichtlich unwohl und wirkte unglücklich.

Sie setzten sich auf das Sofa, holten Wasserflaschen aus ihren Taschen und tranken ausgiebig. Bina fragte, ob ich das Fenster öffnen könnte, und Shapiro stand auf, um ihrer Bitte nachzukommen.

Es lag eine Schwere in der Luft. Ich wusste, dass etwas überhaupt nicht stimmte.

»Vielen, vielen Dank, dass wir heute kommen konnten. Soll ich Sie auf den neuesten Stand bringen?« Shapiro sah zu Bina, um sich zu vergewissern, dass er anfangen sollte. Sie nickte nur abweisend, ohne ihn dabei anzusehen.

»Okay. Als Allererstes müssen wir Ihnen sagen, dass die letzten Sitzungen mit Ihnen genau ins Schwarze getroffen haben. Absolut hilfreich. Wir beide hatten das Gefühl, dass es wirklich einen Unterschied gemacht hat. Richtig, Schatz?«

Bina antwortete nicht.

»Wir haben direkt nach der letzten Sitzung probiert, schwanger zu werden. Erster Monat, kein Glück. Zweiter Monat, bumm! Da sind wir also! Das Baby kommt in fünf Wochen!« Shapiro sah mich erwartungsvoll an, aber ich war mir nicht sicher, was ich sagen sollte. Es schien alles so unwirklich, und seine begeisterte Jovialität fühlte sich richtig gekünstelt an.

»Die Schwangerschaft ist allerdings etwas schwierig. Bee fühlt sich …«, er suchte nach dem richtigen Wort, »… etwas niedergeschlagen. Vielleicht auch depressiv?« Er blickte verstohlen zu Bina, die regungslos dasaß und keine Reaktion zeigte.

Ein Schweigen breitete sich aus. In der Hoffnung, dass sie etwas dazu sagen würde, sah ich zu Bina, doch sie sah auf den Boden und schien unerreichbar.

Ich wartete und wartete. Ich hatte das starke Gefühl, dass sie sich, würde ich versuchen, sie zu befragen, noch mehr zurückziehen würde. Sie musste das Gefühl haben, dass es ihre Entscheidung war, sich mir zu öffnen, dass es in ihrer Macht lag zu sprechen – oder auch nicht.

Also wartete ich noch etwas länger, und während wir gemeinsam schweigend dasaßen, schweiften meine Gedanken ab. Binas

Stimme brachte mich schließlich in die Gegenwart zurück. Als sie anfing zu sprechen, schoss mir der Gedanke durch den Kopf, dass meine Abkapselung im Grunde ganz eindeutig die ihre widergespiegelt hatte.

»Ich weiß nicht, was alle von mir hören wollen«, sagte Bina flach.

»Erkläre Susanna einfach, wie es dir in letzter Zeit geht, wie du dich fühlst«, leitete Shapiro sie an und nickte dabei ermunternd.

»Fett. So fühle ich mich. Eklig. Und fett.«

Es bedurfte sehr vieler Anstöße und viel Geduld, bis Bina erzählte, was mit ihr los war. Sie hatte noch nie mit jemandem über ihre Gefühle zu ihrem Körper und ihren Kampf mit dem Essen gesprochen. Sie sagte, sie fühle sich dick, hässlich und machtlos, und ihre alte Gewohnheit, in solchen Momenten Diät zu halten und obsessiv Sport zu treiben, sei jetzt einfach nicht möglich. Sie schwankte ständig zwischen Phasen des Hungerns und Essanfällen, die durch einen schmerzhaften Heißhunger ausgelöst wurden, den sie in dieser Form noch nie erlebt hatte. Sie habe das Gefühl, so nicht weitermachen zu können, sich zu hassen, und wolle sich selbst auslöschen. Sie wolle nicht leben, wenn sie so leben müsse.

Ich fragte Bina, so einfühlsam wie möglich, ob sie schon mal daran gedacht habe, sich zu verletzen, oder dies sogar geplant habe.

»Nein. Ich könnte dem Baby niemals etwas antun.«

Sie wirkte getroffen. So als wäre ihr gerade erst klar geworden, dass das Baby real war. Ich war mehr bei ihr als jemals zuvor und verspürte den starken Drang, aufzustehen und sie in den Arm zu nehmen. In ihrer Stimme lag etwas so Einsames und Tragisches. Ich hatte diesen Teil von Bina noch nicht gesehen – so sorgfältig hatte er sich hinter ihrer glänzenden Fassade versteckt. Doch nun wirkte es so, als könne sie endlich anerkennen, wie schlecht es ihr ging und wie sehr sie es brauchte, dass sich jemand um sie kümmerte und sie verstand. Und dadurch brachte sie mich näher zu sich.

»Es ist wirklich gut, dass du mit Susanna sprichst, Schatz«, sagte Shapiro und wandte sich dabei zu mir. »Ich habe mir wirklich Sorgen gemacht. Bee ist einfach überhaupt nicht sie selbst. Ich bin wirklich froh, dass sie Ihnen erzählt hat, was los ist. Was glauben Sie, was Bee tun sollte?«

»Ich bin mir nicht sicher, dass man hier davon sprechen kann, etwas zu *tun*, Shapiro. Vielleicht geht es ja erst mal ums Zuhören?«

»Oh, natürlich. Ich möchte zuhören. Aber sollte Bee nicht zu einem Psychiater gehen? Was meinen Sie?«

»Vielleicht. Aber das sollte gut durchdacht werden.«

Gegen Ende der Sitzung schien Shapiro erleichtert, und ich verstand, warum er mich so dringend hatte sehen wollen. Ich schlug vor, Binas Hausarzt zu schreiben, und ließ anklingen, dass sie womöglich neben der Paartherapie noch Einzelbetreuung bräuchte. Sie hörten aufmerksam zu. Ich prüfte meinen Kalender, und wir vereinbarten, uns am nächsten Mittwoch um 8 Uhr wiederzusehen – der einzige Termin, den ich ihnen anbieten konnte.

Ich sprach mit ihrem Arzt und mailte einer Kollegin, die sich auf Essstörungen spezialisiert hatte, um herauszufinden, ob sie noch Platz für Bina hatte, und als der Mittwoch näher rückte, hatte ich das Gefühl, die notwendigen Schritte eingeleitet zu haben, um dieser jungen Familie zu helfen.

Am besagten Mittwoch kam ich verschwitzt und durstig in der Queen Anne Street an – die Londoner Tube vibrierte noch von der Hitze des Vortages. Ich hatte keine Zeit mehr, um in das Café an der Ecke zu springen und einen Kaffee und eine Flasche Wasser zu besorgen, also öffnete ich die Fenster, stellte eine neue Schachtel Taschentücher bereit, prüfte den Bestand an Toilettenpapier, setzte mich hin und wartete.

Sie kamen nicht. Sie riefen auch nicht an oder schrieben eine Nachricht. Ich kontrollierte mein E-Mail-Postfach – nichts. Um

8:45 Uhr eilte ich nach draußen, um mir einen Kaffee zu holen, und fügte meiner Bestellung ein Croissant hinzu – ein Trostpflaster dafür, dass man mich versetzt hatte.

Der Tag verging ereignislos. Ich kontrollierte zwischen den Sitzungen mein Handy, doch weder Shapiro noch Bina hatten sich gemeldet. Auf dem Heimweg sah ich noch mal nach und schrieb ihnen in einer kurzen E-Mail, dass ich hoffte, alles sei in Ordnung, und ich es gut fände, wenn wir in Kontakt blieben.

Die Woche verging schnell, und mein Interesse an ihnen begann zu schwinden – wie die Kritzeleien in meinem Notizbuch. Ich hatte mein Bestes gegeben. Ich hatte den Hausarzt informiert und Bina einen wunderbaren Psychotherapeuten vermittelt. Nun konnte ich nichts weiter für sie tun.

Psychotherapeut*innen müssen häufig mit Abweisungen umgehen. Viele Patient*innen, die das Ausmaß ihrer Hilfsbedürftigkeit fürchten, schlagen die Hand aus, die ihnen gereicht wird. Meist müssen die Psychotherapeut*innen ihre Hand noch einmal ausstrecken, und manchmal wieder und wieder – Sitzung für Sitzung. Binas geheime Essstörung kam auf gewisse Weise überhaupt nicht überraschend. Sie hasste ihr Bedürftigsein so sehr, dass sie gegen die Tatsache ankämpfte, dass ihr Körper Nahrung brauchte. Sie wollte diesen Teil von sich kontrollieren, diesen Hunger, der ihr das Gefühl gab, sich nicht unter Kontrolle zu haben. Durch ihre Reaktion auf meine Hilfsangebote hatte ich nun das Gefühl, ihre Ängste besser zu verstehen. Doch das nutzte nichts, wenn sie nicht zur Therapie kamen.

Es war ein Tag im November, fast fünf Monate später, als ich wieder von ihnen hörte. Und wieder einmal war es Shapiro, der den Kontakt suchte, indem er eine freundliche Sprachnachricht auf meinem Handy hinterließ. Keine Entschuldigung und nur spärliche

Informationen, lediglich die höfliche Bitte um einen Termin. Ich dachte länger darüber nach, ob ich sie wirklich wiedersehen wollte. War ich gekränkt? Verschwendeten wir nicht unsere Zeit? Allerdings überwogen meine Besorgnis (und meine Neugier) meinen Widerwillen, und ich schlug ihnen eine Zoom-Sitzung in der darauffolgenden Woche vor. Das war alles, was ich ihnen anbieten konnte.

Eine Woche später saß ich zu Hause in meinem Arbeitszimmer und startete eine Minute vor Sitzungstermin das Zoom-Meeting. Ich betrachtete mich selbst auf dem Bildschirm und griff, da mir auffiel, wie müde ich um die Augen herum aussah, nach dem knalligen Lippenstift auf meinem Schreibtisch. Dann – plopp – waren sie da. Ich konnte erkennen, dass sie auf einem großen grünen Samtsofa saßen und hinter ihnen ein auffälliges abstraktes Gemälde hing. Alles sah gemütlich und geordnet aus, und in meinem Sichtfeld befand sich nichts, was auf ein Baby hindeutete.

Ich lächelte sie an und bemerkte, dass seit unserem letzten Treffen ja etwas Zeit vergangen sei. Sie lächelten zurück und mussten dann kurz miteinander ausmachen, wer anfangen würde.

»Also, wir haben einen Sohn! Darsh. Vier Monate alt!«, sagte Shapiro mit leicht angespannter Stimme. Es ist … eine Herausforderung, aber wir kommen klar, denke ich.« Er blickte nervös zu Bina, die passiv neben ihm saß.

Sie machte einen ausgelaugten Eindruck. Ihr Haar glänzte und umrahmte ihr Gesicht, ihre Haut sah jedoch fahl und gezeichnet aus, und ich konnte unter ihrem cremefarbenen Pullover ihr Schlüsselbein hervorragen sehen.

»Glückwunsch. Wie geht es Ihnen beiden denn im Moment?«, fragte ich und richtete meinen Blick auf Bina.

»Nicht so gut«, antwortete sie. »Die Geburt war sehr schwer, sehr lang. Zum Schluss hatte ich einen Kaiserschnitt. Ich lag 22 Stunden in den Wehen, und dann machten sie sich Sorgen über seinen Herzschlag, also haben sie einen Notfallkaiserschnitt durchgeführt, und dann hatte ich eine Infektion, also konnte ich ihn nicht so gut stillen. Als ich nach Hause kam, haben sich meine Brüste entzündet, also haben sie mir Antibiotika verschrieben, auf die ich dann schlecht reagiert habe, deswegen musste ich ohne Darsh zurück ins Krankenhaus. Er ist ein süßer Junge, aber er schläft nicht so … Ich bin ehrlich gesagt total erschöpft.« Bina sprach ohne Pause, atemlos sprudelten die Worte aus ihr heraus. Sie sah verstört aus – so, als ob sie nicht verstünde, warum all das passiert war und ihr noch immer passierte.

Die restliche Sitzung verbrachten wir damit, all diese Gefühle aufzudröseln. Anscheinend fühlten sich Schwangerschaft, Geburt und die ersten Monate mit dem Baby für Bina wie eine traumatische Erfahrung an. Ihre üblichen Strategien, mit ihren Gefühlen und ihrem Körper umzugehen, waren alle über den Haufen geworfen worden, und sie versuchte verzweifelt – und vergeblich –, ein neues Gleichgewicht zu finden.

Diesmal gab es weder Ausflüchte noch den Wunsch, die Anzahl der Sitzungen zu begrenzen. Mit beiden Beinen sprangen sie in die Therapie – und ich war das Rettungsboot für zwei ertrinkende Kinder. Nach ein paar Wochen mit Zoom-Sitzungen wurde ein regulärer Termin in meiner Praxis frei, und wir vereinbarten, uns wieder persönlich zu treffen.

Unser Termin fiel auf einen wahrhaft grausigen Wintertag. Bitterkalt, vereiste Straßen, dunkel. Da ich selbst kaum Lust hatte, das Haus zu verlassen, zweifelte ich auch daran, dass Shapiro und Bina der Witterung trotzen würden. Doch um Punkt 16 Uhr ertönte die Türklingel, und nur wenige Augenblicke später erschien Bina mit einem Baby vor den Bauch geschnallt in meiner Praxis.

»Heute bin es leider nur ich. Shapiro musste für die Arbeit nach Leeds fahren. Sorry!«, sagte sie, während sie Darsh aus dem

Tragetuch auspackte und sich dann selbst von den vielen Schichten befreite, die sie getragen hatte, um der Kälte zu trotzen. Sie verlor kein Wort über die Anwesenheit des Babys oder die Gründe, warum sie es mitgebracht hatte, also sagte auch ich nichts dazu.

Darsh saß mir zugewandt, aber still auf ihrem Schoß, und sein dunkler Haarschopf stellte sich nach oben auf, als sie ihm seine blaue Wollmütze vom Kopf zog. Er fixierte mich mit seinen großen braunen Augen und steckte sich seine kleine Faust in den Mund. Ich lächelte ihm zu, woraufhin er mich schräg ansah.

»Ich dachte, Sie würden ihn vielleicht gern kennenlernen!«, erklärte Bina. Darsh quengelte, wimmerte etwas und wölbte seinen Rücken. Sofort machte sich Panik auf Binas Gesicht breit.

»Ich weiß nicht, was los ist«, sagte sie stirnrunzelnd. »Ich habe ihn gefüttert, kurz bevor wir losgelaufen sind.«

Sie zog hinten an seiner kleinen Trainingshose und sagte: »Kein Kacka! Soll ich ihn wieder stillen?«

»Möchten Sie vielleicht, dass ich mich heute um *Sie* und um *ihn* kümmere?«, fragte ich.

»Das wäre schön!«, antwortete sie lächelnd. »Ich bin sehr erschöpft.«

Darsh wimmerte wieder, und sein Gesicht legte sich vor lauter Missfallen in Falten.

»Was ist los, Darsh? Was willst du?« Ihre Stimme war leicht verzweifelt. »Ich weiß nie, was er will.« Doch bevor sie dies weiter ausführen konnte, ging Darshs Quengeln in lautstarken Protest über, und er begann zu schreien.

Bina wirkte ratlos. Sie nahm Darsh hoch und stand hastig auf, um ihn dann umständlich hin und her zu schwenken. Es war fürchterlich mitanzusehen, wie hilflos Bina und wie verloren Darsh ohne eine Mutter war, die ihn beruhigen konnte. Er schrie immer lauter, und ihre Verzweiflung wurde immer größer. Es lag so viel Elend in ihrem Blick, dass ich spürte, wie mir die Tränen kamen. Ich war so voller Mitgefühl und hätte beide am liebsten umarmt.

Selbstverständlich muss eine Psychotherapeutin in der Lage sein, empathisch auf andere Menschen zu reagieren. In diesem Moment, während ich das Drama beobachtete, das sich zwischen Darsh und Bina abspielte, fühlte ich Empathie für beide. Darshs krampfhafte Schreie bohrten sich eindringlich in mein Innerstes, gleichzeitig berührte mich Binas elende Verzweiflung. Die Schreie eines Babys treffen uns in der Magengrube. So hat es die Natur vorgesehen – wir sind darauf gepolt, auf diese Hilflosigkeit zu reagieren, denn das Überleben eines Babys hängt davon ab. Allerdings bin auch ich eine Mutter und weiß, wie beängstigend diese Bedürftigkeit sein kann, wie hart Mutterschaft ist und wie weh es tut, wenn man sich angesichts dieser verzweifelten Schreie hilflos fühlt.

Der italienische Neurowissenschaftler Vittorio Gallese fand heraus, dass – wenn wir Empathie empfinden – in beiden Gehirnen die gleichen neuronalen Systeme aktiviert werden. So, als ob unser Gehirn die Gefühle einer anderen Person zu reproduzieren versuche. Bei diesen Erfahrungen empathischer Identifikation verbinden wir uns mit einem Gefühl, das wir vielleicht schon einmal empfunden haben, das gegenwärtig allerdings nicht unser eigenes ist. Für einen Moment erlauben wir es uns, die Verzweiflung, Angst, Wut oder Freude des anderen zu fühlen. Verlieren wir uns jedoch in den Gefühlen anderer oder überfordern uns diese Gefühle, können wir ihnen nicht helfen. Wir müssen uns auf die Gefühle einlassen, eine Verbindung herstellen und unsere Emotionen dann wieder von ihren trennen. Gelingt es uns nicht, auf diese Weise Empathie für unsere Kinder oder unsere Partner*innen zu empfinden, fühlen sie sich missverstanden. Und das scheint zwar zunächst keine große Sache zu sein, aber von den Menschen missverstanden zu werden, die wir lieben, ist eine schmerzhafte und entfremdende Erfahrung.

Wurde ich an jenem Nachmittag Zeuge davon, wie schwer sich Bina damit tat, Empathie für Darsh zu empfinden? Ich nehme an, sie wusste, dass er sich nicht wohlfühlte und unzufrieden war, aber anscheinend glaubte sie nicht, ihm dabei helfen zu können, damit umzugehen. Oder konnte sie sich sogar in hohem Maß in ihn einfühlen, fühlte sich jedoch zu sehr wie er – verzweifelt und hilflos?

Darsh hörte nicht auf zu weinen, und Bina hörte nicht auf, ihn zu schaukeln. Irgendwann stand ich auf und streckte meine Arme aus, um ihn zu nehmen. Er wand sich wie wild und wölbte seinen Rücken, doch ich hielt ihn fest im Arm, und er begann langsam, ruhiger zu werden. Bina setzte sich und starrte mich an, ihr Mund war leicht geöffnet, ihr Gesicht leer.

»Er mag Sie«, sagte sie schwach.

»Sie müssen sehr müde sein«, bemerkte ich, und sie nickte. Darsh war nun still, und ich gab ihn Bina zurück.

»Stört es Sie, wenn ich ihn stille? Ist das okay?«

Sie zog ihren Pullover nach oben, und ich sah, wie Darsh vor Aufregung erschauerte und nach ihrer Brust wühlte. Dann dockte er unter lauten Sauggeräuschen fest an.

»Zumindest scheint das mit dem Stillen jetzt besser zu klappen. Ich hatte schon fast aufgegeben, aber die Hebamme meinte, ich solle dranbleiben«, sagte Bina.

Während Darsh gleichmäßig saugte, schienen auch wir in einen gewissen Rhythmus zu kommen. Sie redete, und ich hörte zu. Sie erzählte mir, dass sie sich Sorgen darüber mache, ihre Brustwarzen könnten falsch geformt sein. Und dass sie befürchtete, Shapiro könne ihren Körper nicht mehr anziehend finden, denn sie hätten bisher nicht mal versucht, wieder miteinander zu schlafen. Sie sagte, dass ihre Mutter anscheinend Angst davor habe, ihr mit Darsh zu helfen, und wie enttäuscht sie darüber sei. Ihre Mutter konnte nicht verstehen, wie schwer es für sie war, und riet ihr die ganze Zeit, ein

Kindermädchen zu engagieren. Sie wiederum wollte zwar kein Kindermädchen, verstand aber auch nicht wirklich, warum nicht. Sie redete, und ich hörte zu – und während wir uns unterhielten, schlief Darsh regungslos an ihrer Brust.

Die meisten Veränderungen, die eine Therapie bewirkt, werden Woche für Woche durch diese alltäglichen Gespräche in Gang gebracht. Patient*innen sprechen über ihr Leben, Paare streiten darüber, wer den Kühlschrank befüllt und wer den Müll wegbringt. Wenn Menschen sich verändern, liebevoller werden, sich dem anderen oder sich selbst gegenüber mehr öffnen, liegt das daran, dass ihnen jemand zugehört hat. Jemand, der es aushalten kann, alles zu hören, das Gute, das Schlechte und – natürlich – das Hässliche.

Ich glaube nicht, dass jemand Shapiro und Bina jemals wirklich zugehört hatte. Ihre bröckelnden Verteidigungsmauern waren das Resultat einer Kindheit, in der es nicht das Verständnis gegeben hatte, das Kinder brauchen, um sich voll entfalten zu können. Sie waren dazu erzogen worden, Leistung vor alles andere zu stellen, und daran hatten sie geglaubt und innerhalb ihrer Ehe eine gemeinsame Moral gepflegt, bei der Gefühle und Beziehungen auf der Liste der Prioritäten ganz unten standen. Babys haben jedoch die Angewohnheit, vieles umzuwälzen. Sie katapultieren uns zurück in unsere eigene Kleinkindzeit und rühren an Gefühlen, die oft lange unterdrückt wurden. Babys sorgen dafür, dass wir uns erinnern, damit wir mit dieser Erinnerung im Kopf die Botschaften in ihren Schreien verstehen können.

Viele Paare entziehen sich diesen Gefühlen. Mütter ignorieren das Kribbeln in ihren Brüsten, wenn die Milch auf dem Weg zum Büro einschießt. Väter geben ihr Baby in der Krippe ab und schleppen sich zur Arbeit, um die Rechnungen zu bezahlen. Viele Eltern haben einfach keine andere Wahl. Natürlich ist es manchmal auch eine Erleichterung, sich von den Bedürfnissen eines Kindes zu lösen. Aber bedeutet das auch, dass man sich verschließen und von diesen Bedürfnissen trennen muss? Vielleicht. Denn wie sollte es uns sonst gelingen, das Kostbarste in unserem Leben für acht oder neun Stunden pro Tag jemand anderem zu überlassen?

Wir haben eine Welt geschaffen, in der die Betreuung von Kindern anscheinend ganz ans Ende unserer Prioritätenliste gerutscht ist. Regierungen wollen Arbeitnehmer*innen, und Frauen haben zu Recht gegen die Nachteile aufbegehrt, die eine Vollzeitmutterschaft mit sich brachte. Aber wer tritt für die Rechte des Kindes ein? Und wer tritt dafür ein, dass Eltern weiterhin Eltern sein können? Wir wissen inzwischen, wie kritisch die ersten Lebensjahre sind, und wie stark die Erfahrungen, die Kinder zwischen ihrer Geburt und dem dritten Lebensjahr machen, ihr gesamtes Leben prägen können. Können die vielen Stunden in Fremdbetreuung den meisten Kindern optimale Erfahrungen ermöglichen? Wollen die meisten Eltern von Kleinkindern mehr Zeit auf der Arbeit als mit ihrem Nachwuchs verbringen? Warum können wir jungen Eltern nicht erlauben, weniger zu arbeiten? Warum halten wir die Zeit, die sie damit verbringen, sich um ihre Familie zu kümmern, für weniger wertvoll als die Zeit im Büro?

Als Psychotherapeutin ist es nicht meine Aufgabe, zu verurteilen oder eine bestimmte Lebensweise zu empfehlen. Allerdings ist Psychotherapie schon allein deswegen politisch, weil sie menschlichen Beziehungen grundsätzlich mehr Bedeutung zuspricht als Geld oder Erfolg. Außerdem kann man sagen, dass sich die Werte unserer Patient*innen durch eine gute Therapie meist neu ausrichten, wodurch sich auch ihre Prioritäten ändern.

Ich denke, die Therapie hat Bina und Shapiro geholfen. Alles an ihnen wurde weicher, und letzten Endes haben sie doch kein Kindermädchen eingestellt. Bina kehrte nie wieder in ihren alten Job zurück, und als Darsh ein Jahr alt war, kündigte auch Shapiro seinen Job. Sie wollten eine andere Zukunft für sich und für Darsh, etwas anderes als ihre eigene Kindheit. Als sie die Therapie beendeten, war Bina wieder schwanger, und sie hatten ihr eigenes Unternehmen gegründet, das diesmal ein Familienunternehmen sein sollte.

## Als Gabrielle und Johannes das Strohhaus abrissen, um etwas Neues zu errichten

Ich träume von einem Boot. Es segelt, laviert im sanftesten aller Winde – eigentlich flattert es mehr, als dass es sich tatsächlich bewegt. Das Boot ist in einem Quittengelb gestrichen, und ich versuche verzweifelt, es durch das von Felsen durchsetzte Gewässer zu steuern. Ich habe Angst davor, auf Grund zu laufen, und ich mache mir solche Sorgen über das, was sich unter Deck befindet, und ob es herauskommen könnte. Ist da vielleicht ein Loch im Rumpf? Dann wache ich auf. Ich schwitze, meine Nase ist ausgetrocknet und meine Kehle rau.

So begann mein fünfter Krankheitstag. Das Coronavirus hatte ganz plötzlich zugeschlagen. Ich hatte Freund*innen zum Mittagessen eingeladen, und wir hatten die Tür zum Garten offen gelassen, um den Frühling zu feiern, der gerade seine Nase durch das graue nasse Wetter gesteckt hatte. Es war sehr gesellig. Wir hatten uns per Ellbogen begrüßt und uns gegenseitig versichert, dass uns ja noch der Sommer bliebe. Und während wir uns durch ein langes, träges Mittagessen tranken, wurden Pläne für ein Treffen in Suffolk geschmiedet. Ein paar Tage später fühlte ich mich ganz heiß. »Ich habe dieses Virus«, hatte ich zu meinem Mann gesagt. Er hatte geschnaubt, dann aber die Stirn gerunzelt, als ich ihm das Fieberthermometer gezeigt hatte.

Ich hatte gerade erst in der Vorwoche meinen Zoom-Account aktualisiert – denn es war bereits abzusehen gewesen, dass es nicht mehr tragbar sein würde, mich in die Queen Anne Street zu begeben, um Patient*innen zu sehen. Wir hatten ein Händedesinfektionsmittel gekauft, und ich hatte mir angewöhnt, zwischen den Sitzungen alle Türknäufe abzuwischen, aber Mitte März geriet das Virus außer

Kontrolle und wütete durch die Londoner Innenstadt. Im Kollegenkreis hatten wir uns zu Zoom, Skype und Microsoft Teams ausgetauscht und hastig Meetings vereinbart, um unser Know-how und die Sorgen zu teilen, die wir uns darüber machten, teilweise sehr instabile Patient*innen online behandeln zu müssen. Und dann wurde ich krank, und meine Patient*innen mussten warten.

Zwei Wochen später hatte ich mich so weit erholt, dass ich meine Praxis in dieser neuen und recht beunruhigenden Welt wieder aufmachen konnte. Ich hatte eine neue Kamera besorgt, um die meines alten Laptops nicht mehr benutzen zu müssen, und für mein Homeoffice zusätzlich einen bequemen Sessel aus meinem Behandlungszimmer nach oben geholt. Ich platzierte den Laptop auf meinen Bürostuhl, um die Höhe besser anpassen zu können, und stellte eine Verbindung zu Zoom her. Es fühlte sich sehr komisch an, und ich – noch immer gebeutelt vom Virus – freute mich nicht auf den Tag, der vor mir lag.

Als Erstes waren Johannes und Gabrielle an der Reihe, die hin und wieder meinen Rat suchten. Als sie zum ersten Mal zu mir gekommen waren, war jedes ihrer Worte von Verbitterung und Misstrauen getränkt gewesen. Damals hatte es all meiner Autorität bedurft, um die Anschuldigungen und Gegenanschuldigungen verstummen zu lassen, die wie Granaten durch meine Praxis schossen. Ein Jahr lang hatten sie sich ständig vor Gericht gezerrt, und der Richter, ihrer müde, hatte ihnen schließlich nahegelegt, eine Therapie zu machen. Keiner hatte gemeinsam mit dem anderen in meinem Behandlungszimmer sitzen wollen, aber ihnen hatte es wohl langsam gedämmert, dass es nicht möglich sein würde, die Schlacht für sich zu gewinnen und Kompromissen aus dem Weg zu gehen. Nach und nach hatten sie Fortschritte gemacht, und es war ihnen gelungen, etwas besser zusammenzuarbeiten, wenn es um ihre beiden Kinder ging. Doch der Frieden war zerbrechlich, und wenn er brach, kamen sie zu mir.

Beide waren sie dick. Wir sprechen hier nicht von gemütlichen Rundungen, die auf ein oder zwei zusätzliche Ausflüge zum Kühlschrank schließen lassen, sondern von solch einem Übergewicht, dass es auf die anhaltende Weigerung hinzuweisen schien, sich um die eigene Gesundheit zu kümmern. Wurde durch ihre Körper etwas Verzweifeltes und Zerstörerisches ausgedrückt, das sich auch in dieser Wut widerspiegelte, die sie einander entgegenbrachten?

Ich mache gern Elternberatung – das ist etwas anderes als eine lang andauernde Psychotherapie. Ich genieße die Arbeit mit Paaren, die Schwierigkeiten damit haben, sich in ihre Rolle als Eltern einzufinden, oder denen eine pubertäre Revolte plötzlich große Probleme bereitet. Es erfüllt mich mit Befriedigung, Eltern zu unterstützen, die sich sorgen, weil ihr Kind depressiv ist, nicht in die Schule gehen will oder in anderen Schwierigkeiten steckt. Mir gefällt diese Arbeit, da ich mich ganz unterschiedlich einbringen kann – ich kann eine Art Elterncoach sein, ein offenes Ohr schenken, mein Wissen über Familiendynamiken teilen und mich durch meine eigenen Erfahrungen als Mutter gut in andere Eltern hineinversetzen. Das Wichtigste ist jedoch, dass ich das Gefühl habe, mich so auch um die Kinder kümmern zu können.

Jeder Paartherapeut, jede Paartherapeutin wird mit den Herausforderungen konfrontiert, die Kinder für eine Beziehung bedeuten, und viele Paare, die sich in Therapie begeben, streiten oft über Erziehungsthemen. Aus zahlreichen, weltweit durchgeführten Studien geht eindeutig hervor, dass die eheliche Zufriedenheit mit der Geburt eines Kindes stark abnimmt. Wenn Sie »Zufriedenheit in der Ehe mit Kindern« googeln, werden Sie Grafiken entdecken, die dies mit einer U-Kurve wiedergeben. Das Glück schwindet mit dem ersten Kind, weitere Kinder verstärken diese Tendenz. Und dann, gerade wenn die Dinge leichter zu werden scheinen, erreichen die Kinder das Teenageralter, und die Paarzufriedenheit geht wieder auf Tiefflug. Aber halten Sie durch! Denn wenn die Kinder das Haus verlassen, verbessern sich die Dinge schrittweise. Ich erinnere mich noch, wie ich vor vielen Jahren solche Grafiken während einer Fortbildung für Leiter*innen von Kinderzentren zeigte, woraufhin eine betroffene Stille eintrat. Schließlich stand eine Frau auf, die bestürzt rief: »Warum hat mir das niemand vorher gesagt?!«

Dieser Rückgang des Beziehungsglücks beginnt meist im ersten Jahr nach der Geburt eines Kindes. Wenn das Baby kommt, ist das für die meisten Paare eine große Freude – die Großeltern sind verzückt, Freund*innen bringen Kuchen, per Post kommen Luftballons, Karten und Blumen, und alles ist eine Weile lang vor allem rosarot. Doch wenn ein Baby an erster Stelle steht, fordert das Opfer, und mit der Zeit begreifen die Eltern, dass ihre Bedürfnisse denen ihrer Kinder Platz machen, was ein starkes Gefühl von Entbehrung und Vernachlässigung auslösen kann. Dies kann zur Folge haben, dass der Schmerz über ähnliche Gefühle, die im früheren Leben erfahren wurden, wieder auflebt, wodurch die Gegenwart durch eine Überlagerung aus der Vergangenheit intensiviert wird. Als Reaktion auf diese Gefühle erwarten die Partner*innen vom jeweils anderen vielleicht, die Lücke zu füllen und diese Gefühle der Entbehrung zu mildern, was wiederum zu einem Wettbewerb der Bedürfnisse führt. Also fangen die Paare an, darüber zu streiten, wer an der Reihe ist, die Windel zu wechseln, wer in der Nacht aufstehen muss oder wer als Nächstes einen Abend mit Freund*innen verbringen darf. In dieser Situation beginnen Eltern damit, ihre Elternschaft in Schichten aufzuteilen und genau darauf zu achten, wer sich eingestempelt hat und wer seine Freizeit genießt. Das mag zwar zunächst wie eine Lösung für das Problem aussehen, doch mit der Zeit führt diese Art der Elternschaft zu einer noch größeren Distanz zwischen dem Paar. Außerdem versagt man sich so die Freude, die man aus gemeinsamen Aktivitäten mit den Kindern ziehen kann.

Die Erfahrung von Müttern ist dabei oft eine ganz andere als die von Vätern. Mütter übernehmen im Vergleich zu den Vätern noch immer mehr Aufgaben im Haushalt und bei der Kindererziehung, obwohl sich das langsam zu ändern beginnt. Männer kommen sich angesichts der intensiven Mutter-Kind-Dyade, die durch das Stillen entsteht, oft wie Außenseiter vor, und dieses Gefühl der Exklusion bringt manche Männer dazu, sich auf ihr Leben außerhalb der Familie zu konzentrieren, was meist ihre Arbeit ist. Mütter wiederum fühlen sich zwar nicht ausgeschlossen, können allerdings starke klaustrophobische Gefühle entwickeln, da sie den ganzen Tag mit dem Baby auf ihrem Arm oder an ihrer Brust verbringen. Diese unterschiedlichen Erfahrungen können Sex manchmal schwierig machen. Männer wollen Sex, um ihre Partnerin wieder zurückzuerobern, um sich zu versichern und darin versichert zu werden, dass trotz dieses Liebesfestes um das Baby noch Zeit für Erwachsenenliebe übrig ist. Allerdings kann es sein, dass die Frau sich nicht nach mehr Zärtlichkeiten sehnt, sondern nach mehr Raum für sich, und dass sich der Wunsch ihres Partners nach Sex wie eine zusätzliche Inanspruchnahme ihrer selbst anfühlt.

Und dann sind da noch die Schwiegereltern! Bis ein Kind kommt, hatte das Paar vielleicht recht isoliert von der Großfamilie gelebt, doch plötzlich tauchen Großeltern, Tanten und Onkel auf. Sie können eine Hilfe sein, und sie werden sicherlich auch oft gebraucht, aber die Auffrischung der Beziehung zwischen einem Partner und seiner Ursprungsfamilie könnte große Umstellungen bedeuten und es nötig machen, die Grenzen um die Paarbeziehung neu zu ziehen. Die jeweilige Familienkultur – wie wir erziehen, Weihnachten und Geburtstage feiern, unser Zuhause einrichten – rührt meist von dem, was wir in unserer eigenen Kindheit erlebt haben. Eine neue Familie muss herausfinden, was ihre neue Kultur sein wird, und dies zu verhandeln kann zu Konflikten führen, wenn die Erwartungen an das Familienleben voneinander abweichen. Womöglich sind sich Oma und Mama einig darüber, wie das Baby gefüttert werden sollte – aber Papas Vorstellungen, die wiederum von seiner Familie geformt wurden, sehen vielleicht ganz anders aus.

All die Probleme, die ich soeben beschrieben habe, können in einer Paartherapie nutzbringend ergründet werden, und es ist sehr schade, dass Paare es oft viel zu lange aufschieben, zur Therapie zu gehen, um über diese Themen zu reden. Die letzten britischen Regierungen setzten bei jungen Familien zunehmend auf frühe Intervention und riefen Pilotprogramme ins Leben, die Eltern dazu ermutigen sollen, ihren Fokus auch wieder auf die Paarbeziehung zu legen. Dies hatte zur Folge, dass eine Kollegin und ich vor ein paar Jahren eine Beratungsstelle für Eltern mit geteiltem Sorgerecht einrichten konnten.

Wir erwarteten besorgte und ängstliche Teenagereltern und junge Eltern, die mit ihren Babys und der Aufgabenverteilung bezüglich Schlaftraining, Fütterung und Betreuung nicht gut zurechtkamen. Zu unserer Überraschung kamen solche Paare aber nicht. Stattdessen kamen zerrüttete Paare, die nicht mehr kooperieren wollten und es viel lieber gesehen hätten, wenn der oder die Ex tot oder verschollen wäre. Anwälte schickten uns stapelhohe Akten, die die elenden Einzelheiten ihrer erbitterten Konflikte beschrieben. Wir berieten Paare, die im wahrsten Sinne des Wortes nicht nebeneinander im Behandlungszimmer sitzen wollten, und in einem Fall bestand eine Frau auf die Anwesenheit ihrer Furcht einflößenden Mutter, damit sie sie vor ihrem Ex »beschützen« könnte.

All dies kam für uns wie ein Schock, und wir waren anfangs recht unvorbereitet. Nach und nach lernten wir jedoch, mit diesen getrennten Paaren zu arbeiten, und konnten häufig helfen. Wir waren auch schockiert darüber, wie wenig Vorkehrungen für jene Eltern getroffen werden, die aus dem Gerichtssystem herausfallen. Wie wenig haben wir uns doch als Gesellschaft mit dem Leid von Kindern beschäftigt, die zwischen sich bekriegenden Eltern gefangen sind. Jede Studie zu Trennungen und Scheidungen kommt zu dem Ergebnis, dass ungelöste und anhaltende Konflikte zwischen Eltern sehr schädlich für Kinder sind. Und trotzdem werden auffallend wenig Zeit und nur wenige Ressourcen dafür aufgebracht, diesen Familien zu helfen. Anwälte machen Geld, Richter urteilen, und Kinder müssen sich in dem äußerst schwierigen Gebiet der Bewältigung der Beziehung sich streitender Eltern zurechtfinden. Das gelingt sogar mir nach 35 Jahren als Paartherapeutin kaum!

Diese Art von therapeutischer Arbeit ist häufig schwierig und frustrierend. Eltern weigern sich plötzlich, zu den Sitzungen zu kommen, oder verlassen mittendrin den Raum. Therapeut*innen werden in endlosen E-Mails in cc gesetzt, in denen sie noch frühere Intrigen und Beschimpfungen nachlesen können. Es werden Anschuldigungen hervorgebracht, bei denen einem die Haare zu Berge stehen und die es manchmal nötig machen, die Hausärztin oder einen Sozialarbeiter anzurufen. Und so war es auch bei Johannes und Gabrielle.

Sie hatten zwei Kinder, die Gegenstand ihres Konflikts waren. Nathan, vier Jahre alt, bei dem nur ein paar Monate vor der Trennung Autismus diagnostiziert wurde, und Mia, 20 Monate alt. Ich lernte ihre Kinder nie kennen, und zu Anfang wurde weder von Nathan noch von Mia wirklich gesprochen. Sie erwähnten die Kinder zwar ständig, aber es dauerte eine ganze Weile, bis ich mir ein klares Bild davon machen konnte, wie es ihnen wirklich ging. Manchmal fühlte es sich für mich so an, als wären sie nur Güter, über die man sich streiten konnte.

Unsere erste gemeinsame Sitzung war ein Albtraum. Sie kamen separat zu mir in die Praxis. Gabrielle erschien zuerst und protestierte, als ich sie darum bat, draußen zu warten, bis Johannes eintreffen würde. Ich wusste, dass es fatal wäre, ohne ihn anzufangen. Ich wollte nicht, dass er gleich zu Beginn das Gefühl bekam, sie und ich hätten irgendeine Art von Beziehung zueinander aufgebaut, von der er ausgeschlossen wäre. Allerdings hatte ich zu dieser Zeit kein Wartezimmer, und es war ein bitterkalter Tag. Die Minuten vergingen, und ich fühlte mich immer schlechter, weil ich Gabrielle auf der Straße stehen ließ. Irgendwann hörte ich Schritte, und schon purzelten beide die Treppen hinunter und in mein Behandlungszimmer. Ihr Körperumfang erschreckte mich. Sie schienen eine Menge Raum einzunehmen, und ich fühlte mich durch ihre Präsenz plötzlich überfordert.

»Sollen wir anfangen?«, fragte ich, als sie sich auf die zwei Stühle setzten, die am weitesten voneinander entfernt standen.

Gabrielle warf mir einen feindseligen Blick zu und sagte dann, Johannes ignorierend: »Warum zum Teufel ist er so spät gekommen?« Ohne auf eine Antwort zu warten, ging sie dazu über, mir zu erklären, dass eine Therapie sinnlos sei, und sie es nur deswegen tue, weil die vom Gericht bestellte Sozialarbeiterin gesagt habe, sie müsse kommen. Dann fügte sie hinzu, ich solle nichts glauben, was Johannes sage, da er ein pathologischer Lügner sei.

Das war alles andere als ein vielversprechender Anfang. Und es kam noch schlimmer. Innerhalb weniger Minuten schäumten beide vor Wut, und ich konnte nur dabei zusehen, wie Johannes Gabrielle vorwarf, ihm absichtlich einen falschen Sitzungstermin kommuniziert zu haben.

Ich hob meine Hand mit der flachen Handinnenseite nach außen und sagte ihnen bestimmt, dass sie, wenn sie ihr Geld auf dieses Thema verwenden wollten, dies sicherlich tun könnten, es jedoch sinnlos und eine Verschwendung sei und zudem ihren Kindern in keinster Weise helfen würde. Ich kann nicht behaupten, dass das einen Wendepunkt markierte. In jener ersten Sitzung muss ich meine Hand wohl ein halbes Dutzend Mal erhoben haben, um die beiden zu bremsen. Doch als ich sie darum bat, mir von Nathan und Mia zu erzählen, mich nach Mias Sprachentwicklung erkundigte und fragte, wie sie sich bezüglich Nathans Autismusdiagnose fühlten, wurden sie etwas vernünftiger – zumindest für eine kurze Zeit.

Vier Tage nach der ersten Sitzung bekam ich eine E-Mail von Johannes, in der er mir mitteilte, sein Kontakt zu den Kindern sei unterbunden worden, da Gabrielle ihn des »unangemessenen« Umgangs mit Nathan beschuldigt habe. Mir wurde ganz schwer ums Herz – das war äußerst beunruhigend. Ich erfuhr, dass Nathan offensichtlich seiner Mutter erzählt hatte, er habe in der Badewanne mit dem Penis von Papa »gespielt«, und das Sozialamt die Sache nun untersuchte. Johannes war außer sich und versicherte, dass nichts geschehen sei, was über die gewöhnliche Neugierde eines Vierjährigen hinausgehe. Es überraschte mich nicht, als sie ihre Sitzung absagten.

Eine Trennung ist hart – eine Liebe und dieses Gefühl der Zugehörigkeit zu jemandem zu verlieren, ist verwirrend und sehr schmerzhaft. Häufig errichten wir, um unsere Verluste zu betrauern, eine solch hohe Mauer um uns, dass es unmöglich erscheinen kann, über sie hinaus und in eine andere Zukunft zu blicken. Manche Menschen trauern leise um ihre Beziehung – sie ziehen sich zurück und verstecken sich. Andere trauern laut –, indem sie ihre Trauer, ihre Verletzungen und ihre Sorgen mit Freund*innen, Therapeut*innen, Kolleg*innen und Familienmitgliedern teilen. Viele von uns trauern wütend. Unsere Verluste versetzen uns in Rage. Wir wettern gegen die Ungerechtigkeit, die uns widerfährt, und diese Wut wird von einem Gefühl der Machtlosigkeit, das Verluste oft auslösen, weiter angeheizt. Im Zorn suchen wir dann nach Schuldigen, die wir bestrafen können – die besten Zutaten für einen Rechtsstreit.

Ein paar Monate später bat mich das Paar um einen weiteren Termin. Johannes hatte mir in einer E-Mail mitgeteilt, dass eine Untersuchung durchgeführt worden sei und das Jugendamt keinen Grund zur Besorgnis gefunden habe. Die Kinder konnten nun wieder bei ihm übernachten. Allerdings, so schrieb er, erschwere Gabrielle ihm noch immer den Kontakt zu ihnen. Ich erklärte mich damit einverstanden, sie in der darauffolgenden Woche zu sehen, und bereitete mich auf eine schwierige Sitzung vor.

Innerhalb weniger Minuten nach ihrer Ankunft brach Johannes in wütende Tränen aus, als er mir von der Untersuchung des Jugendamts, der Verletzung seiner Privatsphäre und der Bloßstellung erzählte. Er sprach auch davon, wie viel Angst er gehabt habe und wie viel Angst er noch immer habe. Ob man ihn des Missbrauchs anklagen würde? Ob er die Kinder verlieren würde? Über einen Monat lang habe er keinen Kontakt zu seinen Kindern gehabt, und dann habe er sie nur im Familienzentrum und unter Aufsicht einer Sozialarbeiterin sehen dürfen. Während er sprach, hörte ihm Gabrielle schweigend zu und wirkte bedrückt. Doch ihr Schweigen war nur von kurzer Dauer, und schon bald begannen sie, beide ganz aufgewühlt, sich zu streiten. Und wieder führte ich ihnen schonungslos vor Augen, wie sehr diese Streitereien den Kindern schadeten, und langsam schien es bei ihnen anzukommen.

»Ich weiß, dass Sie sich gegenseitig verletzen und den anderen für Ihren Schmerz und Kummer büßen lassen wollen. Doch Sie müssen begreifen, dass es kein freies Schussfeld hier gibt. Es gibt immer Kollateralschäden. Ihre Kinder werden jeden Tag von den Granatsplittern Ihrer Gefechte getroffen.«

In dieser frühen Phase der Therapie hatte ich mehrere Einzelsitzungen mit ihnen. Mir war klar, dass beide noch daran zu knabbern hatten, was in ihrer Beziehung vorgefallen und wie sie zu Ende gegangen war, und ich ging davon aus, dass diese verbleibenden Gefühle ihrem Elternsein im Weg standen. Sie hatten mir erzählt, ihre Beziehung sei immer sehr intensiv, leidenschaftlich und stürmisch gewesen, und obwohl sie gemeinsam beschlossen hatten, dass es vorbei sei, hatten sie eindeutig Schwierigkeiten damit, nach vorn zu blicken. Ich hatte das Gefühl, dass sie die frühere Intensität ihrer alten Beziehung aufrechterhielten, indem sie diese endlosen Kämpfe austrugen, denn trotz ihrer Trennung schienen sie durch diesen Rosenkrieg genauso miteinander verstrickt wie damals, als sie noch ein Paar gewesen waren. Hatten sie diese Streitereien, um einem echten Ende der Beziehung aus dem Weg zu gehen? War dieser leidenschaftliche Zwist vielleicht leichter zu ertragen, als sich mit der einsamen Stille des Trauerns auseinanderzusetzen?

Johannes, ein Krimiautor, war in seiner Persönlichkeit eine spannende Mischung. Er sprach sehr wortgewandt und selbstsicher, was von seiner glänzenden Ausbildung und seinem beruflichen Erfolg rührte, doch trotz seiner imposanten Erscheinung und eindrucksvollen Stimme strahlte er auch eine nervöse Verletzlichkeit aus. Seine Mutter hatte ihn temporär zur Pflege gegeben, als er noch klein gewesen war, weshalb er phasenweise bei Pflegeeltern und in verschiedenen Kinderheimen gelebt hatte. Hin und wieder hatte er seine Mutter gesehen, allerdings schien sie nie in der Lage, ihm ein stabiles Zuhause bieten zu können, also wurde er im Alter von sechs Jahren adoptiert. Seine Adoptiveltern, so schilderte er es mir, seien zwar liebevoll mit ihm umgegangen, seien jedoch Mitglieder einer evangelikalen Kirche, weshalb sein Leben mit ihnen recht asketisch und sehr regelgebunden gewesen sei. Nun hasste er Regeln oder Rigidität jedweder Art und, obwohl er darunter litt, sein

Zuhause verloren zu haben, und schreckliche Angst davor hatte, dass Gabrielle ihm die Kinder wegnahm, fiel es ihm schwer, all die amtlichen Vorgaben zu akzeptieren, die das Wann und Wo seiner Zeit mit den Kindern regelten. Johannes war ein kluger Kopf und erkannte sofort, als ich ihn darauf hinwies, dass die Erfahrung, als kleines Kind von seiner Mutter verlassen zu werden, und die Rigidität seiner Adoptiveltern seine Reaktionen auf die aktuelle Situation beeinflussten. Doch obwohl er das intellektuell begreifen konnte, dominierten tief in seinem Inneren Misstrauen und Angst.

Während Johannes sein Herz auf der Zunge trug, war Gabrielle sehr viel verschlossener. Ihre Trauer war tief in ihr vergraben, und sie betrachtete mich nicht als Verbündete, sondern als jemanden, der sie kritisierte. Gabrielle war aufsehenerregend hübsch. Ihr gerundetes Gesicht mit seiner reinen olivfarbenen Haut und dem vollen dunkelbraunen, glatten Haar besaß eine ganz besondere Leuchtkraft. Sie sprach mit starkem südafrikanischem Akzent und wandte sich in den Sitzungen häufig von mir ab. Zusammengenommen führte das dazu, dass ich mich einerseits abgewiesen fühlte und andererseits neugierig auf sie war. Später wurde mir klar, dass sie sich abwandte, um ihre Gefühle vor mir zu verstecken, und sich für jeden Ausdruck von Verletzlichkeit sehr schämte. Außer der Tatsache, dass ihre Eltern sich hatten scheiden lassen, als sie vier Jahre alt gewesen war, und ihre Mutter später einen herrischen, selbstsüchtigen Mann geheiratet hatte, den Gabrielle gehasst hatte, erzählte sie mir nur wenig von ihrer Kindheit. Ihr Stiefvater war gestorben, als sie 19 Jahre alt gewesen war, und Gabrielles Gleichgültigkeit gegenüber seinem Tod hatte einen Keil zwischen sie und ihre Mutter getrieben.

Es dauerte nahezu ein Jahr – mit zunächst 14-tägigen und dann monatlichen Sitzungen –, bevor sich die Dinge etwas beruhigten. Und dann, als ein paar Rahmenvereinbarungen bezüglich der Kinder und finanzieller Themen getroffen waren, beendeten sie die

Therapie in dem Einvernehmen, dass sie hin und wieder zu mir kommen konnten, falls sie das wünschten. Und das taten sie. Sie kamen ungefähr alle sechs Monate, und wir sprachen über die Probleme, mit denen sie aktuell zu kämpfen hatten. Welche Kita für Mia? Welche Hilfe für Nathan? Konnte Johannes' neue Freundin die Kinder kennenlernen?

Wenn ich mit getrennten Paaren arbeite, denke ich oft an das »Urteil des Salomon«, eine Geschichte aus dem Alten Testament, in der König Salomon von Israel in einem Streit zwischen zwei Frauen, die beide behaupten, die Mutter eines bestimmten Kindes zu sein, ein Urteil fällen muss. Da sich die Mütter nicht einigen können, sagt Salomon zu ihnen, die einzige Lösung bestehe darin, das Kind entzweizuschlagen, damit jede von ihnen eine Hälfte haben könne. Zur Vollstreckung seines Urteils wird dem König dann ein Schwert gebracht, woraufhin die wahre Mutter, die die Vorstellung nicht ertragen kann, dass ihr Sohn getötet wird, ihren Sohn der anderen Frau zuspricht, um das Leben des Kindes zu retten. Auf diese Weise ist die falsche Mutter entlarvt, und König Salomon gibt das Kind an seine wahre Mutter zurück. Manchmal hatte ich bei meiner Arbeit mit Johannes und Gabrielle das Gefühl, man verlange von mir, eine Art Salomon zu sein – allerdings würde ich ihnen nie vorschlagen, Nathan oder Mia in zwei Hälften zu teilen!

Ich war stolz auf Johannes und Gabrielle, und ich war stolz auf meine Arbeit. Womöglich zanken und beschimpfen sie sich noch immer, doch letzten Endes beschlossen sie gemeinsam, ihren Kindern nicht länger zu schaden, sondern sie zur Priorität zu machen – auch wenn das bedeutete, hin und wieder nachgeben zu müssen.

Doch als der Lockdown in Kraft trat, waren sie wieder da und trugen aus den Schützengräben ihres jeweiligen Wohnzimmers erneut erbitterte Kämpfe aus. Ich fragte mich, ob Zoom es ihnen leichter machte, sich gehen zu lassen, und ob sie sich damit wohler fühlten, sich die Beschuldigungen nicht mehr persönlich, sondern via Computer an den Kopf zu werfen. Es schien, als seien all die Jahre harter Therapiearbeit vergebens gewesen. Ich überlegte, ob dies nicht auch die Folge von drei Wochen Lockdown sein könnte – die Schulen und Kitas waren geschlossen, und beide waren sie nun mit den Kindern auf sich allein gestellt. Auf meinem Bildschirm sah Johannes verzweifelt aus. Und seine Verzweiflung begann allmählich, auch mich anzustecken, als zusätzlich zu der Einblendung »Johannes' Internet ist instabil« plötzlich auch Ton und Bild ausblieben. Mein Kopf schmerzte, während ich versuchte herauszufinden, was gesagt wurde. Es war jedoch unmöglich, einen Zusammenhang herzustellen, da ich nur jedes dritte Wort verstand.

»Susanna, können Sie mich hören? Susanna, kann ich etwas sagen?«

Gabrielle fiel ihm ins Wort: »Warum ist dein Internet so scheiße, Johannes? Kannst du da nichts machen? Schalte deine Kamera aus!«

Schließlich erfuhr ich, dass es bei ihrem Streit darum ging, bei wem die Kinder während des Lockdowns wohnen sollten. Nathan und Mia waren aktuell bei Gabrielle in Hackney. Allerdings war Johannes bei Ausbruch der Pandemie von seiner Wohnung beim Victoria Park in das Cottage seiner Freundin in Sussex geflüchtet. Gabrielle bestand darauf, dass die Kinder nicht aufs Land reisen sollten, da es gegen die Regeln verstoße und nicht sicher sei. Wenn Johannes sie sehen wolle, müsse er nach London zurückkommen.

»Auf keinen Fall fahren sie nach Sussex. Es ist nicht sicher, und ich will nicht, dass sie so weit weg von mir sind. Was ist, wenn sie krank werden? Und überhaupt, wenn ich krank werde, während sie bei mir sind? Ich wusste nicht mal, dass er nicht zu Hause ist, bis ich ihn am Dienstag mit einer Migräne anrief und er sagte, er könne nicht kommen und sie abholen. Susanna, ich war auf mich allein gestellt, und dachte auch noch, dass ich wirklich schwer an Corona erkranken würde. Das war so ein großer Vertrauensbruch … Wie immer bist du dir der Nächste!« Sie hätte weitergeredet, aber ich unterbrach sie mitten im Satz.

»Johannes, mir ist nicht ganz klar, warum Sie in Sussex sind«, sagte ich und hoffte, dass er mich über den flackernden Bildschirm verstehen konnte.

»Ich musste einfach bei Liz sein.«

»Was, verdammt noch mal, soll das bitte heißen?«, fiel Gabrielle ihm ins Wort. »Warum? Warum musst du bei ihr sein und nicht bei deinen Kindern?«

Schweigen breitete sich aus.

»Sind Sie noch da, Johannes?«, fragte ich.

»Ja. Ja, ich bin da. Sieh mal, Gabs, es ist doch naheliegend, die Kinder von London wegzubringen – in London grassiert doch das Virus. Ich denke, sie wären sicherer hier bei mir. Es ist nur für ein paar Wochen. Du hast ja nicht mal einen Garten, und hier hätten sie viel Platz und könnten das Wetter genießen …«

Bei diesen Worten brach ein Sturm aus, der für den Rest der Sitzung tobte und den ich nicht beruhigen konnte. Beide waren wütend. Johannes war der Meinung, Gabrielle missverstehe seine Intentionen absichtlich, während sie vor Zorn glühte und, so vermutete ich, große Angst davor hatte, dass er als Sieger aus diesem Streit hervorgehen würde. Das einzig Gute, was diese Sitzung brachte, war die Vereinbarung einer weiteren Sitzung drei Tage später.

Die Dinge hatten sich etwas beruhigt, als wir uns wieder per Zoom trafen. Nach der letzten Sitzung war Johannes zurück nach London gefahren, und in den vergangenen zwei Nächten hatten die Kinder bei ihm geschlafen. Sie sahen nun im anliegenden Zimmer fern, während ich versuchte, ihren Eltern dabei zu helfen, zu irgendeiner Übereinkunft bezüglich ihrer Betreuung zu kommen.

»Gabs, es macht für mich *oder* die Kinder einfach keinen Sinn, in London zu bleiben. Liz hat ein hübsches Cottage, nah am Meer. Sie haben ihre eigenen Zimmer, und es ist viel sinnvoller für die Kinder. *Und* sicherer. Wenn du die Kinder an die erste Stelle stellen und darüber nachdenken würdest, was für sie am besten wäre, würdest du dich über dieses Angebot freuen.«

In dieser Manier fuhr er einige Minute lang fort, und trotz der Vernunft, die aus seiner Stimme sprach, konnte ich sehen, dass die Vorstellung, wie es sich ihre Kinder in diesem Traumcottage mit Johannes und Liz gemütlich machten, Gabrielle zunehmend quälte.

Ihre Stimme war abgehackt, aber was sie sagte, klang wohlüberlegt: »J, wie du weißt, kenne ich dich schon eine Ewigkeit. Es geht hier nicht um die Kinder – du weißt das, und ich weiß das.« Dann wandte sie sich an mich. »Es geht darum, dass er nicht von seiner verdammten Freundin getrennt sein kann. Und das ist okay, aber wir sind mitten in einer Pandemie, verdammt noch mal. Kannst du nicht für ein paar Wochen klarkommen, ohne täglich zu vögeln?!«

Es folgte ein minutenlanger Sturm von Beschuldigungen und Beschimpfungen. Sie schrien sich an und zogen über den anderen her wie in den schlechten alten Zeiten – ihre Wut wirkte intensiver als jemals zuvor, als ob der Bildschirm sie beschützte und sie nun so richtig die Beherrschung verlieren könnten. Ich lehnte mich nach vorn, in die Kamera. »Okay. Okay! Beruhigen wir uns jetzt mal. Johannes! Gabrielle! Bitte!« Doch Gabrielle war in voller Fahrt und konnte nicht gestoppt werden.

Ich fühlte mich machtlos. Wenn sie mit mir in einem Raum säßen, wäre ich – das wusste ich – dazu in der Lage, sie zum Schweigen zu bringen. Meine Autorität und ihr Anstandsgefühl hätten für etwas Ordnung gesorgt. Aber hier auf Zoom drang ich einfach nicht zu ihnen durch. Ich gab auf und lehnte mich zurück.

»Und wenn ich krank werde, wer kümmert sich dann um die Kinder? Wer wird mir mit den Kindern helfen, wenn du mit ihr nach Suffolk verduftest?«

»Nicht Suffolk! Sussex! Bist du nicht nur dumm, sondern auch noch taub?«

Und so ging es weiter. Alle meine üblichen Kompromisse würden in dieser Situation nicht funktionieren. Die Coronabeschränkungen untersagten Reisen zwar, Johannes war jedoch entschlossen, am nächsten Tag nach Sussex zurückzufahren, und er drohte weiterhin damit, die Kinder mitzunehmen. Wir kamen überhaupt nicht voran, und ich war mir nicht sicher, was in dieser Situation das Beste sein könnte. Jeder wusste, dass London ein Epizentrum des Coronavirus war, und Gabrielles kleine Wohnung ohne Garten wirkte daher nicht wie die beste Option. Vielleicht wären sie auf dem Land *wirklich* besser aufgehoben? Ich konnte mir vorstellen, dass die ländliche Idylle, die er beschrieben hatte, gut für Kinder wäre, aber ich wusste auch, dass es Mia und Nathan sehr schwerfallen würde, wochenlang von ihrer Mutter getrennt zu sein. Ich war zwiegespalten und konnte noch immer nicht ganz verstehen, warum Johannes so entschlossen war, den Lockdown zu brechen, um zu Liz zu fahren.

Die Sitzung endete mit Johannes' dürftiger Zusage, bis zur nächsten Woche nicht zu fahren. Darüber hinaus wollte er allerdings keine Versprechungen machen.

Es wurde ein langer Tag voller Zoom-Sitzungen, bevor ich endlich meinen Laptop zuklappen und nach unten gehen konnte, um das Abendessen vorzubereiten. Ich machte mir gerade einen großen Gin Tonic, als mein Handy brummte – eine Textnachricht von Johannes.

*Hallo Susanna, entschuldigen Sie die Störung, aber könnte ich Sie morgen anrufen? Ich MUSS zurück nach Sussex – Liz ist im*

*fünften Monat schwanger, und ihr geht es nicht so gut. Ich muss*
*einen Weg finden, Gabs die Wahrheit zu sagen. J*

Jetzt ergab es Sinn! Ich setzte etwas Wasser für die Nudeln auf und
schälte Zwiebeln, während ich darüber nachdachte, was als Nächstes zu tun sei. Sowohl Johannes als auch Gabrielle hatten ihre zer-
brechlichen Seiten, und die Angst davor, die Kinder zu verlieren
und vom anderen kontrolliert zu werden, ließ sie schnell impulsiv
handeln. Das war eine toxische Mischung, und sie löste diese über-
wältigenden Gefühlsstürme aus, während derer keiner der beiden
ruhig denken konnte. Ein neues Baby, noch dazu mitten in einer
Pandemie, würde die Dinge nicht leichter machen. Gabrielle würde
Johannes' Loyalität ihr und den Kindern gegenüber auf die Probe
stellen. Dabei bestand die Gefahr, dass er sich, anstatt sie zu beruhigen, unter Druck gesetzt fühlen und wütend werden würde. Außerdem war es gut möglich, dass Gabrielles eigene Kindheit die bereits
angespannte Situation weiter verschärfen würde. Ich wusste zwar,
dass sie Liz mochte, aber die Vorstellung, dass ihre Kinder nun Teil
einer brandneuen Familie sein würden, von der sie ausgeschlossen
war, würde ihre eigenen Erfahrungen wieder aufleben lassen und
es ihr schwer machen, gut mit der Situation umzugehen. Während
ich Knoblauchzehen zerdrückte und an meinem Drink nippte, hielt
ich es für immer weniger wahrscheinlich, dass sie den Lockdown
ohne ein weiteres Zerwürfnis überstehen würden.

Neue Partner*innen und weitere Kinder sind äußerst große Herausforderungen für getrennte Eltern, da sie Rivalitätsgefühle auslösen, die Empathie und Rücksichtnahme nahezu unmöglich machen. Als Kinder werden wir darauf gepolt zu protestieren, wenn
sich etwas potenziell Gefährliches zwischen uns und unsere Eltern
schiebt, und dieser Protest ist meist noch lauter, wenn ein Kind
bereits ein Gefühl von Unsicherheit entwickelt hat. Aus diesem

Grund haben Kinder nahezu immer ambivalente Gefühle, wenn ein neues Geschwisterkind geboren wird, da sie nicht wissen, ob es ein toller neuer Spielgefährte wird oder jemand, der ihnen die Grundnahrung elterlicher Liebe stiehlt. Die Elternschaft ist beim Menschen instinktiv und wird oft von biologischen Impulsen gesteuert. Wenn wir glauben, unsere Kinder oder unsere Verbindung zu ihnen seien in Gefahr, reagieren wir heftig. Wenn unsere eigene Kindheit von Unsicherheiten geprägt war, halten wir womöglich besonders aufmerksam nach diesen Bedrohungen Ausschau. Glauben wir dann, eine Gefahr ausgemacht zu haben, können unsere emotionalen Reaktionen sogar heftiger ausfallen als gedacht. Ich wusste all dies zwar, aber wie könnte ich Gabrielle und Johannes bei diesem Sturm helfen?

Ich befürchtete, dass sie sich bekriegen würden, als hinge ihr Leben davon ab. Gabrielle würde die Kinder nah bei sich halten, worauf Johannes mit Kontrollsucht und Aggressivität reagieren würde, womit wiederum Gabrielles schlimmste Befürchtungen bestätigt wären. Ich hatte diese Dynamik bereits bei zahlreichen Gelegenheiten beobachten können, und hier war sie wieder. Sie hatten sich im Lockdown festgefahren, und es würde einige Zeit und Mühe brauchen, um diese Gefühlsverstrickungen zu entwirren.

Ich wurde von Rückenproblemen geplagt, woran ich Zoom die Schuld gab. Dieses Gestarre auf einen Bildschirm verursachte Schmerzen im Nacken, wahrscheinlich weil ich den Kopf ständig nach vorn reckte, um meinen Patient*innen näher zu sein. Im Laufe des Frühsommers waren Johannes und Gabrielle in unregelmäßigen Abständen zu mir gekommen. Mürrisch und frustriert dachte ich darüber nach, welche Rückschritte beide gemacht hatten – sie waren kleinlich und rachsüchtig. Gabrielle hatte Liz' Schwangerschaft allem Anschein nach recht gut aufgenommen, aber nun war ein Streit darüber ausgebrochen, ob Nathan im September eingeschult werden sollte oder nicht.

»Nathan wird unter diesen Umständen keinen guten Start auf der Schule haben und nicht gut damit umgehen können. Es ist egoistisch von dir, wenn du ihn trotzdem einschulen willst. Wieder mal, Gabs, dreht sich alles nur um dich und das, was du willst, und nicht um ihn. Wie soll dieser kleine Junge mit seinen besonderen Bedürfnissen mit Lehrer*innen, die Masken tragen, klarkommen, und mit Eltern, die die Schule nicht betreten dürfen? Die ganze Sache ist so verdammt lächerlich.« Johannes hatte Fahrt aufgenommen, und ich erhob meine Hand und meine Stimme, um ihn zu stoppen.

»Du glaubst nicht mehr an ihn«, sagte Gabrielle und schüttelte angewidert den Kopf. »Du behandelst ihn respektlos. Er will in die Schule. Er freut sich schon so lange darauf. Ich, ich …«, sie fand nicht die richtigen Worte. »Ich glaube, du hast ihn abgeschrieben. Als wäre es eh egal, ob er in die Schule geht oder nicht, weil er ja ein Autist ist. Ich habe mich um alles gekümmert. Habe Islington dazu gekriegt, dass sie ihm eine Betreuung zusichern, habe mit seinem Klassenlehrer gesprochen und dreimal mit dem Schulleiter gezoomt. Und was zum Teufel hast du getan? Und jetzt willst du ihn davon abhalten zu gehen … Fick DICH!«

Und so ging es weiter, Sitzung für Sitzung. Momente des Einvernehmens waren von kurzer Dauer, und ich befürchtete, dass sie wieder vor Gericht landen würden – obwohl nicht klar war, weshalb. Zwei Wochen später kam es dann zu einem Durchbruch. Und das Zünglein an der Waage war allein Mia gewesen.

Sie hatten eine Übergabe der Kinder in Highgate Woods vereinbart, wo sie schließlich anfingen, sich zu streiten. Während des Streits fiel Mia auf dem Spielplatz hin. Keiner der beiden bekam etwas mit, und eine andere Mutter hob die weinende und blutende

Mia hoch und trug sie zum Café, um die Parkwächter zu suchen. Irgendwann bemerkten Johannes und Gabrielle, dass Mia verschwunden war, und rannten mit Nathan im Schlepptau panisch durch den Wald. Als sie sie schließlich fanden, war Mia so verstört, dass es Stunden dauerte, sie wieder zu beruhigen. Und nun entwickelte sich Mia, die erst vor Kurzem die Windeln abgelegt hatte, wieder zurück und machte sich in die Hose, was beiden große Sorgen bereitete.

»Ich kann sehen, dass Sie beide noch sehr geschockt und aufgewühlt sind. Das muss schrecklich gewesen sein. Wirklich beängstigend.« Ihre Gesichter waren voller Scham und Schuldgefühle, doch ich wollte diese Gefühle nicht aussprechen. Ich wollte, dass sie das taten.

Beide nickten. Eine Weile sagte niemand etwas. Schließlich ergriff Gabrielle das Wort.

»Das muss aufhören. Ich weiß, wir müssen damit aufhören. Ich will den Kindern nicht wehtun. Deswegen war ich immer wieder bereit für Sitzungen mit Ihnen, Susanna. Hör mal, Jo, was immer du willst. Wenn du nicht willst, dass Nathan im September in die Schule geht. Okay. Egal. Wir *müssen* einfach an einem Strang ziehen. Ich kann mit diesen Streitereien einfach nicht mehr weitermachen. Es bringt mich um, und wir lassen sie hängen.«

Dann sah ich, dass Johannes den Tränen nah war. Und dann fühlte auch *ich* mich den Tränen nah. Gabrielle hatte mich berührt. Ihre Leidenschaft und ihre Reue sickerten durch Zoom und direkt in meinen Körper. Dann begann Johannes zu sprechen, langsam und stockend.

»Nicht du warst das Problem, Gabs. Das war ... vor allem ich. Ich war wütend auf dich. Und total fertig wegen Nathan. Und wegen uns. Und weil ich weggezogen bin. Es tut mir leid. Es tut mir leid.«

Und dann weinten beide.

»Sie beide fühlen sich schon so lange schuldig für die Trennung«, setzte ich an, »und es tut weh, zu seiner Schuld zu stehen. Womöglich kommt das auch von dem Gefühl, dass Sie etwas sehr Zerstörerisches getan haben, indem Sie sich getrennt haben. Und dann haben Sie beide versucht, dieses schreckliche Gefühl loszuwerden, indem Sie es von sich wegschoben und die Schuld auf den anderen abwälzten. Aber vielleicht kann das jetzt aufhören? Vielleicht können Sie jetzt versuchen, Ihre eigene Schuld zu ertragen. Stehen Sie dazu, verarbeiten Sie sie und hören Sie auf, sie anderen zuzuschieben.« Ich hielt inne. »Tun Sie das nicht, werden diese Schuldgefühle immer größer, da die Wut zwischen Ihnen beiden Ihnen das Gefühl gibt, *tatsächlich* destruktiv zu sein. Diese Wut lässt sie, wie wir es gerade gehört haben, die Bedürfnisse Ihrer Kinder vergessen. Schuld, Wut, Beschuldigungen. Schuld, Wut, Beschuldigungen. Es ist ein Teufelskreis – und ich denke, Sie sind bereit, ihn zu durchbrechen.«

Dann schwieg ich, und sie schwiegen, und zum ersten Mal seit einer langen Zeit erfüllte eine friedliche Stimmung den Raum.

# Als Kelly Anne zur bösen Stiefmutter wurde

In diesen frühen Wochen des ersten Lockdowns bestätigte mir jede Zoom-Sitzung, wie viel Angst die Menschen hatten. Selbst jene, die meinten, eine neue Art der Freiheit zu spüren, fernab vom Büro, abgekapselt in ihrem Zuhause, schienen mir irgendwie der Realität entrückt zu sein. Ein Mann, der behauptete, den Lockdown zu lieben, träumte davon, wie er auf einem Pferd ritt. Doch dann verschwanden plötzlich seine Beine, und er steckte in Treibsand fest. Eine Patientin träumte von einem Ofen, der innen gefroren war. Und ich, nach wie vor durch meine Erkrankung beeinträchtigt, fühlte mich ebenfalls weltenfern und verwirrt. All meine Verankerungen waren weg, und ich hatte das Gefühl, durch den flackernden, unsteten Bildschirm zu meinen Patient*innen keine Verbindung mehr aufbauen zu können. Und dann kamen Darryl und Kelly Anne.

Ein zentraler Grundsatz in der Paartherapie lautet Unparteilichkeit, und ich gebe mir alle Mühe, diese Spannung auszuhalten und es zu vermeiden, mich auf die eine oder andere Seite zu schlagen. Diese Ausgeglichenheit ist essenziell, um Vertrauen aufbauen zu können, und ich lernte bereits vor langer Zeit, dass es zwar manchmal so wirken kann, als trüge ein Partner mehr Schuld an den Beziehungsproblemen, sich Paare jedoch in Wirklichkeit ihre Misere meist gemeinsam »einbrocken«. Doch bei Darryl und Kelly Anne endete es nicht nur damit, dass ich Partei ergriff, ich wurde sogar zur Jury, zur Richterin und zur Henkerin.

Sie baten mich um einen Termin, als der erste Lockdown sich gerade dem Ende zuneigte. Ich vertröstete sie auf den frühen Juli, um sie in meiner Praxis in der Londoner Innenstadt persönlich kennenlernen zu können. Ich traf umfangreiche Vorbereitungen – ich kaufte Desinfektionssprays sowie Handgels und verrückte die

Möbel so, dass der Abstand von zwei Metern eingehalten werden konnte. Und obwohl ich nun Antikörper des Coronavirus in mir trug, kehrte ich leicht beklommen in die Queen Anne Street zurück.

Kelly Anne war eine Frau in ihren späten Zwanzigern. Sie sprach mit einem starken amerikanischen Näseln und war mit ihrem kurzen kastanienbraunen Haar und ihrer stark gebräunten Haut auf eine leicht künstliche, glitzernde Art schön. Darryl, ein Mittvierziger mit ausgewachsenen fuchsroten Locken und sandfarbenem Sommersprossengesicht, sprach mit einem weichen schottischen Akzent. Wäre da nicht diese wilde Lockdown-Frisur gewesen, hätte ich ihn als sehr gut aussehend empfunden. Nach den vielen Wochen sozialer Distanz war es erstaunlich, welch einen Effekt es auf mich hatte, dass ich mich mit meinen Patient*innen auch physisch im selben Raum befand. Plötzlich fühlte ich mich so lebendig wie seit Monaten nicht mehr und war hocherfreut, ein Paar endlich mal wieder persönlich kennenzulernen.

Vor etwas über zwei Jahren hatten sich die beiden über eine recht exklusive Dating-Agentur kennengelernt, die es sich zum Ziel gemacht hat, wohlhabende Menschen auf ihrer Suche nach der Liebe zu unterstützen. Ihr erstes Date verbrachten sie in Heston Blumenthals exklusivem Restaurant im Mandarin Oriental in Knightsbridge, und auf diesen glamourösen Abend folgten kostspielige Trips nach Paris, Barbados und New York. Beide waren von ihren zuvor gescheiterten Beziehungen noch recht angeschlagen und fanden beim anderen schnellen Trost und die Bestätigung, dass ihre Ex-Partner*innen Unmenschen und Tyrannen waren.

Dies war Darryls dritte Ehe. Zuerst war er mit Abiba verheiratet gewesen, die nun mit dem gemeinsamen 20-jährigen Sohn in Südafrika lebte, und zuletzt mit Breda, mit der er zwei Töchter hatte – Natalie, elf Jahre alt, und Catherine, acht Jahre alt. In jener ersten Sitzung berichteten sie mir davon, wie scheußlich und verrückt Breda sei und noch dazu eine »sehr schlechte Mutter«. Darryl, so erklärte Kelly Anne, sei Bredas launischem und kontrollsüchtigem Verhalten jahrelang ausgesetzt gewesen und habe es schließlich vor zwei Jahren nicht mehr ausgehalten und sei gegangen. Durch seinen holprigen Bericht wurde klar, dass er die Scheidung und die Ausgleichszahlung als brutal empfunden hatte, und ich bekam das Gefühl, dass ihn diese Erfahrung noch immer sehr umtrieb und zeichnete.

Dann erzählte mir Kelly Anne ihre Geschichte, die jener Darryls in vielerlei Hinsicht ähnelte. Sie war drei Jahre lang mit Kyle zusammen gewesen, und laut ihrer bildhaften Erzählung habe sich dieser Mann als Fiesling, Betrüger und Lügner erwiesen.

»Ich kann nicht verstehen, wie Kelly Anne so lange bei diesem Mann bleiben konnte«, sagte Darryl und erzählte von da an ihre Geschichte. »Ehrlich, er hat sich an ihr bereichert, sich geweigert, ihre gemeinsame Wohnung zu verlassen und ihr Auto gestohlen.«

Offenbar hatte Kelly Anne, als sie sich kennengelernt hatten, in ernsten finanziellen Schwierigkeiten gesteckt, und Darryl war zu ihrer Rettung gekommen. Er hatte für sie das beste Anwaltsteam engagiert, um ihren Ex-Partner so schnell wie möglich aus ihrem Leben und ihrer Wohnung zu klagen. Während er sprach, bekam ich das starke Gefühl, dass es Darryl sehr wichtig war, sich selbst als Held zu fühlen. Ich kommentierte, dass sich das so anhöre, als sei er für Kelly Anne so etwas wie ein Ritter in schillernder Rüstung gewesen. Beide kicherten – ich konnte sehen, dass ihnen diese Vorstellung gefiel.

Sie hatten durch ihre Schwierigkeiten zueinandergefunden und teilten nun ihre Empörung über die juristischen Schikanen ihrer jeweiligen Ex-Partner*innen. Darryls Scheidungsurkunde war im Juli eingetroffen, woraufhin sie keine Zeit vergeudet und sofort angefangen hatten, ihre Hochzeit zu planen. Sie hätten im Spätsommer in der Villa Cimbrone in Ravello geheiratet, einem Ort, so viel wusste ich durch eigene Urlaube, der sowohl äußerst romantisch als auch äußerst kostspielig war.

Während die Minuten vergingen, begann ich mich zu fragen, warum sie eigentlich gekommen waren. Alles, was ich hörte, schien zu suggerieren, dass ihre vorherigen Partner*innen ihnen zwar sehr viele Probleme verursacht hätten, *sie* jedoch das perfekte Paar seien. Und sie waren noch kein Jahr verheiratet.

Kelly Anne blickte zu Darryl. »Sag ihr, warum wir hier sind – erklär du es ihr!«, wies sie ihn an. Er hob seine Hände und breitete sie in einer Geste der Hilflosigkeit und Resignation aus.

»Nun ja, wissen Sie, äh, mit dem Lockdown und allem … Meine Frau, ich meine, meine Ex-Frau, kam nicht klar mit äh … Also, äh … Na ja, sie sagte, dass, äh … Natalie und Cathy zu uns kommen müssen …«, er hielt inne und warf einen nervösen Blick zu Kelly Anne, »Und, ähm … Kelly Anne fand, dass Cathy kommen konnte, aber Natalie …«

Dabei beließ er es, und Kelly Anne warf ihm einen zornigen Blick zu. »Das habe ich nicht gesagt. Ich habe *nicht* gesagt, dass sie nicht kommen kann. Sie *will* nicht kommen. Sie hasst mich!«, schloss sie eindringlich.

Da ahnte ich, wo das Problem lag und wie schwierig dieser Fall werden würde. Darryl zuckte bei Kelly Annes Tonfall zusammen und sah nach unten. Er wartete darauf, dass sie fertig gesprochen hatte.

»Sie hasst Sie?«, fragte ich und griff dabei, in der Hoffnung, mehr zu hören, ihre letzten Worte auf. Doch nun waren beide still, und ich hatte das Gefühl, dass sie mir damit sagen wollten, dieses Thema sei einfach zu heikel, um näher darauf einzugehen.

»Ich verstehe, dass es schmerzt, darüber zu sprechen. Es ist hart, so kurz nach der Hochzeit auf solch ein Problem zwischen Ihnen zu stoßen.«

Beide nickten, doch dann ging die restliche Sitzung vorbei, ohne dass wir noch einmal auf Darryls Töchter zu sprechen kamen. Und als sie kurz darauf meine Praxis verließen, war ich keinen Deut schlauer.

Ich sah die beiden erst Ende Juli wieder, da ich mir einen dringend benötigten Kurzurlaub in Cornwall gegönnt hatte. Dort war zwar nach dem Ende des Lockdowns der Teufel los gewesen, ich hatte jedoch trotzdem neue Kraft schöpfen können. So kehrte ich mit dem Gefühl, dass die Dinge sich langsam wieder normalisierten, in die Queen Anne Street zurück. Die meisten meiner Patient*innen sah ich allerdings noch immer nur auf Zoom, weil sie die Reise in die Londoner Innenstadt scheuten. Daher freute ich mich auf die Präsenzsitzung mit Darryl und Kelly Anne.

Die beiden wirbelten geradezu in meine Praxis. Kelly Anne war shoppen gewesen und schleppte mehrere schicke, glänzende Tragetaschen, die Darryl ihr schließlich abnahm und sie derart auf den Teppich platzierte, dass sie wie eine Schranke zwischen uns wirkten. Sie sahen so aus, als fühlten sie sich auf meinem mit Plastik überzogenen Sofa unwohl, und mir fiel auf, dass sie heute weiter voneinander entfernt saßen als sonst. Nach einem anfänglichen Geplauder wurden sie still. Allerdings bedurfte es nur eines sanften Anstoßes meinerseits, um all die bitteren und enttäuschten Gefühle, die sich zwischen ihnen entwickelt hatten, heraussprudeln zu lassen. Ich hatte bereits mit vielen Patchworkfamilien gearbeitet, daher überraschte es mich gar nicht, dass die Kinder und Kelly Anne sich schwer damit taten, eine Beziehung zueinander aufzubauen. Nichtsdestotrotz war ich schockiert davon, wie Kelly Anne über Natalie sprach, ein gerade mal elfjähriges Mädchen, das ohne Zweifel noch an der Scheidung seiner Eltern zu knabbern hatte. Es fiel mir sehr schwer, sie nicht zu verurteilen.

In den meisten Familien verändern sich die Allianzen im Laufe der Jahre. Geschwister, die sich in ihrer frühen Kindheit nahestanden, zerstreiten sich in den Teenagerjahren. Väter und Söhne, die beste Kumpels waren, konkurrieren plötzlich um Aufmerksamkeit und Einfluss. Diese Veränderungen sind zwar natürlich und normal, verursachen aber auch häufig Leid. Sie werden durch die gewöhnlichen Entwicklungsprozesse der einzelnen Familienmitglieder ausgelöst, da jeder von uns reifer wird und mit neuen Identitäten experimentiert. Eine Scheidung unterbricht diese Prozesse jedoch, und für Patchworkfamilien gilt dies umso mehr.

»Sie mag mich nicht, und ich mag sie nicht«, sagte sie mit abgehackter und defensiver Stimme. »Ich lasse nicht zu, dass ich respektlos behandelt werde – das ist mir gegenüber nicht fair. Und das weiß Darryl auch. Ich will nicht, dass sie vorbeikommt, mir diese verschlagenen Blicke zuwirft und versucht, ihren Papa auf ihre Seite zu ziehen. Sie muss begreifen, dass sich die Dinge geändert haben. Wir können nicht alle nach ihrer Pfeife tanzen.« Kelly Anne hatte sich nun in Rage geredet und listete all die schrecklichen Kränkungen auf, die ihr die junge Natalie zugefügt habe. Sie trage nie das Kleid, das Kelly Anne ihr gekauft habe. Sie helfe der Haushaltshilfe nicht dabei, das Geschirr in die Küche zu bringen. Und so weiter und so fort.

»Das Problem ist, dass sie Darryl um ihren kleinen Finger gewickelt hat und er einfach nie Nein sagt. Ich sehe, wie sie dich manipuliert, Schatz. Du siehst das nicht, aber ich! Und ich verstehe nicht, warum du zulässt, dass sie sich so anzieht! Breda sagt ihr wohl nicht, dass man ein dreckiges, bauchfreies Oberteil und solch zerfetzte, alte Leggings einfach nicht anziehen kann, wenn man in einem Restaurant essen geht. Ich habe wirklich Mitleid mit Natalie, es ist nicht alles ihre Schuld. Wenn ihr keiner sagt, wie man sich benimmt, ist es kein Wunder, dass sie so verzogen ist.«

Ich ging davon aus, dass Darryl ihr Vorhaltungen machen, sein kleines Mädchen verteidigen und Kelly Anne erklären würde, wie verletzlich Natalie sei. Das tat er aber nicht. Stattdessen schien er damit beschäftigt, Kelly Anne zu beruhigen, und stimmte folglich in ihre Kritik an Natalie ein.

»Gib mir nicht die Schuld, Schatz. Ich weiß, sie ist schwierig. *Ich* habe es genauso schwer mit ihr wie du! Sie *ist* sehr undankbar. Sie ist ihrer Mutter sehr ähnlich, und niemand kann von dir erwarten, dass du das geradebiegst – aber, Liebling, es ist wirklich nicht fair, mir die Schuld zu geben. Und wenn du sagst, dass Natalie nicht zu uns kommen kann, dann wird Breda der armen Cathy auch nicht erlauben zu kommen. Aber Schatz, wir wollen doch, dass Cathy kommt, oder?«

Während ich mir das anhörte, wanderten meine Gedanken zu einer Forschungsarbeit, von der ich zum ersten Mal vor etlichen Jahren bei dem Vortrag eines brillanten Psychologenehepaars – Philip und Carolyn Cowan, beide Professoren an der Universität von Kalifornien in Berkeley – gehört hatte. Im Zuge ihrer Studien war ihnen aufgefallen, dass bei Paaren, die miteinander unglücklich sind, das Verhältnis zwischen Vätern und Töchtern weniger eng zu sein schien. Daraus schlossen sie, dass die negativen Gefühle der Väter gegenüber ihren Ehefrauen auch in die Beziehung zu ihren Töchtern einflossen, so als brächten die Väter diese beiden Beziehungen unterbewusst durcheinander. War es das, was mit Darryl passierte? War er deswegen so schlecht auf Natalie zu sprechen?

Als sie gingen, schlug ich die Hände über den Kopf zusammen. Ich empfand eine starke innere Abneigung gegen dieses Paar. Sie wirkten so gefühllos und ichbezogen, und ich hatte überhaupt keine Lust, mich zu fragen, woran das liegen könnte. Ich wollte nur die arme Natalie beschützen. Wir hatten ausgemacht, uns in der folgenden Woche wiederzusehen, und ich war erleichtert, denn so blieb mir etwas Zeit, um Kolleg*innen um Rat zu fragen. Ich wusste, dass ich Hilfe brauchte, um richtig mit ihnen arbeiten zu können.

Leider war dann doch keine Zeit mehr, um meine Kolleg*innen zu konsultieren, denn noch am selben Abend klingelte mein Telefon, und am anderen Ende der Leitung vernahm ich eine schluchzende und gleichzeitig schreiende Kelly Anne. Irgendwann gelang es mir, zwischen ihren Tränen herauszuhören, dass Darryl sie verlassen habe und zurück zu Breda gegangen sei. Sie war hysterisch und verzweifelt. Was solle sie nur tun? Sie hatten einen heftigen Streit gehabt, mit Gegenständen um sich geworfen, sie hatte ihn geschubst und dann das Haus verlassen. Nach einer Stunde war sie wieder zurückgekommen, aber da war er bereits weg gewesen.

»Warum denken Sie, dass er bei Breda ist, Kelly Anne?«, fragte ich, was sie mit einem Schluchzer beantwortete. Sie wisse nicht mit Sicherheit, dass er dort sei, sie nehme es einfach nur an. Also wies ich sie auf die Möglichkeit hin, dass er vielleicht gar nicht bei Breda sei, sondern einfach nur irgendwo seine Wunden lecke. In dem Versuch, ihr eine gewisse Grenze aufzuzeigen und etwas Gelassenheit zu vermitteln, beendete ich das Gespräch mit der Aussicht, dass wir uns in der kommenden Woche sehen würden.

Es brachte jedoch nichts. Ich wurde das ganze Wochenende lang mit Anrufen und Textnachrichten bombardiert, die nun auch von Darryl kamen, da er mir seine Sicht der Dinge schildern wollte. Er sei überhaupt nicht zu Breda gegangen, sondern in ein Hotel, das sich ganz in der Nähe von deren Zuhause in St John's Wood befand. Sie habe ihn attackiert. Sie habe sein Herz gebrochen. Ich erkannte, wie sehr sie es darauf anlegten, dass ich Partei ergriff, und um ehrlich zu sein, fühlte ich mich noch immer mehr auf seiner Seite als auf ihrer. Jeder, der auf diese Weise über eine Elfjährige sprach, musste einfach Schuld tragen. Ich wollte nicht zwischen die Fronten geraten, daher schrieb ich an beide die gleiche E-Mail und beschloss dann, auf Nachrichten oder Anrufe nicht mehr zu reagieren.

*Lieber Darryl, liebe Kelly Anne,*

*es tut mir leid, dass Sie so eine schwere Zeit durchmachen müssen. Wir sehen uns am Dienstag um 14:15 Uhr und reden dann gemeinsam über die aktuelle Situation.*

*Herzliche Grüße*
*Susanna*

Ich dachte über Kelly Anne und Darryl nach, während ich an besagtem Dienstag die Marylebone High Street herunterlief. Und über die Gefühle, die ich ihnen gegenüber hegte – denn so bringt man es analytischen Psychotherapeut*innen üblicherweise bei. Mein Verstand wusste, dass die Emotionen, die sie in mir hervorriefen, mir wahrscheinlich dabei helfen konnten, ihre inneren Welten besser zu verstehen. Ich kam trotzdem vor lauter Ärger und Ablehnung nicht sonderlich weit. Und dies bezog sich vor allem auf Kelly Anne. Wie konnte sie dieses kleine Mädchen nur so abweisend behandeln? Ihren Mangel an mütterlichen Gefühlen für dieses Kind empfand ich als unnatürlich. Dann überlegte ich, wie voreingenommen ich doch war und wie wenig ich über Kelly Anne wusste. Und über Darryl eigentlich auch. Warum *sollte* Kelly Anne Natalie besonders mögen? Erwartete ich von ihr, besonders fürsorglich zu sein, weil sie eine Frau war? War mein Urteilsvermögen durch ein Geschlechterbias beeinträchtigt?

Während ich darüber brütete, kam mir die Erkenntnis, dass es bei ihnen im Grunde immer darum ging, Partei zu ergreifen. Es ging immer um die Guten und die Bösen. Cathy war gut. Natalie war böse. Ihre Ex-Partner*innen waren beide offensichtlich unglaublich böse und trugen anscheinend an absolut allem, was in ihren früheren Ehen schiefgelaufen war, die Schuld. Und wenn es um sie als Paar ging, kam offensichtlich das gleiche polarisierende Schwarz-Weiß-Denken zum Tragen. In der einen Minute waren Darryl und Kelly Anne der Inbegriff von Glückseligkeit, doch schon in der nächsten war alles vorbei und ihre Beziehung die reinste Hölle. Und konnte man nicht auch *mir* Parteilichkeit vorwerfen? Ich schien Darryl so zu behandeln, als sei er der leidgeprüfte Gute, der sein Bestes gab. Über Kelly Anne hingegen dachte ich, sie verhalte sich wie ein verzogenes Kind.

Mir war diese Art, alles in Gut und Böse aufzuteilen, schon viele Male begegnet, und ich wusste, dass sich dahinter wahrscheinlich bei beiden sehr viel innerer Schmerz verbarg. Als ich die Queen Anne Street erreichte, waren sie mir zwar keineswegs sympathischer geworden, doch ich wurde immerhin ein klein wenig neugieriger auf sie. Das musste reichen.

Sie wirkten etwas verlegen, als sie sich auf das knisternde Plastik auf meinem Sofa setzten. Kelly Anne nahm bedächtig ihre Maske ab, öffnete ihre Handtasche und trug etwas Lippenstift auf, während Darryl zu sprechen begann.

»Also, seit unserem letzten Treffen ist ja einiges los gewesen!« Er lächelte, doch hinter dieser Maske der Heiterkeit war erkennbar, dass er sich unwohl fühlte. »Aber jetzt ist alles geklärt, Susanna. Es tut mir leid, dass wir Sie dem ausgesetzt haben.« Er lachte. »Wir haben uns geküsst und versöhnt!«

Ich wartete, doch keiner der beiden ergriff das Wort. Schließlich sagte ich: »Es scheint, dass sich Ihre Beziehung mal absolut selig und mal absolut unerträglich anfühlen kann. Und ich kann mir vorstellen, dass dieses emotionale Hin und Her nicht immer einfach für Sie ist.«

Sie sahen sich an. Kelly Anne zuckte mit den Schultern und sagte: »Ich hasse es. Wir treiben uns damit gegenseitig in den Wahnsinn, und Darryl gibt *nie* zu, dass das auch an ihm liegt. Er sagt, es liege nur an mir, alles sei mein Fehler. Ich bin an allem schuld. Aber er provoziert mich … Gestern, als wir eigentlich zusammen kochen wollten, verbrachte er eine Stunde am Telefon mit Natalie und raspelte Süßholz, weil sie gerade einen Wutanfall hatte. Ich konnte hören, wie er ihr versprochen hat, am Samstag etwas mit ihr zu unternehmen, und das, obwohl wir schon mit Freunden zum Tennisspielen verabredet sind!« Sie hatte nun richtig Fahrt aufgenommen, und je mehr sie redete, desto wütender schien sie zu werden. Ich beobachtete, wie Darryl immer unruhiger wurde. Seine vorherige Fröhlichkeit war verflogen, er runzelte die Stirn und sah weg. Ich erkannte, dass wir geradewegs auf etwas noch Zerstörerisches zusteuerten, das zu nichts führen würde, daher unterbrach ich sie in ihrem Redefluss.

»Vielleicht würde es helfen, wenn Sie Ihre Perspektive etwas erweitern«, regte ich an. Sie sahen mich verständnislos an. »Ich kenne nun in etwa die Probleme, die Sie aktuell beschäftigen, allerdings habe ich nicht das Gefühl, viel über Sie beide zu wissen – ich weiß, wie Sie sich kennengelernt haben, und ein wenig über Ihre früheren Beziehungen, aber nichts über Ihre familiären Hintergründe. Vielleicht können wir gemeinsam darüber nachdenken, was hinter diesen schwierigen Gefühlen steckt, wenn wir ein besseres Bild davon haben, wie Sie aufgewachsen sind.«

Ich wusste, dass ich weiterhin vollkommen im Dunkeln tappen würde, wenn ich nicht etwas mehr Einblick in ihre Familien erhielt. Um ihnen auch nur ansatzweise helfen zu können, musste ich ein Gefühl dafür bekommen, was sie aus ihrer Vergangenheit womöglich wiederholten und zu lösen versuchten. Ich ging davon aus, dass sie sich davor sträuben würden, viel zu erzählen, doch Kelly Anne zögerte nicht lange und sagte: »Ich fange an.«

Sie erzählte mir, dass sie als kleines Kind bei ihrer Mutter und ihrer Großmutter in Kentucky gelebt hatte, doch mit sieben Jahren mit ihrer Mutter, deren neuem Freund und seinen drei Kindern an die Ostküste gezogen sei. Mit ihrem Stiefbruder verstehe sie sich gut und hielt Kontakt zu ihm und seiner Frau, mit ihren Stiefschwestern sei sie jedoch noch nie gut klargekommen. Ihre Großmutter hingegen vermisse sie sehr.

»Mein Stiefvater war ein Diktator, ein totaler Kontrollfreak. Wir stritten sehr viel. Ich ging, sobald ich konnte. Mit 17 ging ich zurück nach Kentucky, um bei meiner Oma zu leben, und ging aufs College. Ich bin nie wieder zurück nach Hause gegangen. Meine Mutter und mein Stiefvater hatten eine toxische Beziehung – sie ließen sich vor etwa zehn Jahren scheiden.«

»Toxisch? Inwiefern?«, fragte ich. Und dann erzählte sie mir, dass ihr Stiefvater ein seltsamer Typ gewesen sei. Er habe bei allem Möglichen »phobisch« reagiert, und als sie das Teenageralter erreicht habe, sei er noch »merkwürdiger« mit ihr umgegangen. Ich sah sie fragend an, aber es war eindeutig, dass sie nicht mehr dazu sagen wollte.

»Mein richtiger Vater lebt noch immer in der Nähe von meiner Oma, und ich habe ihn früher hin und wieder auf der Straße gesehen – er hat mir dann immer zugewunken. Er sitzt immer in dieser einen Bar, und einmal haben wir uns dort unterhalten. Aber ich glaube, er wollte nur, dass ich ihm einen ausgebe«, grummelte sie, seufzte und machte eine abschätzige Geste.

»In Ihrer Kindheit gab es viele Brüche, Kelly Anne. Es klingt, als ob es sehr schwer für Sie gewesen sei, Ihre Großmutter zu verlassen.«

»Ja. Sie ist die Einzige meiner Familie, die mir nahesteht. Sie ist dieses Jahr 90 geworden und lebt in einem Pflegeheim. Seitdem ich in London lebe und die Sache mit Corona losgegangen ist, habe ich sie nicht mehr gesehen, nicht ein einziges Mal ...« Da fing sie an zu weinen. Die Tränen liefen langsam an ihren Wangen herab, und Darryl nahm ihre Hand. Sie lehnte sich zu ihm, und er nahm sie für einen Moment schweigend in den Arm.

Ich sagte nichts mehr. Ich konnte jedoch spüren, wie sich meine eigenen Gefühle ihr gegenüber veränderten, da ich mich nun in den kindlichen Teil von Kelly Anne hineinversetzen und fühlen konnte, wie kompliziert ihr Leben gewesen sein musste. Als ich mich gedanklich in ihre Kindheitserfahrung versetzte, tauchten die Zusammenhänge plötzlich vor meinem inneren Auge auf. Welche Herausforderung es für Kelly Anne gewesen sein musste, von einem Moment auf den anderen Mutter und Großmutter nicht mehr für sich allein zu haben und einen der wichtigsten Menschen in ihrem Leben zu verlieren. Und wie schwer es für sie gewesen sein musste, ihre Mutter mit ihrem neuen Stiefvater *und* drei anderen Kindern zu teilen. Ich begann, etwas mehr Verständnis für ihre Schwierigkeiten mit Natalie aufzubringen. Dass sie Darryl nun mit seinen Kindern teilen musste, fühlte sich für sie vielleicht wie eine Wiederholung dessen an, womit sie in ihrer Kindheit hatte leben müssen. Wir saßen eine Weile schweigend da, während Kelly Anne sich wieder beruhigte, und dann wandte ich mich an Darryl.

»Und Ihre Familie? Können Sie mir ein bisschen von ihr erzählen?«

»Was wollen Sie wissen?«, fragte Darryl. Doch ich kam nicht dazu, ihm zu antworten, da er sofort damit startete, mir seine Lebensgeschichte zu erzählen, und nicht mehr aufzuhalten war. Er schilderte mir, wie er in Inverness aufgewachsen sei und dass sein Vater als Tierarzt und seine Mutter als Krankenschwester arbeiteten. Sie waren sehr religiös, und das Familienleben hatte sich nur um die Kirche gedreht. Seine Mutter hatte seinen älteren Bruder, Spitzensportler und Ass in der Schule, immer am liebsten gemocht. Sein

Vater wiederum hatte seine jüngere Schwester allen anderen vorgezogen. Sie sei ebenfalls Tierärztin geworden und habe die Praxis des Vaters übernommen. Darryl behauptete, schon immer gewusst zu haben, nicht die gleiche Aufmerksamkeit wie sein Bruder oder seine Schwester bekommen zu können. Das sei jedoch okay gewesen, da er so sehr viel mehr Freiheiten genossen habe. Seine Eltern schienen nicht wirklich viel von ihm zu erwarten und hatten nicht protestiert, als er mit 16 Jahren beschlossen hatte, die Schule zu verlassen und zur Marine zu gehen. Er sprach ausführlich davon, welch tolle Erfahrungen er dort gemacht und wie es ihm dabei geholfen hatte, erwachsen zu werden und das Selbstvertrauen zu erlangen, das nötig gewesen war, um ein Unternehmen zu gründen. Dann ging er näher auf sein Berufsleben ein und listete seine verschiedenen Errungenschaften auf – die Unternehmen, die er gegründet und verkauft hatte. Er erläuterte mir die intelligente Idee, die hinter seiner aktuellen Unternehmung steckte und welche Ziele er damit verfolgte. Nach und nach begriff ich, dass das, was hier gerade passierte, zu spiegeln schien, wie er mit seiner Vergangenheit umging.

»Mir ist aufgefallen, Darryl, dass Sie nur oberflächlich auf Ihre Kindheit eingegangen und schnell zu der Zeit gesprungen sind, in der Sie nicht mehr bei Ihren Eltern gelebt haben. Es klingt so, als ob es, wie bei Kelly Anne, recht große Probleme in Ihrer Familie gab, und Sie, wie Kelly Anne, so schnell wie möglich geflüchtet sind. Und eben gerade, in unserem Gespräch, sind Sie so schnell wie möglich davor geflüchtet, zu viel über Ihre Vergangenheit nachzudenken.«

Er machte einen neugierigen Eindruck, sagte aber nichts, also machte ich weiter. »Würde es Ihnen etwas ausmachen, wenn wir noch mal kurz auf Ihre Kindheit zurückkämen? Ich habe nämlich das Gefühl, nur einen flüchtigen Eindruck bekommen zu haben. Wie haben sich zum Beispiel Ihre Eltern untereinander verstanden?«

»Ach, du meine Güte!«, lachte er. »Sie haben sich gehasst! Sie haben es nicht mal im selben Raum miteinander ausgehalten. Sie hätten nicht zusammenbleiben sollen, aber, wie Sie wissen, war ihnen die Kirche sehr wichtig, also …« Er zuckte resigniert mit den Achseln. »Meine Schwester verbrachte ihre Zeit immer mit meinem Vater, und Mama war immer bei Douglas, meinem Bruder. Und ich? Ich habe mich rausgehalten. Man hat mich in Ruhe gelassen, wenn ich allen aus dem Weg gegangen bin.«

»Das klingt, als wäre das eine Kleinigkeit gewesen und diese Situation eigentlich gut für Sie. Doch ich frage mich, ob Sie sich damals nicht auch recht allein gelassen und ausgeschlossen gefühlt haben, und das auch jetzt noch manchmal so ist?«

»Ja, vielleicht …«, sagte er höflich, doch ich konnte sehen, dass er kein Interesse daran hatte, näher darauf einzugehen.

Nichtsdestotrotz machte ich weiter. »Denken Sie, dass dieses Gefühl, nicht genug Aufmerksamkeit zu bekommen, eines ist, das Sie beide empfinden? Von dem, was ich gehört habe, scheint es für Kelly Anne recht schwer gewesen zu sein, ihre Mutter plötzlich mit einem neuen Stiefvater und neuen Stiefgeschwistern zu teilen. Und Sie, Darryl, hatten anscheinend *nie* das Gefühl, an erster Stelle zu stehen. Daher frage ich mich, ob manche der Konflikte bezüglich Natalie daher kommen, dass es Ihnen beiden schwerfällt, einander mit anderen zu teilen. Sie sind erst seit einer kurzen Zeit zusammen und mussten in Ihrer Beziehung sofort Platz für Natalie und Cathy machen. Ist es für Sie, Kelly Anne, vielleicht etwas zu früh, um Darryl mit seinen Kindern zu teilen?«

Sie sahen sich an und nickten, und für einen kurzen Moment dachte ich, dass wir weitergekommen seien, dass dies ein Anfang sei. Doch schon einen Moment später schien Darryl meine Überlegungen wieder verworfen zu haben und sagte geringschätzig: »Ach, ich denke eigentlich nicht, dass einer von uns Probleme damit hat zu teilen. Wir sind beide groß im Geben, wissen Sie!« Er lachte, tät-schelte Kelly Annes Hand und sagte zu ihr, dass es Zeit sei zu gehen.

Nachdem sie meine Praxis verlassen hatten, versuchte ich, die Puzzlestücke zusammenzufügen. Ich konnte sehen, dass beide nach außen hin eine eher abweisende »Wen-interessiert-das-schon«-Per-sönlichkeit angenommen hatten. Es war eine spröde, harte Schale, und meine Versuche, sie durchzubrechen, waren größtenteils er-folglos geblieben. Beide hatten mir allerdings eine Kindheit be-schrieben, in der es ihnen an Aufmerksamkeit gefehlt hatte, und außerdem vermutete ich, dass noch etwas Dunkleres in Kelly An-nes Erinnerungen lauerte, über das sie sich nicht traute zu reden.

Könnte es sein, dass die Nähe zwischen Vätern oder Vaterfiguren und Töchtern etwas heraufbeschwor, das sie sehr beunruhigte? War dies der Grund, warum sie so feindselig auf die Beziehung zwischen Darryl und seiner älteren Tochter reagierte? Und hatte ihr Problem mit Natalies Kleidungsstil ebenfalls etwas damit zu tun? Etwas an Natalies sich entwickelnder Sexualität störte sie eindeutig.

Ich dachte auch über *seine* Erfahrung nach, in der Familie immer ausgeschlossen zu sein, und dass es nun genau diese Art von Erfah-rung war, die *Kelly Anne* mit seinen Töchtern erlebte. Projizierte er seine eigenen Rivalitätsgefühle auf Kelly Anne? Die Gefühlsströme ihrer früheren Leben, all die Ängste und Fantasien lenkten nun die aktuellen Schwierigkeiten zwischen ihnen. Ihre ungelösten Pro-bleme hatten dieses Paar zusammengebracht, und nun brachten sie dieselben Themen auseinander.

Leider bekam ich jedoch nie die Gelegenheit zu erfahren, ob meine Vermutungen auf irgendeine Weise stichhaltig waren. Denn in der folgenden Woche kamen sie nicht, und als ich sie kontak-tierte, um den Grund dafür zu erfahren, teilte mir Kelly Anne mit, dass sie sich wieder getrennt hätten. Ich schrieb zurück und schlug ihr vor, trotzdem zur Therapie zu kommen, um zu ergründen, ob das wirklich das war, was sie wollten. Drei Wochen lang hörte ich nichts. Dann bekam ich eine kurze Nachricht von Darryl, in der er mir mitteilte, dass sie die Scheidung beantragt hätten – also danke, aber nein danke.

Ich bin der Meinung, dass Darryls und Kelly Annes Schwierigkeiten wahrscheinlich sehr tiefgründiger Natur waren. Wenn sie jedoch am Ball geblieben wären, hätte ich ihnen womöglich helfen können. Bei ihrer Beziehung schien es sich auch um eine Flucht gehandelt zu haben – vor ihren früheren Ehen und vor den schmerzhaften Erinnerungen an ihre Vergangenheit. Sie waren in Windeseile zusammengekommen und hatten sich die Illusion erschaffen, alles hinter sich zu lassen und sich mit nichts Schmerzvollem konfrontieren oder etwas betrauern zu müssen.

Es ist nicht einfach, sich zu verändern und sich den Geistern der Vergangenheit zu stellen, die unsere Leben heimsuchen und prägen, und die meisten finden einen Weg, um nicht allzu genau hinsehen zu müssen. Anscheinend ziehen wir es vor, nach rechts zu wischen, einen neuen Lover zu finden, uns einen Drink zu genehmigen, ein neues Kleid zu kaufen oder bestimmte Dinge einfach zu ignorieren. Unsere Gesellschaft ermuntert uns dazu, keine Zeit zu verlieren, denn alles andere kostet Geld. Sogar unser britisches Gesundheitssystem im Bereich Mental Health liebt die schnellen »Lösungen«, wie zum Beispiel – trotz erbärmlicher Erfolgsquote – die schnelle kognitive Verhaltenstherapie. Und so werden Patient*innen durch das System geschleust, die eigentlich verzweifelt nach etwas suchen, das ihnen eine Kurzzeittherapie aber nicht bieten kann.

Schon in ihrer Kindheit hatten Kelly Anne und Darryl einen Weg gefunden, mit Verletzungen und Schmerz umzugehen: Sie ließen einfach alles hinter sich. Und nun taten sie es schon wieder, sie ließen einander und mich hinter sich. Und das, ohne einen Blick zurückzuwerfen.

# Als Reggie und Lawrence
## »Schweinchen in der Mitte« spielten

Von dem Moment an, als Reggie und Lawrence den Mund aufmachten, war ich optimistisch, dass ich ihnen helfen konnte. Sie seien nicht gekommen, so versicherten sie es mir sofort, weil sie selbst Probleme hätten, sondern weil sie befürchteten, ihr 25-jähriger Sohn stecke fest.

»Inwiefern steckt er fest?«, erkundigte ich mich.

»Er steckt zu Hause fest!«, sagte Lawrence. »Ich glaube, sogar Reggie denkt, dass es für ihn Zeit ist, den nächsten Schritt zu machen.« Reggie seufzte resigniert und nickte zustimmend.

Während sie mir mehr über ihren Sohn Woody erzählten, bemerkte ich allmählich, wie schwer es mir fiel, mich auf beide gleichzeitig zu konzentrieren. Sie saßen mit der größtmöglichen Distanz zueinander auf meiner Couch, und wenn sie sprachen, fühlte ich mich wie eine Zuschauerin in Wimbledon – mein Blick sprang wie ein Tennisball ständig zwischen den beiden hin und her. Oft unterbrachen sie sich gegenseitig und widersprachen dem anderen, um mir dann eifrig die »wahre« Version der Ereignisse zu schildern. Als sich die Sitzung dem Ende zuneigte, war ich vollkommen erschöpft. Trotz dieser Erschöpfung glaubte ich jedoch, dass sie die Sitzung als nützlich empfunden hatten. Sie würden zwar sehr viel Unterstützung brauchen, aber ich hatte die Hoffnung, ihnen helfen zu können – und damit auch Woody.

In der nächsten Sitzung saßen sie wieder sehr weit voneinander entfernt. Unter ihrem taubengrauen Trenchcoat konnte ich erkennen, dass Reggie gestreifte Strumpfhosen und ein orangefarbenes Cordkleid trug. In diesen farbigen Klamotten sah sie ein wenig wie die Moderatorin eines Kinderfernsehprogramms aus. Lawrence war wie ein Bauer gekleidet – dicke braune Hosen und ein grobes, tweedartiges Jackett über einem klein karierten Hemd. Er war glatt rasiert und hatte sein langes, schütteres Haar aus dem Gesicht und nach hinten genommen, sodass es nun weich auf seinen Schultern lag. Sie erzählten mir, dass sie Gärtner seien, und man konnte an ihren rötlichen Gesichtern und ihren wettergegerbten Händen sehen, dass sie sehr viel Zeit unter freiem Himmel verbrachten.

»Ich möchte Ihnen sagen, Susanna, wie hilfreich unser letztes Treffen gewesen ist. Ich hatte wirklich das Gefühl, dass Sie verstanden haben, was das Problem ist. Noch am selben Abend habe ich abends lange mit Woody geredet, was sich irgendwie wie ein Durchbruch angefühlt hat.«

Als Lawrence kurz innehielt, um Luft zu holen, unterbrach Reggie seinen Redefluss.

»Ich wusste nicht, dass du letzte Woche mit Woody gesprochen hast. Davon hast du mir gar nichts erzählt. *Ich* habe auch mit ihm gesprochen. Am Freitag. Wann hast *du* mit ihm gesprochen? War das vorher oder nachher?«

»Warum ist das jetzt wichtig?«, blaffte Lawrence und riss in gespielter Verzweiflung seine Hände in die Höhe. Er wandte sich zu mir und erzählte – in deutlich vernünftigerem Ton –, dass er das Gefühl gehabt habe, einen echten Zugang zu Woody gefunden zu haben, und Woody sich einverstanden erklärt habe, sich mehr im Haushalt einzubringen und ihnen vielleicht bei einigen Aufträgen zu helfen, sobald seine Masterarbeit fertig sei.

»Seine Masterarbeit?«, hakte ich nach.

»Du hast was getan?«, stieß Reggie aus, während sie mich ignorierte. »Warum hast du gesagt, dass er für uns arbeiten kann? Wie du weißt, hasst er es zu gärtnern, und wie soll ihm das dabei helfen, unabhängiger zu werden, wenn er für uns arbeitet? Das macht doch keinen Sinn, oder?«

Zwischen ihnen ging es so schnell hin und her, dass ich alle Mühe damit hatte, die Sitzung so zu leiten, dass beide sagen konnten, was ihnen auf dem Herzen lag. Allerdings schien jede meiner Interventionen bei ihnen auf fruchtbaren Boden zu fallen, und ich begann, sie sehr zu mögen. Ihre Leidenschaft und ihr Engagement waren nicht zu übersehen. Ich muss jedoch auch gestehen, dass ich mich über Woody ärgerte – er klang recht egoistisch, faul und verwöhnt. Man sollte ihn härter anpacken, dachte ich, doch anscheinend hatten es sich Reggie und Lawrence zum Ziel gemacht, ihn abwechselnd auf die eine oder andere Weise zu beschützen.

Zu unserer nächsten Sitzung erschienen sie in schweren, schlammbedeckten Stiefeln, die sie aufschnürten und an der Tür stehen ließen, um anschließend in ihren Socken zum Sofa zu tapsen. Reggie fing zuerst an zu reden. Sie lächelte mir zu und fragte mich, wie es mir gehe.

»Ich möchte gern darüber sprechen, was Dienstagabend passiert ist«, erklärte sie und warf einen Blick zu Lawrence, der zustimmend nickte. »Ich denke, das wäre hilfreich, weil es ein gutes Beispiel dafür ist, was die ganze Zeit mit Woody los ist.«

»War das am Dienstag?«, unterbrach Lawrence sie plötzlich. »Nicht am Mittwoch, als wir aus Kingston zurückgekommen sind?«

»Der Tag ist doch egal«, sagte Reggie kalt, zog verächtlich ihre Augenbrauen hoch und sah mich um Zustimmung heischend an.

Bevor sie mit ihrem üblichen Gekeife loslegen konnten, ging ich dazwischen. »Bleiben wir doch bei dem, was Sie mir gerade erzählen wollten. Ich denke, Sie wollten beide, dass ich das höre.« Daraufhin nickten sie einvernehmlich. Lawrence wollte etwas sagen, doch Reggie brachte ihn mit einem wütenden Blick zum Schweigen und übernahm die Gesprächsführung.

»Wir sind gerade erst zurückgekommen. Aus Kingston. Wir hatten dort unten an einem großen Projekt gearbeitet, eigentlich ein richtig tolles Projekt. Ich war todmüde, wir beide waren es. Zu Hause saß Woody – wie immer – im Esszimmer, spielte an seiner Xbox, und die Küche war ein ab-so-lu-ter *Saustall!* Offensichtlich hatte er den ganzen Tag das Haus nicht verlassen. Überall haben Tassen, Teller und Gläser herumgestanden. Und geraucht hatte er auch – das konnte man riechen. Da habe ich zu ihm gesagt, recht nett eigentlich: ›Mach bitte sauber.‹«

Lawrence schnaubte geringschätzig.

»Ich habe es wirklich nett gesagt!«, sagte Reggie an Lawrence gerichtet.

»Ich habe nichts gesagt!«

Und dann stritten sie sich wieder – über Woodys Verhalten und inwiefern Reggies Version der Geschehnisse vollkommen falsch oder vollkommen richtig darstellte.

Ich hob meine Hand. »Stopp! Versuchen wir einfach, gemeinsam darüber nachzudenken, was passiert ist.« Da sahen mich beide beschämt an und beruhigten sich.

»Ich will nicht schon wieder streiten, aber wirklich, Lawrie, warum stehst du nie hinter mir? Wir hatten eine Abmachung – wir waren uns einig, oder? Dass wir ihn darum bitten würden, mehr mitzuhelfen. Aber dann, sobald ich ihn dazu auffordere, springst du zu seiner Verteidigung ein. Warum? Du stellst das so dar, als ob ich eine Zicke wäre … Oder so was. Aber das bin ich, glaub ich, nicht.«

»Du hast es auf ihn abgesehen. Du weißt genau, was du tust. Er ist gerade mit sich beschäftigt, und du fährst ihn an, sobald wir hereinkommen. Ich weiß nicht, aber irgendwie scheinst du ihm keine Chance zu geben. Und dann fährst du *mich* an, weil ich etwas nicht tue oder nicht *hinter dir stehe*«, schloss Lawrence ab und spuckte dabei das letzte Wort verachtungsvoll aus.

»Ist es bei Ihnen auch mal andersherum?«, fragte ich.

Sie sahen mich verwundert an.

»Ist es auch mal Reggie, die *Sie* für zu hart oder zu streng hält? Ist es jemals andersherum?«

»Manchmal, ja«, antwortete Lawrence zögerlich. »In letzter Zeit eher weniger, aber als Woody jünger war, definitiv. Du hast mich ihn nie schelten lassen ... nie ... *nie!* Nicht als er klein war – auf gar keinen Fall! Du bist genauso schlimm wie ich!«, schloss Lawrence triumphierend.

Und dann stritten sie sich darüber, wer sich damals mehr um Woody gekümmert hatte und wer hingebungsvoller zu ihm gewesen war. Ich fragte mich schon, wohin uns das führen würde, als Reggie einen anderen Ton anschlug.

»Was Sie nicht wissen, Susanna, ist, dass ich vor Woody schon mal schwanger gewesen war, ungefähr ein Jahr vor seiner Geburt. Ich hatte eine späte Fehlgeburt.«

»Es war eine Totgeburt, Reg, oder? Nicht wirklich eine Fehlgeburt«, warf Lawrence ein.

Und dann erzählte er mir von dem Sohn, den sie verloren hatten, nur einen Monat vor dem errechneten Geburtstermin. Sie hatten nie herausgefunden, warum er gestorben war. Die Schwangerschaft war problemlos verlaufen, und beide waren sehr glücklich gewesen, aber dann hatte er plötzlich aufgehört, sich zu bewegen. Während sie darüber sprachen, schien dieses schreckliche Ereignis wieder in ihnen aufzuleben. Reggie schluchzte, und Lawrence starrte mit glasigen Augen in die Ferne. Auch ich spürte, wie Tränen in meine Augen traten. Nachdem die Sitzung vorbei war, fragte ich mich, warum Reggie von einer Fehlgeburt gesprochen hatte. Weil es weniger dramatisch klang? Irgendwie »normaler«?

Während die Wochen ins Land zogen, wurde immer deutlicher, wie schwer es *beiden* fiel, mit Woody konsequenter zu sein. Wir sprachen darüber, dass diese Erziehungsprobleme nicht nur auf einen von ihnen zurückzuführen seien, da sie ihn beide abwechselnd rügten oder verwöhnten. Reggie schimpfte oft mit ihm, weil er im Haushalt keinen Finger rührte oder zu wenig für sein Studium tat, nur um ihm dann, einen Augenblick später, einen Snack zuzubereiten, seine Wäsche zu waschen oder seine Mobilfunkrechnung zu bezahlen.

Irgendwann – wie fast immer, wenn Paare über Probleme mit ihren Kindern sprechen – hörten Reggie und Lawrence auf, über Woody zu reden, und redeten stattdessen über sich. Beide fühlten eine schmerzhafte Enttäuschung bezüglich ihres Sexlebens, das im Laufe der Zeit verkümmert war, und sie nun gar nicht mehr intim miteinander waren. Es war nicht klar, warum sie aufgehört hatten, miteinander zu schlafen, da beide erklärten, den Sex zu vermissen. Nichtsdestotrotz konnte keiner der beiden die Initiative ergreifen. Keiner wagte in der stillen, dunklen Nacht den ersten Schritt. Es war, wie wenn sie erstarrt wären. Sie waren voller Verlangen, lagen aber trotzdem wie versteinert in ihren Betten – wie Sarkophage aus Marmor.

Obwohl ich sah, wie unwohl sie sich diesbezüglich fühlten, beschloss ich, sie direkter auf ihren fehlenden Sex anzusprechen. Ich fragte, wann der Sex weniger geworden sei und ob sie darüber nachgedacht hätten, warum dies passiert sei. An diesem Punkt wurde es problematisch für sie, gemeinsam zu den Sitzungen zu kommen. In der einen Woche plagten Lawrence solche Rückenschmerzen, dass er nicht kommen konnte. In der Woche darauf musste Reggie ihre Mutter besuchen. Dann hatte Lawrence einen Termin beim Zahnarzt, der nicht verschoben werden konnte, und Reggie musste Woody zu einem Bewerbungsgespräch fahren. Und so ging es weiter. Ich sah sie nur abwechselnd, und ich muss gestehen, es dauerte ein paar Wochen, bis ich verstand, dass die gemeinsame Ergründung ihres Sexlebens etwas war, gegen das sie sich unterbewusst sträubten.

Es war ein eiskalter Tag im November, als sie endlich wieder zusammen bei mir saßen. Die Heizung in meiner Praxis war defekt, also mussten wir uns mit einem lärmenden und nur bedingt wirksamen Heizlüfter behelfen.

»Woody hat einen Job bekommen!«, erzählte mir Lawrence aufgeregt.

»Er arbeitet jetzt für die Wohlfahrtsorganisation *Help the Aged!*«, stimmte Reggie lachend mit ein.

»Jetzt brauchen die Senioren also wirklich Hilfe«, witzelte Lawrence.

Und dann wetteiferten sie darum, wer mir mehr über diese Neuigkeit erzählen durfte, und wieder mal merkte ich, wie mein Blick ständig von einer Seite zur nächsten sprang, während ich versuchte, beiden gleichermaßen zuzuhören. Kurz darauf gerieten sie – wie gewöhnlich – in einen Streit.

»Ich weiß nicht, warum *du* Susanna davon erzählst. Du warst dagegen, dass er einen Job annimmt, bevor er seinen Master hat«, sagte Lawrence wütend.

»Unsinn, *ich* habe ihn sogar zu dem Bewerbungsgespräch gefahren«, sagte Reggie gereizt und warf mir einen flüchtigen Blick zu. »*Ich* habe ihm mit den Bewerbungsunterlagen geholfen. Denkst du wirklich, *du* bist der Einzige, der etwas für Woody tut?«

»Du warst schon immer eifersüchtig auf unsere Beziehung. Immer. Du lässt nie zu, dass Woody und ich mal Zeit für uns haben. Es dreht sich nicht immer alles nur um dich! Du weißt wirklich, wie du einem etwas madig machen kannst.«

Da dämmerte es mir. Ich war Woody! Oder besser gesagt: Es gab eine Parallele zwischen ihrer Beziehung zu mir und der zu ihm. Sie konkurrierten auf die gleiche Weise um mich wie um ihren Sohn. Und genau das geschah gerade. Während sie sich stritten, verfolgten beide im Augenwinkel, wie ich reagierte und auf wessen Seite ich mich schlug. Und ich bekam wieder dieses altbekannte »Wimbledon-Gefühl«, weil ich mein Bestes gab, um beiden meine Aufmerksamkeit zu schenken.

»Wie es scheint, glauben Sie beide, dass Woody keine Beziehung zu Ihnen als Paar hat. Und das bedeutet, dass Sie um seine Liebe konkurrieren müssen. Ich frage mich, ob es Ihnen mit mir auch so geht – denn Sie scheinen beide ständig zu prüfen, wen von Ihnen ich besser leiden kann. Ich denke, Sie glauben, dass nur einer von Ihnen meine Aufmerksamkeit und Fürsorge haben kann und der andere im Regen stehen gelassen wird. Es scheint mir so, dass Sie sich nicht vorstellen können, dass ich Ihnen beiden Beachtung schenken kann. Stimmt das?«

Daraufhin ließen sie voneinander ab und versicherten mir, dass dem nicht so sei. Beide dächten, ich sei absolut fair, sagten sie mir, und dies sei einer der Gründe, warum sie sich bei mir sicher fühlten. Doch etwas hatte bei ihnen eindeutig Klick gemacht, da sie anschließend ihr Konkurrenzdenken zu ergründen begannen. Sie lachten, als sie mir erzählten, wie sie sich bei Spielen verhielten, und gaben zu, aus allem einen Wettbewerb zu machen.

»Haben Sie, als Sie klein waren, mit Ihren Geschwistern konkurriert?«, fragte ich.

»Meine Schwester war so viel älter als ich, dass ich mich eher wie ein Einzelkind gefühlt habe. Aber ich war definitiv das Lieblingskind meines Vaters, oder?«, sagte Reggie und blickte Bestätigung suchend zu Lawrence. »Er war immer auf meiner Seite. Wenn meine Mutter sauer war, wies er sie immer zurecht. Seit er gestorben ist, bin ich meiner Mutter viel näher.« Reggie stockte. »Ich hatte immer … und habe es noch … ein schlechtes Gewissen, wenn ich daran denke, wie ich sie behandelt habe, als ich ein Teenager war.« Ich beobachtete, wie sie das, was sie soeben gesagt hatte, wirklich in sich aufnahm. »Es wäre schrecklich, wenn ich das Gleiche jetzt mit Woody tun würde … Ich will nicht, dass er sich, so wie ich damals, wie ›das Schweinchen in der Mitte‹ fühlt.«

»Das Schweinchen in der Mitte?«, wiederholte ich, um mehr zu erfahren.

»Ja. Na ja, sie haben sich immer gestritten. Meine Mutter hat meinen Vater ständig Vorwürfe gemacht. Meistens ging es um Geld«, sagte sie betrübt. »Ich denke, er tat mir leid. Und weil sie auch an mir herummeckerte, tat *ich* ihm leid.«

»Sie und Ihr Vater hatten also eine besondere Beziehung zueinander?«, fragte ich vorsichtig. Sie nickte. »Die Ihre Mutter ausschloss?«, fügte ich hinzu.

Sie nickte wieder und bemerkte dann Lawrence' verdutzten Gesichtsausdruck. Sie drehte ihre Handfläche nach oben – mit dieser typischen Geste fragte sie ihn wortlos: Was ist?

»Aber dein Vater liebte deine Mutter doch. Er war ihr treu ergeben. Ich habe niemals erlebt, dass sie sich gestritten haben. Sie wirkten so … eng verbunden, so nah. Zumindest auf mich.«

»Das wurde so, nachdem ich aus dem Haus war. Ich glaube, mein Auszug hat sie verändert. Du hättest sie mal vorher sehen sollen! Es hat ein Davor und ein Danach gegeben, sie waren wie Katz und Maus.«

Wir redeten mehr über Reggies Kindheit und wie sehr sie es bedauerte, nie Geschwister gehabt zu haben, und dann begannen sie plötzlich, über ihr verlorenes Kind zu sprechen. Ich hatte die Totgeburt schon fast wieder vergessen – seit wir darüber gesprochen hatten, waren viele Monate vergangen –, doch nun schien sie sehr bedeutsam.

»Ich wünschte, wir hätten zwei Kinder bekommen. Eines ist eigentlich nicht genug!«, sagte Lawrence und lachte bedrückt. Und dann schilderte er, wie es für ihn gewesen war, mit fünf Geschwistern aufzuwachsen: eine Erfahrung, die im Vergleich zu Reggies nicht unterschiedlicher hätte sein können. »Es war in vielerlei Hinsicht toll. Ich war niemals allein. Ich hatte immer jemanden, mit dem ich spielen ... oder streiten konnte! Ich fand es immer ein bisschen traurig, dass Woody nur uns hat ...«

»Ich kann mir aber auch vorstellen, dass es manchmal etwas schwer war, Aufmerksamkeit zu bekommen?«, fragte ich. »Die Aufmerksamkeit Ihrer Eltern zum Beispiel?«

»Gut möglich«, antwortete Lawrence mit nachdenklicher Miene.

Als die Sitzung zu Ende ging, hatte ich das Gefühl, dass wir einen Schritt weitergekommen waren. In welche Richtung konnte ich zwar nicht genau sagen, aber irgendetwas tat sich. Mir war klar, dass sich die Probleme dieses Paares um Dreiecksbeziehungen drehten. Anscheinend glaubten sie wirklich an den alten Spruch »Drei sind einer zu viel«. Und der oder die Dritte war aus ihrer Sicht wohl jemand, der weder gesehen noch bemerkt wird.

Die Wochen vergingen, und Reggie und Lawrence machten langsam, aber sicher Fortschritte. Sie stritten sich zwar weiterhin darüber, wer was tat und ob Woody seinen Beitrag im Haushalt leistete, doch ihr Gezanke schien weniger bösartig, und es kam immer häufiger zu Momenten der Reflexion. Ich hatte auch das Gefühl, dass es bei Woody besser lief, denn die alten Streitpunkte, die ihn betrafen, kamen weniger häufig zur Sprache. Er schien eine Freundin zu haben, allerdings durften weder Reggie noch Lawrence sie treffen. Er verbrachte auch viel weniger Zeit zu Hause.

Doch dann kamen sie eines Tages für ihre Sitzung in meine Praxis, und ich wusste sofort, dass etwas nicht stimmte.

Zunächst sprach keiner von beiden. Sie mieden nicht nur den Blick des anderen, sondern auch meinen. Schweigend saßen wir da, nur das Ticken der Uhr begleitete die Stille, die immer intensiver wurde. Ich konnte hören, wie draußen, auf der anderen Seite der Straße, die Kinder aus der Schule kamen.

»Fällt es Ihnen heute schwer anzufangen?«, fragte ich schließlich.

Keine Reaktion. Je länger wir schweigend dasaßen, desto angespannter wurde es. Nach einer Weile versuchte ich es noch mal. »Sind Sie vielleicht beide zu aufgewühlt, um zu sprechen?«

Dies schien Reggie aufzurütteln, denn sie sah mich so an, als ob sie meine Anwesenheit zum ersten Mal bemerkte. Sie lächelte mich warm an, und ich hatte den Eindruck, dass sie damit beider passives Verhalten zu entschuldigen versuchte.

»Wahrscheinlich sollten wir Ihnen das erklären.« Lawrence' Stimme durchstieß die schwere Stille derart, dass ich fast zusammenzuckte. Dann erzählte er mir, es hätte am Abend zuvor einen riesigen Krach gegeben, der damit geendet habe, dass Woody seine Sachen gepackt und ausgezogen sei. Sie seien sich nicht sicher, wohin er gegangen sei, hielten es jedoch für wahrscheinlich, dass er Unterschlupf bei seiner Freundin Maya gefunden habe. Dann wurden sie etwas lebhafter und sprachen ein paar Minuten mit besorgter Stimme darüber, was sie tun sollten. Sie hätten es mehrmals auf seinem Handy probiert, es sei jedoch ausgeschaltet gewesen, woraufhin sie ein paar seiner Freund*innen angerufen hätten, die allerdings nicht zu wissen schienen, wo er sei. Weder kannten sie Mayas Telefonnummer, noch wussten sie, wo sie wohne. Während sie redeten, konnte ich spüren, wie ihre Angst immer größer wurde, was schließlich dazu führte, dass sie wütend wurden und einander Vorwürfe machten.

»Wenn er nicht zurückkommt, werde ich dir das nie vergeben!«, fauchte Reggie.

»Ich lasse mich hier nicht zum Sündenbock machen. Das kannst du nicht wie sonst machen – mir die ganze Schuld geben. Du warst diejenige, die ihm zugesetzt hat – nicht ich. Wie immer. Wenn du dich nicht so über das Chaos im Auto aufgeregt hättest, wäre er nicht gegangen. Doch du konntest einfach nicht den Mund halten. Er hatte schon viel gemacht.«

»Er hatte überhaupt nicht viel gemacht, das ist totaler Blödsinn. Du willst, dass ich mich um DICH *und* um ihn kümmere. Was bin ich denn? *Seine* und *deine* Mutter? Er hat es nicht mehr nötig, dass ich ihn bemuttere – war es nicht das, was wir mit Susanna besprochen haben? Aber er hat es noch nötig, dass du dich zusammenreißt und ihm ein richtiger Vater bist, verdammt noch mal! Sei ein Vorbild und hör auf, dich bei mir auszuheulen!«

In jener Sitzung machten sie kaum Fortschritte, und als sie vor Wut kochend meine Praxis verließen, machte ich mir Sorgen um sie. In der darauffolgenden Nacht wachte in den frühen Morgenstunden auf und fragte mich, wohin Woody wohl gegangen war und ob es ihm gut ging.

Die Wochen vergingen, und Woody kam weder zurück noch meldete er sich bei ihnen. Er antwortete nicht auf ihre Nachrichten und ging nicht ans Telefon. Er schloss sie vollkommen aus seinem Leben aus. Ich sah zu, wie fertig sie das machte – es war herzzerreißend. Es verging keine Sitzung ohne Tränen und Gezanke, ich konnte jedoch nichts anderes tun, als ihnen in ihrer Wut und ihrer Trauer beizustehen. Viele Male unterdrückte ich meine eigenen Tränen, während sie versuchten, sich mit Woodys Abwesenheit zu arrangieren. Sie wussten, dass es ihm gut ging. Sie hatten von eine*m seiner Freund*innen erfahren, dass er mit Maya in Südlondon wohnte. Sie konnten auch lesen, was er auf sozialen Netzwerken postete, aber er hatte seine Telefonnummer geändert und antwortete nicht auf E-Mails. Er war gegangen, hatte sie verlassen, und wie er es getan hatte, fühlte sich herzlos und bitter an.

Ich sagte zu ihnen, dass Woody womöglich das Gefühl gehabt habe, dies sei der einzige Weg, um sich von ihnen zu trennen. Dass er jedes bisschen Wut, das in ihm gewesen sei, dazu mobilisiert haben müsse, um sich aus deren sanfter Umarmung zu reißen. Vielleicht half ihnen dieser Gedanke damals etwas, ich bin mir allerdings nicht sicher. Lawrence konnte nicht schlafen, der Arzt verschrieb ihm Schlaftabletten. Reggie kam morgens kaum aus dem Bett, der Arzt verschrieb ihr Antidepressiva. Sie waren machtlos und hatten keine andere Wahl, als zu warten und zu hoffen, und ich wartete und hoffte mit ihnen.

Manchmal hassten sie ihren Sohn natürlich auch, allerdings hielt das nie lange an. Ihre größte Wut war ohnehin Maya vorbehalten, die sie – da sie ihnen Woody gestohlen habe – als Hexe, Schlampe und Schlimmeres betitelten. Ich versuchte, ihnen nahezubringen, dass Woody erwachsen sei und seine eigenen Entscheidungen treffe. Und vielleicht appelliere Maya sogar an ihn, sich bei ihnen zu melden – das könne doch sein.

Manche Paare hätte solch eine Situation zusammengeschweißt, doch zwischen Reggie und Lawrence war ihr Sohn das Bindeglied gewesen. Was war da jetzt noch, ohne Woody im Haus? Sie begannen, von Trennung zu sprechen, vor allem Reggie. Sie beschloss, nicht länger mit Lawrence arbeiten zu wollen, da sie sich für die Gärtnerei zu alt fühle, und nahm einen Job in der örtlichen Buchhandlung eines Freundes an. Lawrence nahm ihr das übel und zog sich in den Büroschuppen zurück, wo er stundenlang auf seiner Gitarre spielte und Reggie mied. Ihr Nest war leer – nun hatten sie nur noch einander und das, was zwischen ihnen übrig war.

Es gibt viele Paare, die mit der Geburt der Kinder ihre Verbindung zueinander verlieren. Oft hat dieses Problem etwas damit zu tun, dass es sich für Eltern so anfühlt, als würde die Intimität zwischen ihnen die Kinder auf herzlose Weise ausschließen. Bei einem Einzelkind kann dieses Gefühl noch intensiver sein. Das Familienleben dreht sich folglich nur noch um die Kinder und deren Bedürfnisse. Wenn sie jedoch aus dem Haus sind (und in diesem Fall kann das sehr viel länger dauern), gibt es auf einmal keine Paarbeziehung mehr, auf die sich Eltern verlassen können.

Obwohl ich mir alle Mühe gab, hatte ich in dieser Phase nicht das Gefühl, zu Lawrence oder Reggie durchzudringen. Die Wunde, unter der sie litten, vernarbte langsam, und sie schienen sich nun damit abzufinden, dass auch ihre Ehe am Ende war. Sie gaben einander die Schuld an dem, was passiert war, und schoben ihr schlechtes Gewissen und die Angst, versagt zu haben, von sich weg und dem anderen zu. Sie vergaßen, was sie miteinander geteilt hatten, das Leben, das sie aufgebaut hatten. In den Sitzungen fanden sie häufig zueinander, aber es schien, als wäre es zu schmerzhaft für sie, ohne Woody zusammen zu sein. Fast ein Jahr nachdem Woody geflohen war, zog Lawrence aus, um bei seiner Schwester Iris zu wohnen.

Trotz ihrer Trennung kamen sie weiterhin zu mir. Ich denke, dass ich zu diesem Zeitpunkt eine Art Anker auf stürmischer See war. Vielleicht war ich ihre Verbindung zurück zu Hoffnung, Liebe und … einander?

Dann, drei Wochen nachdem Lawrence ausgezogen war, tauchte Woody mit einem Koffer in der Hand an Reggies Tür auf. Ich war fasziniert davon, denn es schien mir ungewöhnlich, dass Woody genau dann zurückkam, als Lawrence weg war. Was hatte das zu bedeuten? War es das Dreiecksverhältnis gewesen, das Woody einfach nicht mehr ausgehalten hatte? War er aus diesem Grund gegangen? Hatte Lawrence' Abwesenheit nun Platz für Woody freigemacht? Wollte er Reggie für sich allein haben? Oder lag es einfach daran, dass er nun nicht mehr das »Schweinchen in der Mitte« sein musste? Vielleicht hatte er aber auch nur das Gefühl gehabt, seine arme Mutter nicht allein lassen zu können.

Zwei Wochen später, an einem sonnigen, frischen Montagmorgen im April, erschienen Reggie und Lawrence gemeinsam zu ihrer

Sitzung. Ich konnte hören, wie sie redend und lachend durch das Tor kamen. Ich lächelte, bahnte sich da etwa eine Annäherung an?

Ohne auch nur eine Sekunde zu zögern, setzte Lawrence bereits zum Sprechen an, als er noch seinen abgewetzten khakifarbenen Parka auszog. »Wir hatten eine gute Woche. Und viel zu erzählen.« Er sah zu Reggie, die zustimmend nickte. »Wir haben ausführlich mit Woody gesprochen. Es war komisch, aber richtig hilfreich. Ich bin sooo erleichtert und du auch. Nicht wahr, Reg?«

»Ja, ja. Soll ich ihr erzählen, was er gesagt hat?«

»Ja, bitte!«, antwortete Lawrence. Ich war ganz erstaunt, dass sie sich endlich wieder wie ein Paar zu verhalten schienen. »Nun, wir haben letzten Dienstag stundenlang miteinander gesprochen – es war ... klasse! Ich kann es Ihnen gar nicht beschreiben, Susanna. Es fühlte sich an wie ... neu geboren zu werden!« Reggie lachte. »Dass Sie uns letzte Woche sagten, wir müssten uns mal als Familie hinsetzen, hat wirklich geholfen. Nachdem wir bei Ihnen gewesen waren, sind wir zusammen mittagessen gegangen und waren uns einig, dass wir nicht zulassen können, dass er uns ›auseinanderbringt‹. Wissen Sie noch? Sie sagten, wir müssten zueinander halten. Und dass wir ›für dasselbe Team spielen‹ würden. Da ist uns echt ein Licht aufgegangen. Denn das war immer unser Problem gewesen, nicht wahr? Dass wir nicht wussten, dass wir auf derselben Seite sind. Also gingen wir nach Hause und sagten ihm, dass wir mit ihm reden wollten. Er schien es mit der Angst zu tun zu bekommen, und auch ich hatte Angst. Ich dachte, er würde vielleicht wieder weglaufen.«

»Am nächsten Abend ging ich für ein gemeinsames Abendessen nach Hause«, übernahm Lawrence aufgeregt das Ruder. »Ich hab mir ehrlich gesagt vor Angst in die Hosen gemacht, aber Woody sagte, dass es ihm leidtue. Er habe nur etwas Abstand gebraucht, weil er es nicht mehr habe ertragen können.«

»Konnte er Ihnen sagen, was genau er nicht mehr ertragen konnte?«, fragte ich.

»Die Streitereien. Die Streitereien und ... die Nörgeleien«, antwortete Lawrence. »Er sagte, dass da für ihn kein Platz mehr gewesen sei. Was ziemlich ironisch ist. Wir haben uns die ganze Zeit um ihn gestritten, aber er selbst kam nie zu Wort.«

»Ja, und er meinte, wir hätten uns zu sehr auf die Firma konzentriert«, fügte Reggie hinzu.

»Ja, darum ging es auch am Rande. Aber das war nicht so entscheidend. Das waren unsere Streitereien, oder?«

Ich konnte sehen, dass sie sich gleich wieder zanken würden, und wies sie darauf hin, wie ironisch das sei, woraufhin wir alle lachten. Ich überlegte, dass ich mit Reggie und Lawrence viele Male etwas erlebt hatte, das der Erfahrung Woodys auf gewisse Weise wahrscheinlich ähnelte. Auch ich hatte das Gefühl gehabt, sie würden sich um mich streiten. Dadurch hatte ich mich zwar wichtig gefühlt, da beide meine Bestätigung und meine Aufmerksamkeit gesucht hatten, allerdings war bei mir dadurch auch oft ein Gefühl der Machtlosigkeit entstanden. Durch ihre Rivalität hatten sie sich derart auf ihren Partner konzentriert, dass es für jemand anderen keinen Platz mehr gab. Außer vielleicht für einen Schiedsrichter bei ihren Wettkämpfen? Ich dachte darüber nach, wie einsam das für ein Kind gewesen sein musste, und wie undankbar die Rolle dieses »Schweinchens in der Mitte« doch war. Woody hatte sich offensichtlich vernachlässigt gefühlt und *sie* durch seinen Weggang spüren lassen, wie es für ihn gewesen war, vernachlässigt und übersehen zu werden.

Vieles änderte sich daraufhin. Wir arbeiteten daran, all diese verschiedenen Gefühle und Gedankengänge zu verstehen, und sie erkannten langsam an, wie schwierig es sowohl für Woody als auch für sie war, in dieser Dreiecksbeziehung zu leben. In ihren

Innenwelten schien es immer die Gefahr zu geben, dass jemand ausgeschlossen werden könnte, und sie trugen ständig neu aus, wer das sein würde. Da jeder immer darum kämpfte, bei Woody beliebter zu sein und von ihm mehr geliebt zu werden als der andere, verwöhnten sie ihn beide. Doch vor lauter Kampfeswillen wurden die eigentlichen emotionalen Bedürfnisse Woodys übersehen. Ein Spiel, bei dem niemand als Sieger hervorgehen konnte.

In einer ihrer letzten Sitzungen sprach Reggie darüber, dass es sie seit Woodys Geburt nervös mache, mit Lawrence zu schlafen. Denn damals habe sie befürchtet, dass er aufwachen und sie brauchen könnte und sie sein Schreien dann nicht hören würden. Daraufhin fanden wir heraus, dass sich beide in intimen Momenten – sexueller oder nicht sexueller Natur – tief in ihrem Inneren schlecht fühlten, weil sie damit Woody ausschlossen. Diese ödipale Dynamik durchdrang das Familiensystem und prägte alles andere.

Kurze Zeit später zog Woody wieder aus, um mit einem Freund zusammenzuziehen, und fast direkt danach zog Lawrence wieder ein. Er schlief im Gästezimmer, womit sich beide wohlzufühlen schienen. Sie brauchten noch etwas mehr Distanz zueinander. Als sie die Therapie beendeten, taten sie das in stiller Dankbarkeit. Ich hatte den Eindruck, dass sie sehr viel reifer geworden waren. Sie verhielten sich zurückhaltender, stritten weniger – aber teilten sie womöglich auch weniger miteinander?

Alle Paare müssen lernen, die Grenzen ihrer Beziehung zu akzeptieren. Manche Paare versuchen, mit ihren Enttäuschungen umzugehen, indem sie bestimmte Dinge vermeiden oder anderweitig Trost suchen. Andere Paare, wie Reggie und Lawrence, scheinen sich lange und leidenschaftlich zu bekriegen, um zu bekommen, was sie wollen. Und diese Kämpfe sorgen auf gewisse Weise dafür, dass sich das Paar sehr intensiv miteinander beschäftigt. Die meisten Paare hören jedoch im Laufe der Jahre *fast* vollständig damit auf, sich zu streiten. Der natürliche Prozess des Alterns führt uns den Preis von Konflikten mehr vor Augen. Kampfesmüde akzeptieren wir dann, wer unser Partner ist, und dass manche Dinge einfach so sind, wie sie sind. Aus diesem Grund schrauben Paare ihre Erwartungen aneinander herunter, was wiederum dazu führt, dass sie weniger schnell enttäuscht sind und sich über das Vorhandene freuen und es mehr wertschätzen können.

# NACHWORT

Viele Leser*innen werden bestimmte Aspekte dieser Fälle womöglich als frustrierend empfinden. Sie wünschen sich vielleicht mehr Details, mehr Klarheit und vor allen Dingen eindeutigere und sicherere Ergebnisse. Das tut mir natürlich leid, ich kann Ihnen allerdings versichern, dass dies die gleiche Frustration ist, die jeder analytische Psychotherapeut Tag für Tag erlebt. Niemand wird je wirklich dazu in der Lage sein, das Unterbewusstsein zu ergründen – ansonsten wäre es ja nicht mehr unterbewusst, oder? Wir können nur darauf hoffen, bei diesen Sondierungen in der Tiefe zu lernen, auf die wehenden Fahnen zu achten, die hin und wieder an der Oberfläche auftauchen. Verstehen bedeutet immer vermuten, und bedeutsam wird eine Vermutung erst dann, wenn sie für die Patient*innen eine Bedeutung bekommt.

Viele Kapitel in diesem Buch enden ohne ein zufriedenstellendes Therapieergebnis – die Patient*innen verschwinden von der Seite und somit aus dem Blickfeld. Ich kann mich für diese Lücken nicht entschuldigen – denn genau so erlebe ich es. Ich erfahre nur äußerst selten, ob eine Therapie dazu führt, dass ein Paar oder eine behandelte Person ein zufriedenstellendes Leben führt. Ich erkundige mich später nicht danach, ob ein Paar zusammengeblieben ist oder ob es seinen Kindern gut geht. Das ist zwar schade, aber dadurch bleibe ich so weit wie möglich im Jetzt, und das ist der Ort, an dem Gefühle – das wesentliche Geschäft einer Therapie – für gewöhnlich stattfinden. Der Authentizität halber befürchte ich also, dass Sie bei diesen Geschichten auf ein richtiges Ende verzichten müssen genauso wie ich.

Ein Großteil dieses Buches wurde während der Pandemie geschrieben, und es ist offensichtlich, dass diese globale Katastrophe enorme Auswirkungen auf den Einzelnen und unser aller Familienleben hatte. Ich glaube nicht, dass man im Moment wirklich abschätzen kann, was diese Auswirkungen bedeuten, obwohl wir alle nur zu gern voreilige Schlüsse ziehen. Wie es unserer Psyche ergangen ist, ist noch nicht klar, zumindest sind bereits die ersten sichtbaren Folgen bei Kindern und Jugendlichen besorgniserregend.

In dieser schwierigen Zeit fiel mir jedoch auf, dass die Pandemie bei manchen Paaren fast gar keine Rolle zu spielen schien. Je größer die Probleme eines Paares waren, desto weniger kam die Pandemie in den Therapiesitzungen zur Sprache. Daraus schließe ich, dass die Innenwelt der Patient*innen mit einem großen Leidensdruck solch ein Getöse macht, dass der Lärm der Außenwelt sie kaum noch erreicht.

# DANKSAGUNG

Ich möchte sehr vielen Menschen meinem Dank aussprechen. Denn es gibt viele, viele Menschen, denen ich dankbar bin. Zuerst muss ich meinem Verleger Drummond Moir danken, der mir trotz meiner Unsicherheit bezüglich meiner schriftstellerischen Fähigkeiten mir großes Vertrauen entgegenbrachte und dessen Rückmeldungen und Vorschläge für das Buch von unschätzbarem Wert waren. Mein Dank geht auch an Liz Marvin für ihr kompetentes Lektorat und an Jessica Patel für ihre Hilfe. Ich bedanke mich ebenfalls bei meiner Agentin Zoe Ross. Auch auf meine Praxiskolleg\*innen in der Queen Anne Street – Biddy Arnott, Stephen Blumenthal und Susan Austin – konnte ich mich in schweren Zeiten immer verlassen. Sie haben mich angefeuert und mich mit weisen Ratschlägen versorgt. Ich danke auch Brett Kahr, Susie Orbach und Stephen Grosz, die sich für mich alle Zeit nahmen, als ich mit dem Schreiben begann, und bereitwillig ihre Erfahrung mit mir teilten. Bretts Ratschlag, so zu schreiben, wie ich rede (ich bin eine recht gute Rednerin!), hat mein Selbstvertrauen enorm gestärkt. Ich danke Jan McGregor Hepburn für ihre liebevolle Unterstützung. Außerdem stehe ich in der Schuld von Alan Colam und David Hewison, die ethische Fragen mit mir besprachen. Vanessa Milton von Penguin Random House weiß, was sie getan hat, und dafür kann ich ihr nicht genug danken.

Außerdem stehe ich tief in der Schuld vieler meiner Kolleg\*innen und Lehrer\*innen von Tavistock Relationships, von denen manche leider bereits verstorben sind. Es gibt so viele Kolleg\*innen, die mir wichtig und eine Inspiration waren, dass ich sie kaum alle nennen kann – dieses Buch hätte ohne sie nicht geschrieben werden können. Ein besonderer Dank gilt Warren Colman, Christopher Clulow, Mary Morgan, Stan Ruszczynski, David Hewison, Christel Buss-Twachtmann und Anton Obholzer. Außerdem möchte ich dieses Buch in Gedenken James Fisher und Nina Cohen widmen. All diese Menschen haben einen entscheidenden Beitrag zu meinem Werdegang als analytische Psychotherapeutin geleistet, und viele der Ideen in diesem Buch stammen direkt von ihnen. Ein lang überfälliger Dank geht auch an Elizabeth Gee.

Ich bedanke mich auch bei meinen guten Freund*innen, die zu lange ertragen mussten, dass ich kaum noch über etwas anderes als dieses Buch sprach. Ein besonderer Dank gilt Professorin Lynda Nead, Charlotte Wickers, Jenny Riddell und Andrea Collett. Danken möchte ich auch meiner Schwester Keren Abse für ihre großzügige Unterstützung. Ihr Zuhause in Ogmore-by-Sea war mir ein äußerst willkommener Rückzugsort zum Schreiben.

Und ich danke meinem Ehemann, Paul Gogarty, ohne den es gar kein Buch gäbe. Er las all die Kapitel sicherlich ein Dutzend Mal durch, verbesserte meine holprige Sprache, gab mir Einblicke und Anregungen, korrigierte meine schreckliche Zeichensetzung und sorgte dafür, dass alles so viel besser klingt. Ich danke Miren Lopategui und Nigel Richardson – ich werde euch ewig dankbar sein für euren scharfen Blick bei der sorgfältigen Lektüre dieses Buches.

Und ich danke meinen Kindern, Max Gogarty und Larne Abse Gogarty, und ihren Ehepartner*innen, Suzy Gregg und Adam Lane, die sich mit mir freuten und meine Buchverrücktheit geduldig ertrugen. Und schließlich danke ich meinem Enkel Rudy, der in derselben Woche auf die Welt kam, in der ich dieses Buch endlich zur Welt brachte. Deine bevorstehende Ankunft hat mich dazu angespornt, die Ziellinie zu erreichen.

*And last, but definitely not least,* gilt meine tiefe und bleibende Dankbarkeit meinen Patient*innen, den aktuellen und den frühe-ren, dafür, dass sie mich in ihre Leben lassen und ich so viel von ihnen lernen darf.